U0397742

双面细菌

在微生物的世界中求生

[美]杰西卡·斯奈德·萨克斯 著

刘学礼 等译

 上海科技教育出版社

对本书的评价

◆

萨克斯才华横溢的概述实在是来得太及时了。

——楚格尔（Abigail Zuger），医学博士，

《纽约时报》(*The New York Times*)

◆

当我们更多地关注看不见的、微观的敌人而不是难看的、有臭味的灰尘时，萨克斯在21世纪带来了对抗灰尘的战斗。

——塞勒斯（Frances Stead Sellers），

《华盛顿邮报》(*The Washington Post*)

◆

萨克斯解释了我们对"干净"的痴迷如何导致了现在的局面，并详细阐述了科学将如何找到度过危机的办法。

——《奥普拉杂志》(*O, The Oprah Magazine*)

献给里基·兰内蒂（Ricky Lannetti, 1982—2003）

目 录
CONTENTS

七个关键词和约定

抗生素(antibiotic)：在本书中，我用这个词作为所有杀菌药物的总称。搞分类的人会用microbicide(杀菌剂)来表示人工合成的杀菌药物，而用antibiotic(抗生素)表示由有机体(如真菌、土壤细菌)生成的杀菌药物。

古细菌(archaea)：地球生命进化早期与真细菌分开进化的类细菌有机体，因可在极端温度条件下生存并产生甲烷而闻名。它们不会导致疾病，但有几种会生长在我们的口腔或肠道内。为简单起见，当我提到细菌家族时，也包括古细菌。

细菌(bacteria)：本书的主题：细胞核无核膜包围的简单的单细胞有机体。细菌细胞也叫原核细胞，与组成高等生物的真核细胞相区分。

病原微生物(germ)：传染性微生物和病毒的统称。

微生物(microbes)：微观有机体，包括原核细菌、真核寄生物(如阴道念珠菌、癣等真菌，以及疟原虫、贾第鞭毛虫等原生生物)。有些科学家将病毒包括在其中，但我不认同，我认为病毒不是活的有机体。

微生物群落(microflora)：不是小花，而是居住在人体内的微生物。细菌主导着我们体内的微生物群落，但其中也分布着一些真菌。原生生物虽然不是一个健康的微生物群落的组成部分，但可以作为寄生物定居。

病毒(virus)：由蛋白质外壳和内部的遗传物质(DNA或RNA)构成的传染性微粒。一旦侵染细胞，病毒的遗传物质就可以让细胞生产更多的病毒。噬菌体是侵染细菌的一类病毒，本书予以重点介绍。

前言 一场变得糟糕的战争

里基的故事

2003年12月6日的下午,天气十分寒冷,特雷莎·兰内蒂(Theresa Lannetti)悄悄溜进了柏森体育馆内的主队露天看台,该馆位于宾夕法尼亚州绿树环绕的威廉斯波特大学城。正如身边看台上的人,她也是来为莱科明学院勇士队加油的,希望他们能在全美大学生体育协会举办的小组1/4决赛中,战胜布里奇沃特学院鹰队。然而,特雷莎一眼也没有去看观众中的其他家长,虽然与他们在3年前就已熟识。因为她知道,他们不希望看到她出席,甚至有些人会因此而尴尬或不知所措。

就在前一天晚上,在当地社区医院的危重症病房里,特雷莎双臂环绕儿子里基·兰内蒂(Ricky Lannetti)的大学室友亨尼格(Sean Hennigar),对他说第二天一定要为里基而触地得分。次日早晨,特雷莎知道她必须待在威廉斯波特,并且将自己沉浸在橄榄球比赛那种熟悉的嘈杂声中。看着里基的队友们慢跑出了更衣室,她注意到他最好的朋友牙关紧咬、双拳紧握。随后,她又瞥到这些19岁的少年用睫毛膏在他们的胳膊、衣袖还有裤腿上潦草地画了些什么。啦啦队上场欢迎,出现了更多19岁的孩子,只见他们在自己夹克的背后粘了参差不齐的运动胶带,用蓝色的油彩在涨红的脸颊上留下了一道道泪痕。那时特雷莎的眼睛一直是干的,直到她看到那一幕:赛场看台边的雪坡上被堆出了另一个19岁的孩子的像,大概有4.6米高。正当特雷莎看着时,创作该作品的孩子突然松开了铲子仰面倒下,顿时两个完美的白雪天使显露了出来。它们下面有两个数字,或许它们代表了里基在那个赛季所创下的两个团队纪录:在单场比赛中6次传球得分,且在一个常规赛季中总共得到70分。至此,这周以来一直笼罩在特雷莎头上的那片阴霾才开始消散。

这个冬天的第一场暴风雪在上周二呼啸而至,当勇士队完成了下午的训练时,皑皑白雪就已覆盖了大街小巷。虽然天气预报称这场暴风雪会持续一周,却丝毫没有减弱整个学校对小组1/4决赛的热情,人们期待莱科明在这个赛季成功晋级半决赛,以弥补前6年的遗憾。里基是从那天早上开始咳嗽的,下午的训练伴着刺骨的严寒和怒吼的狂风,接近结束时,腹中一阵恶心使得他不得不在最后的几分钟坐在场外休息。第二天,特雷莎从费城打来电话,里基打断她说:"妈妈,我现在说不出话,我觉得很不舒服。"他又说:"不过我会很快好起来的,也就一两天的事。现在我有点恶心,不说了好吗?"

特雷莎很担心,但她安慰自己说,里基或许是对的,他可能周末之前就完全好了。一如往常,她期待去看儿子的比赛,尽管家在费城的东北部,到儿子就读的宾夕法尼亚中部威廉斯波特大学城有290千米,但她丝毫不在意。在那里,里基已经完成了一半的学业,主修刑事司法。其实,特雷莎与里基的父亲早在1991年就已经离婚,但他们儿子的体育活动,当然,主要是指橄榄球,却将这个家庭以及相互间的朋友通过训练日程、比赛和赛后狂欢紧紧地联系在了一起。在小学的时候,里基就有一个绰号叫"强大的小不点",因为他在场上虽显得身材瘦小却总灵活而有力，对手难以触及衣角或是正面抗衡。其他同龄的孩子怎么也搞不明白，这个家伙是怎样仅仅只碰到了他们的肩膀就可以撞得这么重，他又是以怎样的弧线飞出，不知从哪里钻出来，就抓到了球。到里基上高中的时候，当他奋力击败了体格几乎是他两倍的对手而不慎扭伤时，特雷莎会加倍地自豪和高兴，不再像以前那么难过与担心。她甚至无奈地接受了一个事实，那就是她再也无法使他离开橄榄球了，尽管她知道他还会受伤。在他为莱科明学院打球的4年中，他只错过了一场比赛，因为他的脚踝严重扭伤，不过花了一周时间就完全恢复了。

随着四分之一决赛的临近，特雷莎愈发感到担心。周四她再打电话过去的时候，得知里基依旧在呕吐。"你不能不管这病！"她坚持要求，"你必须要找医生看一下。"随后她就给主教练弗兰克·诺伊（Frank Neu）打了电话，主教练答应让身为家庭医生的妻子为里基检查，以排除感染上比流感更严重的疾病的可能性，因为从感恩节的假期开始流感就在校园中猖獗了。那天下午斯泰茜·诺伊（Stacey Neu）听了里基的肺音，没有杂音，她又量了他的体温，有少许升高。再结合他的主要病症恶心、乏力和全身酸痛，所有这一切都表明只是流感。她说抗生素是没用的，因为它们只能杀死细菌，杀不死病毒。

周五的早上，整个宾夕法尼亚还在下雪，里基的腿开始疼痛。他的室友亨尼格和康纳斯（Brian Conners）敦促他喝了些运动饮料和水，他们以为里基是因为呕吐脱水导致的不适。那天晚上特雷莎开着车，驶在厚厚的积雪上缓慢地出了费城。晚上9点30分，在她还没有开到去威廉斯波特市一半的路程时，里基打电话来说他想睡觉了，希望在第二天早上见她。但事实上，里基并没有睡着。不仅没睡着，他在床上每次翻身时都会因病痛而呻吟。"如果我不离开，你们在比赛前肯定休息不成了。"他在凌晨4点的时候对室友说。所以他打电话给他的妈妈特雷莎,让她把自己带到她下榻的宾馆去。

起初,里基强烈反对特雷莎带自己去医院,但是特雷莎听到他短促的呼吸声,还是坚持送他到医院去了。早上7点20分,他们进入急诊室,此时,里基已经开始吐血。不到5分钟,忙里忙外的五六个医生已经在里基的鼻子里插上了输氧管,在他的左臂静脉中输入了某种液体,他们抽血进行了化验并且给他装上了心脏监护仪。

重症监护室的主治医生记录了里基的病症——高心率、低血压、呼吸急促伴有低烧。"浑身上下都痛,"当医生问起是否有肺部或腹部的疼痛时里基这样回答,"而且很累,非常非常累。"此时,里基的肺部呼吸还很清晰,他的鼻和喉也十分正常。医生问他上一次小便是什么时候,"可能是周四吧,如果没记错,"里基回答。特雷莎注意到了医生脸上的忧虑,他立即要护士取来一根导尿管。护士刚刚把它插进去,连接的福氏袋里就充满了不透明的褐色尿液,里基的肾衰竭了。

虽然里基的一切症状都表明是病毒感染,而且一个严峻的事实是,重症监护室的医生说,血样检测需要12个小时来排除细菌感染的可能,里基的状况却不允许再等。因此,他在输入到里基体内的药液中加了两剂强效的抗生素(头孢吡肟和万古霉素)。在那个时候,特雷莎联系了里基的父亲,他为了看儿子下午的比赛已经在赶往威廉斯波特市的途中,接到电话立即转向赶往医院。西尼尔(Rick Senior)差不多正好在11点到达医院,他为眼前的景象而大吃一惊,儿子身上插了各种各样的管子和导线,嘴唇上和鼻子上还有斑斑点点干涸的血迹。

再回到莱科明学院,全美大学生体育协会的工作人员正在布满积雪的运动场草坪上踩场,踢着围裹了中场的一大堆冰。上午10点,他们宣布为了避免运动员受伤,将比赛推迟到周日。里基亲密的室友立即赶来医院,令他们吃惊的是,急诊室的值班人员竟然让他们到重症监护室去。在那里,里基看起来好多了,他被进进出出的大批医生搞得心烦意乱,十分想把氧气管从鼻子上拿开,并且急切地想知道他什么时候可以回去。"我听说比赛推迟了,"他跟亨尼格说,"这太棒了,这样我就还可能上场啊!"

但是刚过下午1点,里基就陷入了昏迷,而且警报器开始哔哔直响,因为他血液中的含氧量降到极低、极危险的水平。一个护士将所有的球员都赶出了病房,医生把一根管子插入了里基的喉咙,用一台机械呼吸器来代替他衰竭的肺部工作。超声心动图显示他的心脏跳动同样也在变弱,所以他们打了急救电话想叫一架直升机,希望将里基带到坦普尔大学医学中心,在那里他可以装上一架心脏辅助机。另外,一位传染病学专家还嘱咐另加几种额外的抗生素用以对抗几种可能的细菌感染。某些东西正在摧毁里基的各种器官,但是它确切地潜伏在他身体的哪个部位却令人毫无头绪。之后,又传来更坏的消息:坦普尔大学医学中心的直升机飞行员觉得在持续的暴风雪中飞行太危险,拒绝前来。

里基的心脏在下午5点36分停止了跳动。整整40分钟,医生和护士们都在给他做心肺复苏的操作,那段时间他们在等一位心脏病专家的到来。不到6点30分,这位外科医生来了,他将里基的动脉连接到一个人工心肺机上,输了含16个单位氧气的血液到全身各处,但是1小时过后,里基的心脏仍然没有跳动,他双眼紧闭,瞳孔放大。医生走出手术室与里基的父母进行了沟通,到了晚上7点36分,里基身上的仪器被全部拆除。

特雷莎请护士帮忙清洁了里基的遗体,把他转移回原先的病房。她让那些在走廊里哭泣的男孩子在离开前见了里基最后一面,当里基的父亲指着儿子脸上那抹笑容的时候,她知道这么做是正确的,而后卫球员施密特(Tim Schmidt)却说:"该死的,若不是他脸上的傻笑,我们还真觉得像是什么被抽空了似的。"

几分钟后,里基的父母知道了夺去儿子生命的元凶,早上医生做的血样检测结果显示血液中耐甲氧西林金黄色葡萄球菌(MRSA)呈阳性,耐甲氧西林金黄色葡萄球菌是一种耐受整个甲氧苯青霉素抗生素家族和其他6种抗生素的强大病菌。更糟糕的是,这种特殊的令人头疼的病菌(现在被专家称为USA300)还携带了毒素基因,有些情况下会引起人体内致命的、崩塌式的毁灭,主要的典型症状包括血压骤降、大块血凝以及器官衰竭。

里基死后的那天早上,一种安静而压抑的气氛弥漫了莱科明学院的更衣室,尽管队员们马上要上场比赛了。几个队员在医院待了整晚,已经精疲力竭了,但是他们都说如果自己不上场,里基会为此难过的。里基的父亲受到丧子的沉痛打击,被一个亲友开车送回家了,特雷莎却坐在了看台上。比赛开始了,勇士队队员全力奋战,而战术原本是围绕其明星球员展开。在第一节比赛中,四分卫曼(Phil Mann)在些许慌乱的队伍中犹豫地喊:"球杆右侧!"原来这种情况下总是里基出手的时候,他会以闪电般的速度及令人难以想象的灵活冲出攻方的守卫区。这次换成了亨尼格,他从13码线的后方快速冲出。当亨尼格转身时,曼投射的球准确地砸进了他的手里。他以排山倒海之势推进了最后几米然后触地得分。这是那天莱科明与半决赛失之交臂的唯一一次得分,但就在那一刻,在高高的看台上,特雷莎发现自己在和其他所有观众一起尖叫、激动、又哭又跳,而远处的赛场上,亨尼格把球高高举起,举向蓝天。

丹尼尔的故事

在丹尼尔[1](Daniel)7岁的时候,他的同学们吹嘘说,他们用自己的花生酱三明治就能"弄死他"。丹尼尔害怕不已,极力想要摆脱那种事。"这太令我震惊了,"他的母亲安(Ann)说,安是纽约一家电台的节目制作人,"他们怎么能开这样的玩笑?"她回忆起5年前那个11月的晚上,那一晚她几乎就要失去那个脸颊上带着酒窝的英俊小男孩了。那件事开始得毫无征兆,安从她曼哈顿的办公室出来刚走上人行道,她拿出手机想告诉保姆她可能会晚一点到家。保姆告诉她丹尼尔在刚刚吃完杏仁酱三明治后吐了。"没关系,小孩子常会生点小病,"安安慰她说,"拜托你多留心点他就行了。"15分钟后,当安到了佩恩车站再打电话过去时,丹尼尔已经拉肚子了。当火车开出纽约市后她第三次打电话过去,丹尼尔已呼吸困难。"我已经让他用了哮喘喷雾器。"保姆说。"快打911,马上!"安着急地喊。

当丹尼尔的母亲再看到他时,他躺在新泽西州立医院运送病人的轮床上,他的脸上一条一条红红的,有些浮肿。医生已经注意到丹尼尔严重的过敏症状,他的喉咙因为肿胀而导致呼吸困难,血压几乎降至零。他们给他注射了强效的使之兴奋的肾上腺素和消炎类固醇制剂,才使他脱险。直到那时丹尼尔的父母才知道他患有可以致命的食物过敏症,坚果尤为危险,仅一点点他所吃的杏仁酱就可能导致严重的交叉过敏反应。

"想想过去,他可能很早就有这种过敏症了,只是我们都没有意识到。"安反思说。丹尼尔2个月大的时候,曾经生过一次严重的湿疹,这是一种过敏性皮肤损伤,使他的脸颊显现粉红色而且干燥,还使他肘部内侧和膝盖背侧刺痛和渗血。就在丹尼尔刚过1岁生日后不久,他得了哮喘,这种病常常由于过敏而引发,这种情况下连一点灰尘、一点头屑都可能成为他呼吸的过敏原。在他的第二个生日之前,他的大便带有鲜血。起初,儿科医生告诉安不用担心,小孩子常常会因为轻微的肛裂或者直肠内的小破口而出点血。

但是在接下来的3年里,丹尼尔的过敏症状不仅变得明显而且危及了生命,出血也更严重了,状况甚至坏到他每天20多次排出带血大便并伴随着可怕的痉挛。结肠镜检查显示出丹尼尔大肠中开放性疮口的长度。他患了溃疡性结肠炎,这是一种炎症性疾病,免疫系统错将食物和肠道常驻细菌当做外源性侵入物展开全面攻击。刚升二年级时,丹尼尔在医院用强效消炎药治疗了3周,回家后还长期按照处方服用一种磺胺类药物以防再发炎症。但是在这一年里,丹尼尔又生了一种有着警告作用的疹子,这说明他对他所用的药物也开始过敏了。2006年秋,他又感染了结肠炎,使他处在结肠穿孔的危险之中,这种情况就像阑尾穿孔一样危及生命。

"孩子不该遭此厄运,"安说,"我们的挑战就在于如何竭尽全力拯救他,同时使他过上正常人的生活。"安不得不做出抉择,例如,是否该让丹尼尔在学校食堂吃饭,因为他的过敏症是如此严重,以至于可能仅仅碰到一些花生碎屑也会引发过敏反应。折中办法就是:让她的儿子坐在餐桌的末端紧靠着他的好朋友,他好朋友的妈妈知道丹尼尔的食物禁忌清单,不能给孩子提供任何诸如花生酱之类的食物。

丹尼尔并不是唯一一个患这种病的孩子。"在他们年级有5个这样的孩子,都随身带着急救针筒。"安是指一种预先准备好了配方药物的注射器,里面含有足够量的肾上腺素来对抗时刻威胁着生命的过敏反应。如果没有把两件这样的东西通过一种特殊的带子绑到腰上,丹尼尔绝不能离开家门一步。类似于丹尼尔这样的湿疹、哮喘和呼吸过敏症在他的同学中更是常见,他们学校的护士如是说。总的来讲,她估计大概40%的学生都患有某种类型的严重过敏性疾病。"我们从不在花粉症的季节谈论关于打喷嚏的事情,"她说,"孩子们都生病了,许多不能出去参与课间活动或者进行野外旅行。"尽管已经做了30年的护士,她还是被近期学生中增加的肠炎患者吓了一跳——不仅仅是丹尼尔的溃疡性结肠炎,更常见的是节段性回肠炎和肠易激综合征,这些问题她之前还从未在孩子们身上遇到过。

微生物的复仇?

从表面上看,里基和丹尼尔的故事似乎没什么共同点。前者受到了致命的感染,无法用药物治愈;后者得了一种威胁生命的三重炎症性疾病。然而,这两个案例都源于我们当代对抗微生物的战争。自从抗生素被广泛使用,50年来,每种已知的致病微生物都出现了各种水平的耐药性。耐药性,从某种程度上讲,是因我们要处理由偶然入侵的微生物所导致的感染而通过地毯式轰炸我们体内正常的常驻菌群所致。我们用抗生素喂饲家畜,不仅是为了治疗它们的感染,而且是为了刺激它们的生长使它们能被更快地带到市场上,从而降低成本。其中一些高耐药菌又通过餐盘进入了我们的体内。

在这个过程中,我们的身体已经经受过上百种的抗生素,所以耐药性是当代药学面临的一个常规挑战,不论是治疗儿童的耳部感染还是结核病。例如,让里基丧命的USA300葡萄球菌已在北美洲大肆传播,其中一些超级细菌不仅具有极强的毒性,而且具有多重耐药性。

与此同时,免疫学家和其他医学专家强烈地意识到,一场空前的源于我们长期抗菌和公共卫生(从现代污水处理系统与经氯消毒的水到制冷和食品处理加工过程)的次生灾难,即炎症性疾病开始肆虐流行。19世纪以来,这些疾病从无到有,包括过敏症和过敏引发的哮喘(机体的免疫细胞对食物和周边环境中的无害物质进行攻击所导致的疾病),也有像发生在丹尼尔身上的那样的肠炎。多种自身免疫病在发达国家中也呈快速增长趋势,如Ⅰ型糖尿病、狼疮、多发性硬化、风湿性关节炎,它们都是由于免疫系统错误地攻击健康组织引起的。引人关注的是,所有这些免疫机能紊乱病症在某些地域竟很少见,在那里,人们亲近土地,喝未过滤的水,吃的食物几乎未经加工而且通常在自然状态下储存。

那么,关于那些对身体有益的细菌我们都知道些什么呢?医学专家们在经过一个世纪对病原微生物专门的研究后,开始了对有益细菌的调查。然而,环境科学家们一直以来都相信,我们身体中的气体和食物的循环代谢依赖于细菌王国昼夜不停地工作。正如进化微生物学家马古利斯(Lynn Margulis)所调侃的那样,"地球上若是没了微生物,月球就是其下场。"不妙的是,如果测量数据陡然变化,细菌就可能完全操控人的身体。这些微小的单细胞有机体(遍布我们的皮肤、消化道以及上呼吸道),数量大大超过人体细胞总量,比例接近10:1,尽管人体细胞体积更大。这个调查结果对人类而言无疑是个好消息,因为体内的常驻菌群形成了一道保护屏障,它一直是我们抵御传染性疾病的最好的防线。此外,人类的免疫系统已经进化到可以容忍大量的无害菌群通过食物、水和空气经过我们的身体。如果没有它们持续、安全的接触,我们的免疫系统就会变成一把不易操纵、一触即发的手枪,极易误伤邻居。

但可以肯定的是,没有人会希望回到抗生素诞生前的日子,那时,医生除了眼睁睁看着发热的病人能否挺过当晚别无他法。任何有理智的人也不会提议放弃现代的卫生设施,重回霍乱、痢疾、伤寒和腺鼠疫等流行病肆虐的时代。这些流行病在大约5000年前人类文明出现之时就开始造成大量人口的死亡。相反,一个新的科学共识正在形成:只有认清人类同微生物的长期共生关系,我们才能找到长期有效的方法来治愈传染性疾病,同时修正某种不平衡所导致的现代流行过敏症、自身免疫系统紊乱和其他炎症性疾病。

非常清楚的是,对细菌王国发起直接攻击是十分莽撞的,试想这一举动会使这些小生物因为我们施用的生化武器发生多么迅速的演变进化。为了避免使其升级为一场我们永远都不可能获胜的军备竞赛,当代许多科学家转而去寻找解决这个问题的更好方法,包括:

• 教导医生选择适当的抗生素作为"狙击子弹",取代流行的"格杀勿论式"扫射,以免在消灭致病菌的同时也损伤了保护机体的细菌;

• 探索药物发展的新道路,旨在降低致病菌对人体危害的同时避免引发耐药性的产生;

• 研究为什么两个人的身体同时携带着同样的病原微生物但只有其中一个人发病。在这个时代,我们可以对比两个人的基因组,因此就可以利用这种技术研发一种疗法——它不仅能救治病患,更能使微生物与人类和睦相处;

• 密切关注生物化学的发展进程,尤其是关于人体常驻菌群和人体细胞之间关系的信息,以期能进一步理解为什么人体充满适当的微生物群体对身体健康至关重要。

我们甚至开始驯化一些微生物,就像我们的祖先曾将野狼由捕食羊群的凶兽驯化为听话的守卫。这种新潮的方法已经初见成效:一种鼻腔喷雾剂,里面充满了可以防止儿童慢性耳部感染的有益细菌;一种口腔细菌经过生物工程改造,从最初导致口腔破损变成起防治作用;一种所谓的"泥土疫苗"可以治疗一系列的慢性炎症性疾病,还可以刺激免疫系统使其进入抗癌模式。一些科学家甚至在设想某类"有益细菌"清洁产品——每种洗涤剂、去污粉或者空气喷雾剂都含有其自身特有的起保护和促进健康作用的菌群。

但我们现在正站在一个十字路口。为与对致死、耐药性细菌日益增长的恐惧相抗衡,我们面临着对新抗生素的迫切需求,相比之下,同微生物和平相处的呼声就显得幼稚单纯。另外,新一代的微生物检测已经开始使用基因分析或DNA指纹鉴定技术来全面搜查体内我们自己从不知道的感染。他们断言,一些常见的病症(如关节炎、心脏病以及阿尔茨海默病)可能都潜藏着某种病菌感染,这个论断可能是正确的,至少某种程度上是对的。然而危险之处就在于,这种感染的发现可能会引发对抗微生物的全面战争,会导致对抗生素前所未有的滥用,甚至都来不及应用我们在对抗微生物的第一个百年战争中所获得的经验教训。

以上就是我们同微生物共同进化的故事,其中有生命的代价,也有我们因为它们的种类变化而深刻改变的关系,还有我们可以获得持久健康和延续存活的可能性,就在这个曾经一度是、而将来无疑还是的微生物世界中。

第一章　与病菌的战争

1910年是属于保罗·埃利希(Paul Ehrlich)的一年。在那一年的某一天,他走进了哥尼斯堡的科学大会。等待着他的是疯狂的、经久不息的掌声,或许你会认为人们不准备让他开口了。他最后告诉了人们神奇的子弹是如何被发现的。

——德克吕夫(Paul de Kruif),

《微生物猎人》(*The Microbe Hunters*),1926年

从瘴气到微生物

就那群科学天才而言,意大利维罗纳的弗拉卡斯特罗(Girolamo Fracastoro)是属于能够顺应时代潮流、懂得变通的一类。如果一个医学理论与他的政见或者其赞助者的意见不符,这位文艺复兴时期赫赫有名的内科医生将不仅能够将它合理地予以解释,并且能运用拉丁文的六部格诗来做到这一点。作为一个更倾向于做诗人和学者却不得已成为医生的人,他可以理所当然地为自己的这份诗一般的论述而骄傲,这就是《梅毒,法国疾病》(*Syphilis sive morbus gallicus*,1530年出版,备受推崇)。[1]尽管在欧洲绝大部分人都指责哥伦布(Columbus)和他的西班牙水手们从新世界把梅毒带了回来,但弗拉卡斯特罗的这一首史诗般的作品的题目却巧妙地将这份指责转嫁到了当时维罗纳的占有者哈布斯

堡王室的敌人头上(哈布斯堡家族那时已经通过联姻与西班牙结盟)。甚至弗拉卡斯特罗创造的这个疾病的名字都起源于政治操作。在他的诗里,讲述了一个染上梅毒的牧羊人的故事。这个牧羊人是亚特兰蒂斯的居民,他啜饮了一口愈疮木脂后立刻就康复了,而这种愈疮木脂大概就是新世界的一种药用树脂——哈布斯堡家族此时正大量地进口这种树的树皮。

更具有深远意义的是,诗中的疾病术语标志着西药史上的一个转折点,而这一转折点则为微生物界的一场直接论战埋下了导火索。弗拉卡斯特罗是第一个用语言表述微生物——不可见且有传染性——以某种物质形态存在这一观点的人。他写道:

> 正如自然是伴随着剧痛前行,
>
> 暴力的各类种子聚集在一起,
>
> 在夜的绽放中崩散开,
>
> 胚胎久久地藏在命运的子宫里,
>
> 好多个年头过去,
>
> 才生下了这头怪物。[2]

弗拉卡斯特罗对于"种子"这个词的运用反映了与他同时代的一小拨人涌现出的信仰。这些开明进步的男人和女人已经开始挑战希波克拉底(Hippocrates)先前统治了几千年的思维定式,这种思维定式让人们相信所有的疾病都是由3种体液,即血液、黏液和胆汁的失衡造成的。

不可否认,弗拉卡斯特罗在诗中所描述的微生物原型与我们今天所知道的微生物有很大的差别。他所用术语中的"种子"和"微生物"更多的是指像原子一样的元素,而不是有生命的生物体,如螺旋状的梅毒菌,即苍白密螺旋体(之后它蠕动着进入了从教皇法庭一直到苏格兰高地的欧洲人的生殖器内)*。弗拉卡斯特罗也将行星的排列对齐(成一直线)视为使得这些看不见的种子从"大海里和泥土里出来进入空气中"的一个"强有力的原因",这样它们就同时感染了整个地球,如此这般,很方便地解释了为什么几乎在哥伦布和他的水手们在新世界感染了梅毒的同一时间,这种疾病开始侵蚀旧世界。

当然,传染的概念,即疾病在人与人之间的传播,对于文艺复兴时期的欧洲人来说并不新奇。一个世纪之前,城镇仅有的一点优势就是已经开始对瘟疫受害者进行隔离。并且至少从公元前3700年开始,埃及、印度和中国的医生已经开始与确认具有传染性的天花(一种病毒性疾病)做斗争。实际上,所有的世界早期文明都知道传染,因为正是文明造成的人口聚集给传染提供了动力。

过去的几百万年中,在人类及其祖先还过着以狩猎采集为主的生活时,他们的人口一直保持在较少的水平而使致命的感染无法持续太久,也使其无法在杀死每一个人或者在幸存者中引起全面的免疫(这两种情况都会给致感染的生物体带来灭绝之灾)之前传播太远。当然也存在例外,包括将人体作为第二寄主而主要寄生在昆虫等动物(这些动物不会被伤害)体内的微生物。在这一类微生物中,寄生在蚊子体内的致疟寄生虫(一种原生微生物),可能是最古老同时也是最致命的。[3]

大约35 000年前,当智人部落首先向北走出非洲的时候,他们摆脱了很多热带寄生虫,于是享受到了得以延长的活力与健康。欧洲史前流浪民族的洞穴壁画上没有任何流行病的线索;同样在新世界,最初的民间神话中也没有出现过类似信息。而这并不是说狩猎采集时代的人们享受着田园诗一般的生活。饥饿和外伤造成了短暂而残忍的生命周

---

　　* 一般认为,螺旋体是介于细菌和原生动物之间的一类微生物,与作者在此处的表述不同。——译者

期,但很大程度上也确实是不受传染病困扰的生命周期。

长久的定居生活给人们带来了稳定的年复一年的丰收、畜养的牲口和安全的要塞壁垒。但是为此付出的代价则是拥挤的人群和水污染。伴随着文明的进程,有利的微生物却突然失去了它们在人体中近乎垄断的统治地位,而某种新的微生物生活方式出现了——考虑到病原微生物可以靠病入膏肓者的咳嗽和流出的体液,污染成千上万居住在附近区域的人所共同依赖的空气和水,这种微生物的毒性和致病性就开始显现了。

据流行病学家统计,使某种传染病长久地存活下去需要 50 万左右的人口:换言之,使某种致病微生物在死亡前或寄主痊愈前在寄主间能跳来跳去,需要这么多人口。并非巧合的是,第一个有关"瘟疫"的记载要追溯到最先达到这个人口基准点的文明,即苏美尔文明时期,这是由建立在底格里斯河—幼发拉底河三角洲(即如今的伊拉克东南部)上的一串商业城市所形成的文明。在有 4000 年历史的《吉尔伽美什史诗》中,提到了苏美尔版的大洪水故事,相比于瘟疫魔鬼乌拉的破坏,人们更害怕可怕的洪水,因为乌拉至少会留下一些幸存者繁衍下去。[4]

如大多数古文明民族一样,苏美尔人把瘟疫的到来归因于发怒的神灵和魔鬼,所以治疗方法包括试图安抚神灵。随着早期医学传统的发展,焦点从寻找致病原因转移到了寻求某种方法以减轻症状所带来的痛苦上。例如,希波克拉底传统就依赖于对病人体内能量不平衡(通过发热、流脓和其他症状表现出来)的评估,进而通过放血、催泻或者让患者出汗,以使其回到"平衡"状态。到底是什么原因造成了某一特定的不平衡(胆汁过多,血量不足,等等)并不重要,因为治疗方法都是相同的。

而梅毒可能是一记重掴,使欧洲人确信必须要去寻找某种实质性的感染原因,即使它是看不见的。在今天是很难领会到16世纪时的梅毒对人类危害之深重的,因为引起此病的微生物已经同人类共同进化了几个世纪,其危害眼下已小得多。今日只有1/9感染梅毒病菌的人会表现出足够把他们送到医院里去的明显症状。而在文艺复兴时期的文艺作品中,我们常常可以看到强烈的反差——撕裂般的疼、无休止的痛、失明、发疯和死亡。

弗拉卡斯特罗这首赢得盛誉的关于梅毒的诗至今仍是世界上最有名的医学诗篇。它给弗拉卡斯特罗带来了名望和长久的任免权,因此他能从政界和医学实践界都退身而出。拥有了这份新自由,他创作了诗意略少而更具科学重要性的诗篇《传染》(*De contagione*,1546),[5]其中列出了他更为成熟的疾病微生物理论的革命性原则:

- 传染性疾病**总会**通过不可见的传染性种子传播;
- 传播途径有3种:直接接触,接触被污染的物品,远距离传播(如通过空气传播);
- 微生物有不同的特点:发热不都是相似的,引起梅毒的微生物不可能一年之后又引起了麻风病;
- 不同的疾病要用不同的治疗方法,包括各种直接攻击法,或者将微生物从病人的身体里"烧出来"。例如,在梅毒的病例中,弗拉卡斯特罗提到了汞疗法,即水银疗法(结果证明这是一种残忍的疗法,因为它不仅会杀死脆弱的梅毒螺旋体,也会杀死大量的人脑细胞)。[6]

在近4个世纪中,关于弗拉卡斯特罗对"远距离的传染"的分类总是停留在瘴气这一模糊的概念上,或者说是"有毒的空气"。1665年酷热的夏天,随着黑死病(又称腺鼠疫)在伦敦的蔓延,人们愈发相信瘴气的存在。为了防止这些致命"空气"的逸散,人们会将感染者的家门用钉子钉死,并且路过的人都会将他们的鼻子蒙在花环或花束中,因为人们希望它们所散发的强烈香气会让有毒的雾气转向。[7]

传染性生物的真正携带者——老鼠和它们身上的跳蚤——正在大量地繁殖，在做工的穷人因没有更好的选择而只得从窗口掷出的生活垃圾中越发兴旺。这个夏天的尾巴上，有 31 000 多人（占整个城市人口的15%）死于黑死病；国王、宫廷成员，以及所有有办法逃离的人，都离开了这座城市。佩皮斯（Samuel Pepys），一位海军秘书，在他的日记里描述了自己逃离之夜的荒凉感："但是现在，我只看到如此少的人啊，和那些像人一样行走却已经向世界告别了的人。"[8]

即使在这么恐怖的状况下，同一年，由伦敦皇家学会的"自然哲学家"执笔的许多学术性著作第一次得以出版。胡克（Robert Hooke）在他的《微小图集》（*Micrographia*）中画满了他在放大镜下瞥见的令人惊异的结构图像：一只苍蝇眼睛的平面，一只趴在人头发上的虱子，一片软木的单个"细胞"（胡克创造的一个新术语）。[9]

无论是瘟疫还是与英格兰的战争，都不能阻止《微小图集》进入荷兰，于是一位眼睛又大又黑的纺织商人列文虎克（Antoni van Leeuwenhoek）被它迷倒了。[10]他是如此着迷，以至于自学了镜片磨制，并制成了一架显微镜（他后来又做了几百架显微镜），他通过显微镜最终发现了微生物的世界。列文虎克最初的发现包括微生物界的"巨人们"：漂浮在他家附近水沼中的单细胞藻类和原生动物。[11]而最令人惊异的莫过于1683年当他将倍数日益增大的显微镜对准自己时的发现。在一封日期为1683年9月17日的信中，他附上了一幅现在被奉为微生物学界标志的图画，他是如此这般描述在自己牙齿的食物渣滓和唾液中发现的格外活跃的动物园：

> 然后我几乎总是能在上述物质中惊奇地发现许多很小的、有生命的微动物，它们非常好动。最大的一种如图中A所

示。这种生物移动非常有力而迅速，在水中（或者说在唾液中）像梭子鱼一样穿梭。它们的数量通常很少……第二种生物如图中 B 所示。这些生物常常像陀螺一样旋转，不时地旋转成像 C 和 D

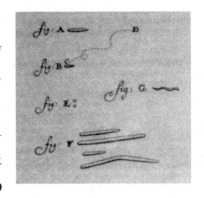

之间的路线，并且它们数量极多。我们很难描绘第三种生物，因为它们有时看起来是长方形的，然而很快就会看起来很圆。它们太小了，以至于看起来跟图中 E 所示差不多大小：因此它们移动得太敏捷并且靠得太近，以至于你可能会把它们想象成聚集在一起的蚊子或者苍蝇，一只一只地飞近又飞远。最后一种，在我看来它们就像是成千上万地聚集在水中或唾液中，却还没一粒沙子大。[12]

不管是列文虎克还是他那位值得尊敬的伦敦信友，都没有把这些被发现的神奇的"微动物"看成是有害的，其实它们大部分还真是无害的。中年列文虎克强壮的身体和充沛的活力好像是以上的有力证明，他甚至连牙齿都一个不少。此外，这么脆弱的生物会伤及人体的想法听起来都让人觉得可笑。据列文虎克自己的观察，一小口热咖啡或者是酒醋就会使他牙齿表面的那些微动物"立刻死去"。[13]下一个世纪的微生物学仍然是边缘科学——只有自然科学家对此感兴趣，而且他们必须要描述并命名在这个丰富生命世界里的居住者们。

细菌理论复活

18世纪末,欧洲第一次迎来了产妇病房或者说是产科医院的开放,这在公共卫生历史上是一个巨大突破,它使得穷人与富人得到了同等的益处。然而,这个时代的致死率依然极高:产褥热席卷了这些新兴的产科病房并导致了成千上万人的死亡。而且毫无疑问,医生与助产士不断往返于病人与产妇之间,将受到污染的手和仪器深深插入因发炎而疼痛和破裂的产道及子宫。但是,关于医务工作者会传播传染病的想法几乎没人接受,人们大都回避这一观点。事实上,这个有争议的理论可能会砸了许多人的饭碗。

第一个提出这种观点的是苏格兰外科医生戈登(Alexander Gordon)。他于1795年在《阿伯丁流行性产褥热》(Treatise on the Epidemic Puerperal Fever of Aberdeen)[14]一文中写道:

> 这种疾病的起因是一种特定的污染或传染,我有不容置疑的证据来表明这种疾病只会感染这样一些妇女:她们被之前曾照料过患有这种疾病的病人的医生接生,或由这样的护士所照顾。

此外,戈登还注意到,因产褥热而死的妇女子宫中的乳白色物质,与丹毒或者伤口感染处的脓状分泌物具有相似性。他指出,如果在解剖一具腐烂尸体时,一个外科医生的手指被划破了,那么那个部位就会溃烂。戈登推荐的治疗产褥热的方法并不传统,他要求从产妇体内排出850毫升的血,而那个产妇在生产过程中很有可能已经大量出血了。但是,他阻止产褥热传播的方法确实非常有效:

> 病人的衣服和床上用品不是被烧了,就是需要被彻底净化;那些曾照料过产褥热病人的医生和护士需要仔细地清洗他们自身,并且在再次穿上工作服之前必须对其用烟熏法消毒。

　　类似的措施曾经被用来阻止麻疹和天花的暴发,这些疾病被认为是由瘴气引起,然后在人群中传播的。

　　戈登因其洗手和消毒理论,所触怒的人远比所说服的人多,但他只是这样一群医生中的第一个尝试者。半个世纪以后,有一个年轻人名叫霍姆斯(Oliver Wendell Holmes)*,他因未能成功地使大西洋左岸的医生认识到产褥热的传染性本质,而被当做另一个疯狂的"传染病接触者"医生从而受到了驱逐。4年后的1847年,他放弃了医疗实践,开始任教于哈佛大学。当他的文学天赋使他誉满全球时,全世界都忘了他在医学方面的洞察力。[15]

　　就在霍姆斯放弃医疗实践的同一年,匈牙利医生塞麦尔维斯(Ignaz Semmelweis)为戈登和霍姆斯的传染病理论提供了明确的证据。在维也纳举世闻名的克兰肯豪斯医院,塞麦尔维斯坚持让医生和医学院学生在验尸与救助孕妇之间必须用石灰洗手,以此成功降低了疯狂增长的产褥热发病率。然而在此过程中,这个内向且不善于交际的匈牙利人因为暗示他的维也纳同事邋遢懒散而使他们觉得受到了侮辱,因此他们并不支持他。在1850年被剥夺了在维也纳医学院的研究权利之后,塞麦尔维斯突然辞职并回到了故乡匈牙利,在那里他的精神严重崩溃。由于那些新妈妈可能的救星被关在一个收容院中,她们的死亡率又开始增加了。在命运残酷的折磨下,当时已缺乏自理能力的塞麦尔维斯死于来势汹汹的血液感染,而这很有可能是他在医学院做最后一次验尸时,因割到手指而受到了感染。

　　到此时为止,欧洲与美国的医生已经大致分成了两大阵营:接触传染者派是支持病菌理论的,而那些公共卫生学家则坚持瘴气理论,并为

---

　　* 1843年,霍姆斯发表论文《产褥热的传染性》,认为产褥热可以通过医生之手,从一个病人传给另一个病人。——译者

这一理论增加了新的内容，即那些有毒的瘴气来自污秽与腐烂。

在接触传染者派这一边，许多研究者已经隐约在病变的组织中观测到了微观生物的存在。然而，许多人仍旧予以反对，他们声称：即使病人的血液和组织中确实存在细菌，它们并没有导致疾病；那些被发现的细菌是从死亡或垂死的组织中自发涌现的。[16]即使是那位在1847年创造"细菌"一词、卓有名望的普鲁士动物学家埃伦伯格（Christian Ehrenberg），依然坚持"反对细菌可以导致疾病这一新兴的观点"。[17]

尽管如此，仍然有一些研究者对某些类型的微观生命体可能与传染性疾病有关的观点表示了一定的认可。1770年，英国医生马滕（Benjamin Marten）写道：

> ［结核病］最初及最重要的诱因，可能是一些特定种类的微动物，或者说是那些奇妙的微小生物，它们由于奇异的形状或者与人类所不相容的部分而对自然有害。它们有时躲在果汁中，有时躲在调味料中，有时又出现在奇怪的酵素或恶性体液中。[18]

马滕承认，他的这一新型理论"无疑会使很多人觉得特别奇怪"。事实上，这种天方夜谭似的想法已经成了风靡一时的笑料。这从富特（Samuel Foote）1768年的喜剧《两根棍子上的魔鬼》（*The Devil upon Two Sticks*）便可看出。在这部戏剧里，那个伪装成伦敦医学院新上任院长"海勒伯尔（Hellebore）医生"的魔鬼，邀请了许多医生与当地显贵，让他们透过显微镜来一瞥他发现的作为疾病起因的那些"像黄色苍蝇一般的微小生物"。那么，海勒伯尔医生对此的治疗方法呢？

> 我给每一个病人微量的蜘蛛卵巢或卵，它们因为被消化而来到分泌器官，又从消化系统分离，然后沉淀到循环系统中。在那里它们会发现一个病灶，并放弃自己的蛰伏状态而

开始变得活跃。一旦它们变得活跃,它们就会识别它们的天然美食——苍蝇,立刻与它们形成冲突,破除血液所受的危险,使病人恢复健康。

至于对蜘蛛的处理,海勒伯尔医生向那些内科医生保证:

> 在它们因缺乏营养物质而死后,我将把病人送到布赖顿,通过将其浸在盐水中,从而将蜘蛛网从血液中彻底清洗出来。[19]

即使一个世纪以后,接触传染的理论一直是被嘲笑的主题。而当时,卓有声誉的德国病理学家亨勒(Jacob Henle)对格丁根大学的学生提出了一个挑战。他说:"在微生物被视为引起传染的原因前,它们必须不断地在传染性材料中被发现,并且被分离出来,而其引起传染的能力必须被测试出来。"[20]

1876年,亨勒的一个学生科赫(Robert Koch)开始一个接一个地获得他导师所要求的证据,或者说是"基本条件"。这些如今已经与这个年轻人的名字联系在了一起。具体来说,科赫研究了炭疽杆菌以及结核杆菌。他不断证明他可以将这些细菌从受感染的动物和病人的血液及唾液中分离出来,随后在实验室里培养它们,并最终将它们注射到健康的实验动物体内使其生病。

科赫在科研方面的竞争对手、法国化学家巴斯德(Louis Pasteur)已经说明通过空气传播的微生物与红酒和啤酒的适度发酵有关;他推断,这与通过空气传播的细菌可能会导致暴露在空气中的伤口腐烂类似。巴斯德的这一理论对英格兰外科医生李斯特(Joseph Lister)影响甚大,他于1865年率先将绷带和手术器械浸泡在石炭酸(苯酚)中消毒,甚至直接将这种腐蚀性的液体倾倒在伤口上。尽管李斯特缺乏当时最出色的外科医生的技术,但是他很快就因为史无前例的病人高存活率而赢得了国际盛名。在接下来的10年中,言语温和且不乏绅士风度的李斯特成功说服了西方医学界的大部分人，使他们开始使用抗菌、无菌的技术。

　　与此同时，巴斯德意识到，在人们接受微生物通过从一个人身上转移到另一个人身上传播疾病之前，必须先有人证明微生物自发产生这个历史悠久的观点是错误的。巴斯德的导师之一、退休的化学家巴拉尔（Antoine Balard）帮助他设计实验来证明这一点。巴斯德在一系列玻璃烧瓶中倒入了一部分肉汤，他通过加热来给烧瓶和肉汤杀菌。然后，他用喷灯将烧瓶的瓶颈拉制成细长的曲线型瓶颈，允许空气进入却阻止带有不可见微生物的灰尘颗粒进入。巴斯德天鹅颈烧瓶的示意图已经成为生物学上最为常见的东西之一。

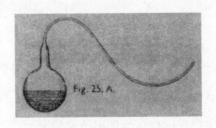

　　就如巴斯德预测的那样，在他打破瓶颈使得附在灰尘中的微生物进入之前，肉汤一直没有腐败。而之后这些微生物很快就使肉汤变质。巴斯德就用这种方法证明了微生物可以从无菌物质中自发产生这个观点是错误的，并且证明了它们一直存在于我们周围不可见的空气之中。

　　巴斯德继而又证明了加热可以杀死食物和水中的致病菌。通过对牛奶进行"巴氏杀菌"，结核病在患病奶牛和挤奶女工之间的传播立刻出现了大幅下降。对细菌理论这一观念模式的逐步确立以及对免疫系统的逐渐了解，刺激了疫苗的研发。巴斯德等人发现了制造减毒或灭活细菌和病毒的方法，使它们能在人体内存留足够长的时间来激活免疫系统却不导致疾病。运用这种方法，巴斯德在1881年和1882年分别成功研制出炭疽杆菌和狂犬病毒的疫苗。1890年,科赫的学生贝林(Emil von Behring)研制出第一种抗毒素疫苗,使得免疫系统能够做好准备,快速清除白喉杆菌和破伤风杆菌产生的有毒化学物质,而这两种细菌分别会引发白喉和破伤风。

早期的微生物寻找者无法识别细菌的极端简单的原核细胞与像原生动物(疟疾、鞭毛虫病、阿米巴痢疾的成因)、真菌(鹅口疮、皮肤癣)之类的微观寄生物的更大且更复杂的真核细胞之间的深层区别,而后者通常更为少见。[21]他们也错误地认为病毒是微小到无法用最先进的显微镜观察到的具有传染性的微生物。我们现在知道了病毒其实是由蛋白质包裹着核酸(DNA或RNA)组成,它们会进入我们的细胞,使得我们的细胞进行错误的复制,来引发新一轮的感染。但是这些区别在通过杀菌消毒来防止感染面前没有什么意义,因为消毒不仅可以杀死细菌,也可以使病毒的化学成分变性。类似地,疫苗也被证明对细菌和病毒都有效,因为其工作原理为:通过警示性的蛋白质或者其他与细菌、病毒及任何潜在的危险物质(如白喉毒素)有关的化学标识物,来使免疫系统提高警惕。

公共卫生学家

极具讽刺意味的是,打破死亡性传染病的文明循环的最伟大的一步竟然是由不相信病菌存在的阵营跨出的。当伦敦、巴黎、纽约的上层阶级开始担心城市中越来越多拥挤的贫民区时,19世纪中叶伟大的卫生觉醒运动开始萌发。那些上层阶级视穷人的发臭的污水池、敞开的下水道和腐败的垃圾为瘴气衍生之根源。他们想象有毒的空气在污物和腐质中自发地燃烧,然后在夜间飘进上流社会的社区。市政府开始安排垃圾收集者进入城市的各个角落,并雇用工程师重新设计污水管道系统。甚至神职人员都加入了这场运动，引用18世纪神学家卫斯理（John Wesley）力劝他的中产阶级聚会者的话："教给你遇到的穷人另外两件事，那就是他们通常知之甚少的勤劳和清洁。"[22]

"清洁近于美德"这一公共卫生理念在克里米亚战争期间得到了发扬，极有声望的提灯女士——南丁格尔（Florence Nightingale）成了这一理念的有效的拥护者。1854年，随着一些关于战地医院条件的诽谤性新闻，南丁格尔带领约30名女士来到斯库台湖（今土耳其境内于斯屈达尔）照顾那里受伤的英国士兵。[23]尽管是直接向英国战争大臣做报告，南丁格尔还是这样描述自己的工作："做饭、打扫房间、清道夫……还有洗衣女"，她个人的任务是驱逐杀死士兵远多于子弹或刺刀的瘴气。

在写给母亲的一封信中，南丁格尔自夸通过在每个角落放上一袋漂白粉，摆脱了霍乱的监视，这就好像仅仅依靠消毒剂的存在就能净化有毒气体一样。她也把传染病发病率的降低归功于她"埋葬死狗和粉刷被污染的墙面（两个易产生发热症状的原因）"的行为。尽管南丁格尔错误地定义了医院中真正的敌人，但她不分昼夜地擦洗确实降低了传染率，而她1859年的回忆录《护理札记》（Notes on Nursing）也成了国际畅销书。

但如果我们说英国向世界贡献了它卫生事业的女英雄，那美国就产生了它的清洁陆军上校——陆军上校韦林（George Waring），按照政治漫画家的描绘，他上了蜡的又长又细又直的白胡子尖端向上弯，从而引人注目，是一个帝王般的人物。作为一个受过训练的城建工程师，韦林在内战期间晋升为陆军上校，战后他作为国家卫生理事会的一员参与重建工作。他在国内奔波，就怎样修建密封的混凝土污水管道给各个城市提供建议，据他声称这种污水管道能阻止瘴气泄露。[24]事实上，韦林的污水系统是通过分离人类垃圾和饮用水起到这种神奇效果的。通过这样做,它们为预防死亡性腹泻疾病(如霍乱、痢疾和伤寒)提供了空前的保护。可以这样说,它们成了现代用水公共卫生的国际范例。

韦林对公共卫生的贡献并没有就此停止,1895年,在具有改革思想的市长斯特朗(William L. Strong)的短暂任期内,韦林开始清洁纽约市。他发现城市的街道"几乎到处都十分肮脏。在空气潮湿时它们被黏液覆盖,而在空气干燥时又为灰尘覆盖……大街上各种垃圾和灰烬无人理会,天气炎热时城市散发出腐烂的有机物的臭味……黑色的腐烂物随处可见可闻"。[25]

那些年曼哈顿的照片与韦林的描述相符,街道上堆满了及膝的粪便、腐败的垃圾和死去的动物(不只是猫和狗,还有城市中劳作的马,每年有15 000匹马在工作中倒下)。苍蝇到处飞舞。本来就很少的下水管道将未处理的垃圾直接排进曼哈顿四周的港口和河流。

尽管韦林对政治家缺乏耐心,但他知道如何唤起公众的关注。他采用墨丘利节杖或者说内科医生权杖作为公共卫生部的标志,将它粘在数百辆闪光的新的垃圾马车上。他让他的新"军队",即7300名道路清洁工穿上闪烁的白色制服,这种制服比垃圾工人更容易让人们联想到医院的护理人员。当韦林带着他着装统一的"白色翅膀"第一次出现在城市游行时,据报纸报道,那些本想讥笑他们的人对他们予以欢呼。记者里斯(Jacob Riis)后来写道:"比起一群医生,他的扫帚拯救了更多居住在拥挤的公寓大楼里的人。"[26]在这一运动中,韦林甚至通过一个少年公共卫生联盟的组织统计了城市中的儿童。在标语"要清洁"的号召下,纽约市卫生部门授予成千上万宣誓、唱歌、清扫校园和向家人宣传现代公共卫生思想的孩子以徽章、证书、白色帽子和奖品。

随着1897年坦慕尼厅规定的回归,韦林辞职了。但在他任期的末尾,他可以实事求是地夸耀"纽约市容脱胎换骨"。纽约成为世界上最干净的城市之一(如果还算不上最干净的)。但最为重要的是,在他最后的报告中,韦林声称:

> 比较平均死亡率,1882—1894 年为 26.78,1895 年为 23.10,1896 年为 21.52,1897 年前半年为 19.63。如果最后的数据持续一整年,比照过去 13 年的平均比率,死亡人数将减少 15 000。[27]

公共用水供应和污水系统也使室内水管的大范围应用成为可能,包括家庭卫生间里从龙头流出的洁净水和马桶冲洗装置。在广泛应用于北欧后,室内水管从欧洲东北部到西部和南部,从城市到农村迅速流行开来。

现代公共卫生的奇迹打破了自聚集文明以来依靠水传播的传染病循环。结合医学卫生的进步(消毒的外科器械和绷带),这在很大程度上造成了发达国家人口寿命空前的增长(几乎延长了一倍):自最早的公共卫生革命开始,美国人平均预期寿命从 1850 年的 38 岁增长到了抗生素推广前夕的 1950 年的 66 岁。[28]

神奇子弹的寻觅之旅

科赫和巴斯德证明了特定的细菌引起特定的疾病,这激励了新一代的医学研究者为了彻底根除细菌,而对细菌世界发动了一场全力以赴的战争。在这种情况下,他们忽略了巴斯德另外一个关于细菌的并非绝对的观点,即并不是所有的细菌都是有害的,甚至可以说,很多细菌可能是有益的。巴斯德表明,给实验室的动物同时注射致命的炭疽杆菌和来自土壤、排泄物的不致病的细菌,可以使它们免于患上炭疽。这不就证明了有些细菌的确可以预防疾病吗? 巴斯德进一步提出,大多数于人畜皮肤、口腔和肠道发现的细菌不仅仅是有益的，更是必不可少的。他甚至说，人们正常的细菌摄入可能是其生存的基石。他鼓励他的学生通过在无菌环境中培养实验动物来验证他的观点，他还表态，"如果我有时间，我一定会自己进行这项研究，我觉得在无菌环境下，生命是不可能存在的。"[29]

巴斯德最优秀的学生、诺贝尔奖获得者梅奇尼科夫（Elie Metchnikoff）则公开嘲笑他导师的天真。梅奇尼科夫把细菌视为最不利的寄生物。他提出，人体内细菌的腐化导致了人的衰老和动脉硬化，并最终共同作用从而缩短了人的寿命。他反对吃生的水果和蔬菜，因为他觉得这样可以防止"野生"寄生物的入侵，他预言总有一天外科医生可以消灭人体内的全部菌群来使人们免遭其对人体的长期毒害。后来，他承认，"攻击大肠的有害微生物看似更加合理"。[30]与此同时，梅奇尼科夫的妻子奥尔佳（Olga）则接受了巴斯德的挑战，检验细菌对于生命可持续性的重要性：她在无菌环境中力图使蝌蚪存活的实验结果失败了，这无疑在她的家里引起了激烈的争论。[31]但是梅奇尼科夫的观点"最好的细菌就是死掉的细菌"在医学界占了上风。

对抗传染病的战役中最早的胜利就是疫苗的产生。当疫苗奏效的时候，它们会对疾病产生持续的免疫，甚至终身免疫。但是就像环境卫生一样，疫苗只可能预防疾病，却不可能治疗疾病。为了治疗活动性感染，19世纪时只能提供一些剧毒的抗菌药物，比如水银和砒霜，这些药物会在消灭致病因素的同时威胁患者的生命。

德国病理学家埃利希在1885年指出，现代药物需要的是一颗"神奇子弹"，既可以摧毁细菌细胞，又不会伤害人体自身。这不是空穴来风，埃利希的想法来自他的观察——细菌的细胞从根本上和人体的细胞有很大的区别。1884年，丹麦微生物学家革兰（Hans Christian Gram）

证实他可以将所有的细菌分为两大类,也就是今天众所周知的革兰氏阳性菌和革兰氏阴性菌,这种分类标准基于细菌对龙胆紫染液的吸收和保持情况。埃利希意识到这种差异来源于细菌细胞有半刚性的细胞壁,而动物(包括人)细胞的细胞膜外没有这样的结构。

埃利希因此推断,如果他可以找到一种只有细菌可以吸收的毒性染料,这就可以成为他梦寐以求的"神奇子弹"。基于这一想法,他检测了900多种染料和相关的化学品。在1908年他发明了606,也就是后来被称为"洒尔佛散"的治疗梅毒特效药。然而,这并非对人体无害,除了对肝脏会造成伤害,这种毒性药物如果在注射过程中意外地从血管中渗出,病人有时不得不截肢。尽管如此,它还是挽救了上千人的生命,而且鼓励了许多欧洲药品公司赞助研发其他类似的能够选择性地杀灭细菌的药物。就像洒尔佛散一样,这些拓展研究导致了磺胺类药物的产生,同样来自染料。而磺胺类药物被证实能够极其有效地对抗一系列革兰氏阳性菌,比如化脓性链球菌(脓毒性咽喉炎和猩红热的罪魁祸首)和金黄色葡萄球菌(皮肤和血液感染的幕后杀手)。

与此同时,第一种真正意义上的抗生素(即由某种微生物产生的可以杀死另一种微生物的化合物)即将诞生。1896年,法国从医的学生杜谢恩(Ernest Duchesne)在培养皿中观察微生物间的竞争现象时证明了灰绿青霉可以轻易地战胜大肠杆菌。不久,他便表示,如果他给实验小鼠注射霉菌和理应致命的伤寒细菌的混合物时,小鼠可以存活下来。不幸的是,他在完成他的研究之前就死于结核病。

在接下来的20年里,青霉菌引起了其他一些研究人员的关注,其中最著名的就是生化学家弗莱明(Alexander Fleming)。他在1928年注意到了一个被霉菌污染的原先用来培养金黄色葡萄球菌的琼脂培养基。在历史上一个最出名的说法中,弗莱明对他的助手说,"这简直太神奇了。"尽管霉菌污染培养皿的事情屡见不鲜,但这种霉菌却可以杀死它周围所有的葡萄球菌。

接下来至关重要的一步就是大量地分离并提纯霉菌中杀死细菌的化学物质。在第二次世界大战中,牛津大学化学家弗洛里(Howard Florey)和钱恩(Ernst Chain)完善了实验过程,挽救了千百名盟军战士的生命。同时,法裔美国人、土壤科学家杜博斯(René Dubos)为抗生素的发现开创了一条康庄大道。杜博斯一直都对在一块泥土中发现的细菌的丰富多样性感到惊异,尤其是这些微生物的降解能力,它们可以分解几乎所有的东西。事实上,他正确地推断,如果不是土壤细菌的再循环能力,我们就会被堆积起来的动植物尸体淹没。他还说,土壤细菌一定使用了某种"生化武器",以便在拥挤的地下世界争夺有限的生存空间和养料。而且,他在20世纪30年代便开始检测各种各样的无害土壤细菌对于别的致病菌的杀伤力。

1939年,杜博斯从土壤芽孢杆菌中分离出抗菌的短杆菌肽,这比青霉素在全世界投入使用早了几乎10年。尽管内服有很大的毒性,短杆菌肽还是被用于覆盖在伤口上来防止感染。就像洒尔佛散的部分成功一样,短杆菌肽刺激了抗生素的发展前景。在接下来的20年里,即抗生素被发现的黄金时代,土壤细菌为现代医学提供了各类抗菌药物,其中一些使用至今。1962年,诺贝尔奖获得者、医学微生物学家伯内特(Macfarlane Burnet)几乎充满歉意地推出了著名的《传染病的自然发生史》(*Natural History of Infectious Disease*)的新版本。对于抗生素带来的革命,他承认"有时人们甚至会觉得写一点关于传染病的东西就几乎是在史册中添加了一笔"。[32]

第二章　人身上的细菌

荷兰的总人口数还没有我今天口腔中携带的生物数量多。

——列文虎克,1683 年

身体正如一个生态系统

直到20世纪60年代初,卡森(Rachel Carson)等生物学家才开始描述环境破坏带来的一系列后果。而在此之前,生态科学或者环境生物学一直都是一个模糊而未被深入研究过的概念。1962年,几乎凭借一己之力,卡森用畅销书《寂静的春天》(Silent Spring)使得生态学和环境保护理论变得家喻户晓。同年,华盛顿大学的细菌学家罗斯伯里(Theodor Rosebury)发表了他关于生态系统的专著《人类固有的微生物》(Microorganisms Indigenous to Man)。这本书尽管没有卡森"失去鸟鸣的土地和森林"那样著名,却更为详尽。在书中,罗斯伯里描述了居住在人体环境中的细菌的生命形态以及它们与所处"环境"之间的相互作用,并将其概括性地分为好的和坏的。[1]这也意味着,他第一次为人类的"微生物群落"作了具有科学性质的综合调查,尽管此时对这些微生物活动的了解还很少。

虽然罗斯伯里用最枯燥无味的学术语言书写了这部巨著,但这个留着山羊胡、叼着烟斗的教授在校园中却名声不佳。因为他热衷于通过对身体微环境的生动描述来让课堂和研讨会的听众大吃一惊,这种描述不仅令人恶心,还产生了一种怪异的美感。他最喜欢讲的故事之一是从一个微生物的视角,来看1963年奥斯卡获奖影片《汤姆·琼斯》(Tom Jones)所描述的狼吞虎咽的场景,这个场景常常被描述为电影史上最性感的一餐:

> 将我想象中的变焦显微镜加到理查森(Tony Richardson)的彩色摄像头上,我就能够在汤姆(Tom)和珍妮(Jenny)进食时,将目光停留在他们牙齿周围的肉缝中,并且观察到那里微生物的骚动——剧烈的螺旋形运动和颤动;稍厚的螺丝锥状的螺菌和弧菌来回滑行;行动更加缓慢或更加安静的杆菌和球菌形成的链、簇和群落,聚集在分离的上皮屑、细胞碎片及食物颗粒周围。它们生活在人的嘴里,同人这种伟大而美丽的动物一样,它们也是生物体,也是活着的东西;我可以想象,它们像汤姆和珍妮一样,大多数暴饮暴食是发生在长期禁食之后。[2]

将人类身体视为微生物生态系统这个观点很受20世纪60年代大学生的欢迎,罗斯伯里对此感到非常高兴。"排斥我们的许多观点,包括所有与整洁有关的东西,他们将干净视为虚伪世界之伪装的一部分,"他解释道,"细菌和污垢永远是我们的敌人这一观点纯属虚构,不仅有害,而且让人们付出了高昂的代价。我们必须摒弃这个观点。"[3]罗斯伯里争辩道,由身体上居住的细菌紧密交织形成的群落也是人类抵抗入侵(来自它们未与人类很好适应的具有致病性的"亲戚")的最有力的屏障。简言之,细菌是一个健康人的生态系统的重要部分。

依照这些观点,罗斯伯里将人类的出生形容为最适合细菌的住所的出现,细菌的定居意味着两个完全不同世界的生命的联合。如果在生命最初的数小时、数天、数月以及数年内,一切进行顺利,它们最终将形成一支具有保护性的细菌武装。这支"国家卫队"成扇形散布在儿童的皮肤和黏膜上,从她柔软的头皮向下,穿过呼吸道和消化道,直到多汗的脚趾缝。罗斯伯里强调,最令人称奇的是,一切进展顺利。这个婴儿将会在一个充满微生物的世界里茁壮成长,她的本能将会迫使她用手指和嘴触碰每一个她可以碰到的沾满细菌的物体表面。他提示说,一种类似的出于本能的不安,将会促使父母、兄弟姐妹和家庭宠物增加其对婴儿带有细菌的亲吻、拥抱和舔舐。

人类—微生物联盟的准备工作从出生前就开始了。在妊娠过程中,一种激素的转变引导孕妇阴道内表面细胞开始储存糖原,这是被称为乳酸杆菌的饱满的腊肠形细菌最喜爱的食物。通过将糖发酵为乳酸,这些细菌降低了阴道内的pH值,从而抑制了具有潜在危险性的入侵者的生长。这些威胁包括:在偶然情况下,肠道细菌可能偏离肛门进入阴道,然后过度生长并扩散到子宫,造成威胁到妊娠的感染。这些分泌酸的乳酸杆菌也能提供部分保护,以对抗通过性传播的淋病奈瑟菌和沙眼衣原体,否则这些微生物可能在新生儿穿过产道时感染他们,严重的话可能会造成新生儿失明。[4]

一些阴道乳酸杆菌还能产生过氧化氢溶液(即双氧水),这种物质在本质上与母亲倒在擦破了的膝盖上的起泡沫的消毒剂相同。[5]这些极具侵略性的乳酸杆菌在抑制无乳链球菌(或B群链球菌)的繁殖方面格外有效。通常发现,在缺乏产过氧化氢乳酸杆菌的妇女的阴道内,B群链球菌是导致婴儿死亡的主要原因。[6]每年在美国,因其导致的肺炎、脑膜炎和血液感染会危及数千名婴儿的生命,尤其是那些出生时间还不足一个月的婴儿。由于天然的乳酸杆菌的保护并不是那么安全可靠,西方的妇产科医生通常会对分娩期间B群链球菌检测为阳性的孕妇使用抗生素。具有讽刺意味的是,起初抗生素的使用(在其他无关的情况下)常常由于允许B群链球菌进入产道而受到指责——因为这些药物常常破坏女性体内具有保护功能的乳酸杆菌。

婴儿口腔中的微生物

在折中主义者罗斯伯里一生的研究中,他几乎研究了细菌的每个方面,从细菌产生的"排泄物臭"(放屁产生的气味)到将细菌作为生物武器的威胁。然而,罗斯伯里在华盛顿大学牙科学院的职位,使得他在一开始便将注意力集中在了人类口腔中的微生物系统上。通过渊博的专业知识,他第一次全面描述了一个健康人口腔中的微生物群落的定居和成熟。

通常,最先在婴儿口腔中定居的细菌包括大量出现在母亲产道中的乳酸杆菌。随着第一口吮吸的乳汁,数以百万计的双歧杆菌(一群相关的产酸微生物)也加入这些乳酸杆菌中。在孕期的第8个月,这些粗短、成叉状的微生物神秘地出现在孕妇膨胀乳房的乳头内部及周围。这些双歧杆菌分泌一种酸和抗菌化学物质的混合物,它能够有效抵御一些具有潜在威胁的微生物,例如金黄色葡糖球菌(能够感染像婴儿丘疹一样小的伤口)。孕晚期它们在乳房上的突然出现使罗斯伯里感到困惑,因为这些细菌是厌氧菌,即"躲避氧气"的细菌,换言之,它们不能在空气中存活。结果表明,它们在乳导管无氧的空隙中生长,然后随着头几滴初乳(或者叫前乳)泄漏出来。尽管双歧杆菌本身在空气中很快死亡,但它们留下的酸类物质能够在乳房上和婴儿口中保留数个小时。双歧杆菌与乳酸杆菌一起帮助选择口腔中第一批永久定居者。这些定居者包括耐酸的唾液链球菌以及在婴儿出生后第一天出现在舌头上的珠状细菌。这些"有益"的链球菌使用强力的黏附素或者生物化学爪钩,将其链状的菌群锚定在舌头粗糙的表面上,并且成为健康的口腔中主要的物种之一。其他一些链球菌,例如口腔链球菌和缓症链球菌,将在生命的第一周定居下来。一种或者更多种奈瑟菌也是如此,它们总是以成对的球状出现,生长在牙龈、上腭以及脸颊内侧。[7]如果这个新生儿足够幸运,她的奈瑟菌的菌群将包括带绒毛的棕色乳糖奈瑟球菌,该菌能够在乳糖中很好地生长。该物种早期的定居将建立起强有力的免疫力来对抗它的表亲——脑膜炎奈瑟菌。脑膜炎是一种脑膜和脊髓膜的炎症,具有潜在致死能力,而引起细菌性脑膜炎最常见的原因就是脑膜炎奈瑟菌。[8]

所有这些早期移民都是来自何处?通过鉴定儿童口腔中细菌的特殊亚型,研究人员发现绝大多数线索都直接指向了他们母亲的口腔——哺乳期婴儿的小手指总是能够轻易触及这个地方。[9]仍然在新生儿血液中循环的母体抗体(妊娠时传递)可能进一步促进了那些被认为是"他们自己的"微生物的生长。年长的哥哥或姐姐,尤其是哥哥,对婴儿细菌的定居的贡献排在第二位,这也许是因为他们并不完美的个人卫生。

随着婴儿习惯于一种哺乳模式(或者说一种喝奶的方式),她口中细菌的数量将随着喂奶的周期显著增多或减少。随着每一次进食,口中微生物的数量迅速增多,然后再一次减少。口中的唾液腺将分泌一种更加恒定、但强度更低的细菌食物——蛋白质、糖类、无机盐和水混合物。位于脸颊内侧和扁桃体的上皮细胞释放少量的黏蛋白——一种黏滑的糖蛋白(或者说是"带有糖"的蛋白质)。黏蛋白为居住的细菌提供养分并阻止其直接黏附、损伤娇嫩的上皮细胞。

口腔的第一波好氧菌消耗了足够的氧气,从而为厌氧菌提供了可以很好地生长的环境基础。当婴儿两个月大时,她牙龈的微观特写镜头将会向人们展现各种各样成簇、成串的韦永球菌和多种长而分枝的放线菌。这些厌氧菌以其微生物邻居的生化代谢废物为食,因而当它们繁殖壮大后便可以帮助稳定口腔的生态系统。

鹅口疮是由白色念珠菌过度生长引起的口腔黏膜炎症,在婴儿的口腔生态系统成熟之前,她仍然很容易受到该真菌的侵袭。念珠菌以乳脂状隆起的斑块出现,它们以菌丝(或者细丝)伸入组织,使组织发炎产生溃疡。当口腔细菌的密度和多样性达到一定程度时,念珠菌的数量便会下降并且分散开来。这些由于过度繁殖而具有侵害性的居住者有时会破坏口腔的生态平衡,但大多数时候可以通过给予婴儿或母亲抗生素来治疗。

随着婴儿的第一颗牙齿开始生长,口腔的另一波移民也将到达。率先抵达的是血链球菌,它对小门牙光滑的牙釉质表面具有无与伦比的黏附能力。萌发的臼齿将带来变异链球菌,它因为能导致龋病而声名狼藉。幸运的是,变异链球菌相对而言更容易被唾液中的细菌抗体及咀嚼固体食物或刷牙时产生的剪切力所清除。但当它进入臼齿的裂缝深处或者牙齿之间的紧密空间时,则常常会带来麻烦。而其他种类的牙齿细菌更倾向于依附在这些粘在牙釉质的链球菌上。它们共同形成了分层的群落,这种菌膜将在每次刷牙后的数小时内重新形成。到了童年的中期,一个健康口腔内的微生物将超过100种,甚至可能有500种到700种之多,它们总的数量将达到100亿。

鼻腔通过上呼吸道与口腔相连,罗斯伯里也研究了其中的细菌生态系统。当婴儿第一次吸气时,她便同时吸入了数以千计的粘有细菌的尘粒。这些细菌一被吸入就遭遇到了一种"有毒"的生化武器。每一滴鼻黏液都充满了溶菌酶和防御素,这些分子可以在细菌的细胞壁上形成孔洞。这种鼻子产生的胶质黏液形成黏性陷阱,它们使进入的灰尘颗粒形成块状,并交给具有清除功能的纤毛。这些纤毛像微型的毛发,它们是鼻腔上皮细胞活的延伸物。它们带刺的杆不停地拍打,推动着糖浆状的鼻黏液,将陷入其中的微生物推送到喉咙后面。在那里,这些微生物被咽下或从口中咳出。

尽管有这些防御,婴儿的鼻内也不会始终保持无菌。在她出生两天内,一群被选择的顽强的细菌将会在鼻腔内定居下来。金黄色葡萄球菌,说得通俗一些就是"金色的葡萄球菌",将会在生命的头一个月占据主导地位,但到了6个月的时候,就会被肺炎链球菌或流感嗜血杆菌排挤出去。在第一年年末,卡他莫拉菌也会到达。尽管这些细菌在鼻腔中无害,但如果进入错误的地方并过度繁殖,它们就有可能造成耳朵、鼻窦或者肺部感染。婴儿所分泌黏液中的杀菌化学物质的细微差别都可能决定这些微生物中有哪些能够成为长期居住者。很少有人最终能够同时拥有这4种细菌。

在20世纪60年代,细菌学家们在一些婴儿的鼻腔内发现了一种更加异常的麻烦制造者。肺炎支原体是一种小得令人难以置信的湿软的细胞,算得上是最小的生物体之一。它们属于一个奇特的细菌家族,即柔膜细菌家族。*最大的柔膜细菌也仅仅是大肠杆菌这样的典型细菌大小的1/5。但它们与一般细菌最显著的差异在于它们缺乏细胞壁。柔弱的柔膜细菌却能抵御本以细胞壁为目标的众多抗生素和免疫系统化学物质的侵袭。肺炎支原体在一般的群体中以5年为循环周期,神秘地繁盛和衰落。它们造成了令人痛苦的耳部感染和所谓的"行走的肺炎"在冬季的流行。而对于这些疾病,抗生素治疗通常不起作用。

---

* 一般认为,支原体是微生物的一类,但不属于细菌,与作者在此处的表述不同。——译者

皮肤表面的生命

1965 年，新西兰微生物学家马普尔斯（Mary Marples）发表了一系列与罗斯伯里的《人类固有的微生物》相关的文章。通过前人从未有过的细节，她在《人类皮肤生态》（*Ecology of the Human Skin*）中探寻了"气候"因素如何决定什么微生物可以在人类皮肤的何处生长。在"气候"因素中，她向人们说明，不仅仅是湿度和温度，人们所穿衣服的种类、个人卫生甚至基因决定的特质（例如他们的出汗情况）都可以影响体表的微生物。马普尔斯不是把人的身体看成一种地貌，而是看成许多种地貌：从手臂和腿的名副其实的荒原到头皮温和的森林，以及腋窝、腹股沟那些苍翠繁茂的湿润丛林。[10]

正如口腔和鼻腔，伴随着母亲产道的乳酸杆菌，微生物在人类皮肤的定居也是从出生就开始了。刚出生婴儿体表被一层奶油状皮脂所覆盖，其中具有保护功能的细菌将它们的乳酸和过氧化氢贡献给杀菌酶。像母乳中的双歧杆菌那样，乳酸杆菌也无法在空气中存活很久，但它们可以留下酸性的覆盖物。那些灰尘颗粒和来自她周围人的皮肤碎屑如雨点般落在新生儿皮肤上，其上所搭载的细菌只有通过了这些酸性物质的选择作用，才可以成为乳酸杆菌的继任者。

那些在这片大陆上争夺领土的胜者中通常都包含表皮葡萄球菌———一种草簇样分布的奶油色球状喜酸细菌，它是金黄色葡萄球菌表亲中行为较好的。出生后两个小时，婴儿体表来自母亲阴道的乳酸杆菌已经销声匿迹，表皮葡萄球菌开始以指数形式繁殖。如果你可以用电子显微镜检测她的皮肤，你将会在每个皮肤细胞上观察到 3—16 个表皮葡萄球菌，就像是水泥球场上散布的带有绒毛的网球。

当新生儿生命的第一天结束时，皮肤上又多了约 6 种棒状杆菌，即棒状的细菌。这群细菌中最依赖氧气的杰氏棒杆菌和解脲棒杆菌在皮肤表面散布开来。适应性更强一些的无枝菌酸棒杆菌、极小棒杆菌和纹带棒杆菌定居在相对缺少空气的毛囊深处,喜爱油脂的亲脂杆菌则安居于覆盖在婴儿头皮上的蜡质皮脂中。表皮葡萄球菌和棒状杆菌都能够耐受其他微生物无法耐受的高盐环境,因而能够在汗液存在的地方茁壮生长。出生24小时后,婴儿皮肤上细菌群落的"城市化"已经得到了很大发展,每平方厘米的细菌数已经超过了1000个(即每平方英寸超过6000个)。这种快速发展的步伐如果能在第二天持续下去,48小时后的细菌数将超过每平方厘米1万个,6周后将达到每平方厘米10万个。在这样的密度下,皮肤上主要的好氧先驱者开始耗尽毛囊、腺体和其他缝隙中有限的氧气,为第二波移居者,即厌氧丙酸杆菌的分枝菌落做准备。大多数情况下,皮肤的微生物群落在童年中期得以稳定下来。尽管家人和朋友不断带来新的微生物,但这些后来的拜访者中能够长期保留下来的越来越少。不论是无害的还是有害的,皮肤上一层一层紧密交织的细菌群落已经有效地占据了所有的生态位,几乎没有剩余的空间留给新来者。

"尽管病原微生物不断地落在皮肤上,但它们发现这个环境并不适宜。"马普尔斯在1969年观察到,"皮肤的'自身灭菌'能力并不像这个术语字面上那样,将灭菌能力归结于皮肤自身。相反,这其实是完善的微生物生态系统所表现出的特征。"棒状杆菌在腹股沟、脖子和脚趾的潮湿部位大量繁殖,它们所形成的"大草原"是马普尔斯所研究的最密集的菌落之一。棒状杆菌越多,念珠菌、小孢子菌、毛癣菌和马拉色霉菌就越少,而这些正是造成尿布疹、足癣、皮肤癣和脂溢性皮炎等真菌性皮肤感染的元凶。

到了青春期,青春痘丙酸杆菌正像它的名字那样能够引起青春痘:

它进入异常活跃的脂腺，并在其中过度繁殖。与此同时，腋窝的棒状杆菌正在尽情享用着一种全新的食物：甾体类激素分泌物，男性以雄甾烯酮为主，女性以雄甾烯醇为主。它们的分解产物产生了青春期特有的恶臭。尽管消费者每年在压制这种微生物活动的产品上花费无数，但我们腋窝的细菌也许扮演着其他动物的气味腺所扮演的角色：通过其他没有气味的类固醇，产生信息素或性引诱剂。[11]毫无疑问，青少年时期男孩腋窝的细菌产生的气味远超过任何青年女子（或其他任何人）的气味。但她们的气味会随着每个月的月经周期变化，形成有趣的模式，她们的气味恰好在排卵前达到顶峰，那也是她们最容易受孕的时候。

青春期女性的高雌激素水平也促进了阴道乳酸杆菌的生长。尽管这时它们的密度还比不上怀孕期间，但已足够阻止那些在性交时进入阴道的肠道细菌和真菌的生长了。一个女孩即使在性方面不那么积极也会偶然地将少量制造麻烦的微生物带入阴道，例如，她在排便后擦拭时可能将它们带入阴道。但只要她阴道中的乳酸杆菌数量维持在原来水平，这些微生物很少会造成问题。因为抗生素，尤其是广谱抗生素，具有破坏这种生态平衡的趋势，所以，它们常常会引发"酵母菌"感染（由白色念珠菌造成）、细菌性阴道炎（由肠道细菌造成），或者令人难以忍受的"酵母菌"感染和细菌性阴道炎交替出现。

正如罗斯伯里，马普尔斯对人体的亲密探索被证明对公众具有独特的吸引力。一篇1969年发表在《科学美国人》（Scientific American）杂志[12]上有关她工作的专题报道使得英国诗人奥登（W. H. Auden）为他自己身体的微生物群落写了一首赞歌，这也被他发表作为"一个新年问候"。以下是节选内容：

> 所有的微生物，祝你们新年快乐，
>
> 我的外胚层对于你们

就像中土大陆对于我一样重要。

为像你们一样大小的生物，

我提供了免费的栖息地。

在这片最适合你们的土地上定居吧，

在我毛孔的水池中，

或者腋窝和胯部的热带雨林中，

在我前臂的荒原中，

或者我头皮的凉爽的森林中。

建立你们的殖民地吧，

我会提供你们所需要的

——充足的热量、水分，

以及皮脂和油脂。

只要你们的存在不使我感到烦恼，

你们的举止要如同好的客人，

不要引发骚乱

——造成痤疮、脚气或者疖子。[13]

身体内部的生命

如果你可以将皮肤表面大约1000亿个居住的细菌滚成球，这个球差不多有一个中等大小的豌豆那么大。与之相比，罗斯伯里估测，如果将15万亿零散的内衬于消化道的细菌装在一个容量为280毫升的汤罐里，那还会有溢出。如果计算总量，那还要加上100万亿集中的并且在一次典型的排便中将要被排出的细菌。

要不是因为它们令人惊异的数目,在罗斯伯里发表他1962年的微生物普查前,这些肠道微生物几乎没有受到关注。最著名的是1885年由德国儿科医生埃舍里希(Theodor Escherich)最先在新生儿粪便中发现的大肠杆菌(为了纪念埃舍里希,它被改名为 *Escherichia coli*),现在它仍是所有肠道细菌中最为人们所熟知的。并且在罗斯伯里那个年代,它仍被认为是结肠中最主要的物种。也正是这种细菌从始至终一直出现在便桶以及受到污染的供水系统中。事实上,大肠杆菌的频繁出现只不过是因为它是肠道细菌中最容易在体外生长的。

微生物学家长期以来一直怀疑肠道中含有大量未被培养和鉴定的微生物。因为当他们在显微镜下检查稀释的粪便样本时,他们意识到自己所记录的细菌细胞数比在培养皿上人工培养长成菌落的细菌多得多,相当于每克1000亿个。结果表明,接触氧气对绝大多数肠道细菌是致命的,即它们是"严格"厌氧的。与之形成对照的"多面手",即大肠杆菌则是"兼性"厌氧的,有没有氧气都可以大量生长。并且标准实验室培养基的菜单通常是蛋白质和糖的混合物,而似乎大部分肠道细菌所需要的营养可能与之不相同。

正是得益于悉生生物学(研究出生和饲养在无菌环境中的实验动物的学科)收集到的信息,少部分微生物学家开始认识到这些挑剔而又很少被人理解的微生物的深远意义。如果没有细菌,这些动物的肠道将处于不完善的状态,其内层的一些部位将会变得薄弱且容易受伤,而另一些部位则极度膨胀。为了使这些动物存活到成年,需要用维生素、必需氨基酸和额外的热量来增强它们的饮食,以代替那些在正常情况下由其肠道细菌提供的物质。这些动物也被证明在面对本身带有毒素的食物时更容易受到伤害,这也许是因为它们缺乏一种或更多能够将这些毒性物质降解为无害物质的细菌。最具有戏剧性的是,一个无菌动物的免疫系统处于一种休眠状态,这使它极易受到致命性的感染,例如一个离群的微生物溜进它的无菌环境。

这个难题相当有趣,但用来分离和研究这些在独特的结肠生态系统中隐约闪现的成员的资金几乎为零。政府健康机构根本不愿投钱给针对"无害"细菌的研究。它们拿出大笔资金用于研究那些造成疾病的入侵者,如沙门菌、志贺菌以及其他引发食物中毒的细菌。然后,美国宇航局(NASA)来电咨询了。

太空中的微生物

太空机构突然对身体总的微生物群落,尤其是肠道厌氧菌产生了浓厚的兴趣。这都始于一份离奇的报告,它在 1964 年 4 月末被交到 NASA 某个负责飞行员体检和医疗的人面前。NASA 的宇航外科医生贝里(Charles Berry)当时一定认为他有太多事要烦恼,如关于零重力下眼球会爆裂的预测(所幸后来被证明是假的)以及长时间失重下肌肉会变为糊状的担忧。现在摆在他眼前的是一个科学家的预测:由于宇航员长时间与地球带有细菌的空气隔绝,对突然返回地面的他们来说,最危险的可能是来自妻子的吻。在南佛罗里达大学,勒基(Don Luckey)在他给 NASA 太空营养会议所做的报告中称该现象为"细菌性休克"。[14]"勒基的致命亲吻"随后出现在第二天报纸的头条上。

勒基是悉生生物学的先驱者,他非常清楚若将按常规饲养的小鼠分成小组分别饲养在密不透风的小室中,然后喂给它们无菌的水和食物(这是宇航员在太空飞行中以冷冻干燥食物为生可能遇到的情形),将会出现什么样的结果:两个月后,这些动物肠道细菌的多样性下降,由原先的 100 种下降到仅剩 1 种或 2 种。

勒基解释道:"很明显,随着迁入者持续不断地进入,我们常规的微生物群落并不是绝对固定不变的。"如果没有外来微生物的进入，一个多样性很高的系统也会恶化而变得单一。这种多样性的丧失可能是致命的，这取决于在这种竞争中胜出的微生物。勒基举了大肠杆菌的例子。他说，在有其他一些种类的肠道细菌调和时，大肠杆菌仍然保持无害。但大肠杆菌单独存在却被证明是致命的。[15]即使一些完全无害的细菌胜出，结果也可能造成一种"懒散"的免疫系统。在他的实验中，他已观察到那些携带的细菌已所剩无几的小鼠在被重新引入正常的鼠群后，是多么容易生病并死亡。

那就是勒基的"致命亲吻"理论的来源。一次前往月球的任务耗时大约两周，还要再加上整整一个月的飞行后隔离检查（以确保宇航员没有感染上一些危险的月球病菌）。然后他们才会离开其隔绝的环境——这时他们携带的细菌已没多少而且免疫系统脆弱。他们的妻子将会扑入他们的怀抱并且亲吻他们的嘴唇。"一种或更多类型的细菌性休克对未来的宇航员将会是一个问题，"勒基总结道，"一些可能症状轻微仅具有学术研究价值，而其他的则可能导致疾病和死亡。"

勒基的预测将"仅仅是有趣"的人体微生物群落转变成了关乎生死的问题。NASA的贝里为勒基提供资金来研究灵长类动物的微生物群落，而这些灵长类动物已完全依靠脱水和已被辐射的太空食物生存了一年。他还对6名接受测试的飞行员进行了详尽的微生物调查，这6名飞行员先前已接受了有关近太空环境下的34天隔离对其身体、心理影响的实验。此项调查包括咽喉、口腔以及皮肤，以及他们每天的排便，在隔离状态下使用棉签取样10次；这些样本从受测试的飞行员传递到微生物学家高尔（Lorraine Gall）和赖利（Phyllis Riely）手中需要通过具有双层门的管道。在此项研究中，这两位女微生物学家使用了超过15万个培养皿和试管以及超过1万个载玻片。但她们的研究仅限于已知的微生物,即能够在实验室中培养的微生物,包括一些并不是完全厌氧的微生物。[16]

正如预期的那样,她们发现随着宇航员的隔离和有限的清洗机会,他们皮肤上细菌的总数也不断增加;一些具有潜在威胁性的葡萄球菌和链球菌逐渐占据优势地位。这些变化都没有导致疾病。然而,宇航员肠道菌群的显著改变却在封闭的测试室内产生了更加直接的问题:导致了胃肠胀气(屁)的大量产生,其危害性已足以让NASA的营养学家不得不立刻研究饮食对于肠道产气菌的影响。即便如此,6名宇航员还是健康地离开了他们接受实验的房间,并且在接下来的一个月内也保持着健康的状态。如果说该项研究还留下了什么没有解答的问题的话,那就是当更少的宇航员在更加狭小的封闭空间生活更久时,会有什么更大的变化发生。

1966年,NASA将贝里由"宇航员的顶级医生"提升为生化研究机构的主席。除了要保护他的人员免遭微生物的侵袭,他还肩负着另一项任务,那就是确保这些宇航员自身携带的细菌不会干扰到原本对月球生命的调查的计划。因为NASA的科学家无法区分月球生命(如果存在的话)与来自地球的微生物,除非他们统计宇航员和他们的太空服、设备以及所接触过的东西上的所有微生物。在贝里的领导下,研究人员第一次系统编录了在先前两次"双子座计划"之前和之后获得的皮肤和口腔的微生物群落。他还聘请了微生物学家泰勒(Gerald Taylor)来领导对"阿波罗计划"全体人员的微生物群落进行一次更加全面的编录。

至于宇航员微生物群落危险的变化,泰勒发现念珠菌(一种大量出现在返回宇航员口腔和粪便中的麻烦的酵母)并没有对早期的"阿波罗计划"造成很大干扰。因此他预测除了要对鹅口疮进行简单的治疗,即将到来的"阿波罗11号"登月任务所造成的更长时间的隔离并不会导致更大的麻烦。1969 年 8 月，当宇航员奥尔德林（Buzz Aldrin）、阿姆斯特朗（Neil Armstrong）和柯林斯（Michael Collins）结束他们为期 3 周的返航隔离时，尽管贝里为了防止他们遭遇蜂拥而至的记者和摄像师而让他们在夜深人静时回家，但这时已经没有必要阻止他们与自己的妻子亲吻了。

因为持续数个月的太空实验室任务已在计划之中，细菌性休克仍然是 NASA 的微生物学家和飞行外科医生脑海中挥之不去的阴影。NASA 与苏联宇航局关系趋于缓和又加剧了他们在这方面的担忧，因为苏联人发现本国宇航员的微生物群落发生了更加显著且更具潜在威胁性的变化，而这并没有在 NASA 的研究中出现。最令人困惑的是，苏联人发现宇航员的肠道被少量具有耐药性并且能产生毒性物质的菌株所占据。[17]

贝里努力游说议员以获取资助，希望能够在约翰逊太空中心的高空测试室内进行大规模的、为期 56 天的模拟太空实验室任务。但刚赢得登月竞赛，美国国会就将 NASA 巨额的年度预算大幅削减了数亿美元。贝里仅能获取让泰勒对全体人员的微生物群落进行肤浅的概括性研究的经费，而无法支持对他们肠道细菌的深入探索。[18]尽管如此，NASA 的后续项目已足以对人类微观世界中有关厌氧生物的盲区发起前所未有的探索。

先前的微生物学家从未涉及的领域

霍尔德曼（Peg Holdeman）回忆了在 1971 年年末的一天，当穆尔（Ed Moore）把 NASA 对于研究计划令人瞠目结舌的要求交到自己手中时，穆尔脸上浮现出了兴奋的神情。仅仅 10 万美元。"对我们来说这已经是一笔巨款了，也许是对我们天上掉馅饼的美梦的回复。"霍尔德曼这样说道。多年来,霍尔德曼和穆尔都在寻求资助,以研究在人类消化道中占据优势地位的严格厌氧菌。6年前,他们在美国微生物学会的一个会议上相遇。那时,霍尔德曼正在负责培养和鉴定州卫生部交给美国传染病中心(美国疾病预防和控制中心的前身)的厌氧菌。尽管那时几乎没有医疗工作人员相信厌氧菌可以引起疾病,但他们中的一些人还是想了解这些厌氧菌的身份,这些细菌只能偶然在他们的病人的血液和组织中被发现,而他们自己却无法培养。霍尔德曼喜欢这项挑战,但设备和人员的缺乏让她屡受挫折。她的实验室最多也只能鉴定送来的厌氧菌中很少的一部分。

然而,弗吉尼亚理工学院的教授穆尔有充足的资金来研究厌氧微生物,但研究的却不是人体内的厌氧微生物。自从20世纪30年代,厌氧菌被发现能为牛肉和牛奶的生产提供动力,美国农业部门和畜牧业就设立了资金进行厌氧菌研究。特别是牛瘤胃(一种通向胃的前室)中的厌氧菌,它们能够分解食物中其他生物难以消化的植物纤维,为动物提供所需的大部分热量以及大量的维生素和其他营养物质。通过了解这个过程的动力学,穆尔等研究人员希望提高其效能,以使牛在食用更少干草和谷物的情况下产出更多的牛奶和牛肉。他已经改良了一种能够有效培养厌氧菌的技术,使它们在无氧密封管中的特殊富集培养基上生长。[19]穆尔对人类肠道细菌的兴趣开始于一个完全没有资金支持的分支项目:一个研究生用人类的粪便代替瘤胃液,接种在穆尔的一些无氧管中。在穆尔的指导下,该学生成功地培养了80%在粪便样本中被发现的细菌,这是一个前所未有的数量。但穆尔没有资金支持进一步的研究。因此,这些刚被培养的物种还未被描述或命名。[20]

在1965年的微生物学会议上,穆尔将这些情况都告诉了霍尔德曼。这两位微生物学家猜测,99%的肠道细菌都是厌氧的。这个群落对人类健康产生了深远的影响,这种影响既包括有利的方面,也包括有害的方面。后者体现在其某些成员出现在错误的地方,如当它们污染伤口和手术切口时。"这就像两个任性的灵魂的邂逅,"弗吉尼亚理工学院微生物学家斯迈伯特(Robert Smibert)回忆道,"[我们]坐在那儿倾听他们的交谈。在我们知道之前,他们就已经明确他们想要对厌氧微生物做些什么。所以霍尔德曼离开了疾病预防和控制中心,来到了兽医科学部。"[21]斯迈伯特说,那就是弗吉尼亚理工学院扬名全球的厌氧微生物实验室的开始。

想要获得资金来研究人体厌氧菌这个不为人知的世界依然很困难。随着1971年年末宇航员肠道菌群研究拨款的到达,研究工作迎来了第一个重大转机。在随后的一个月内他们又取得了另一个重大进展,获得了美国国家癌症研究所的大笔拨款。近期的研究显示,不正常的肠道菌群可能会促进结肠癌的产生,这让霍尔德曼和穆尔成功地使该机构相信,他们有必要为"正常"的肠道菌群下一个定义。同时开始的这两项研究使弗吉尼亚理工学院刚成立的厌氧微生物实验室成为极其热闹的研究场所。当穆尔不在飞往休斯敦获取宇航员新鲜粪便样本的途中时,他便和霍尔德曼驱车赶往巴尔的摩,住在便宜的汽车旅馆中等待医学检测者的电话:癌症研究所相关研究中的很大一部分证实,从粪便样本中用简单方法分离得到的肠道微生物与定居在人类结肠中、并与结肠直接接触的微生物是相同的。从一位外科医生手里获取腹部外科手术刮下的肠道碎屑并不是一个可行的方法,因为手术前使用的抗生素会杀死数十亿的肠道细菌(而且对某些种类微生物的杀伤效果远超过其他微生物)。他们的解决方法是从巴尔的摩贫民窟刚刚死亡的健康受害者那里获取肠道碎屑,主要来自凶杀案的被害者和交通事故的遇难者。结果显示,所有生长在肠道组织上的微生物都可以在粪便中被找到。

　　大约在同一时间,霍尔德曼和穆尔为 NASA 所做的工作帮助太空机构消除了对细菌性休克的恐惧,至少在执行时间跨度为数月而非数年的近地太空任务时如此。他们关于宇航员肠道菌群的研究也产生了一个有趣的结果。在太空实验室模拟实验的前 3 周,所有 3 名宇航员的肠道产氢厌氧菌(多形拟杆菌)的数量都发生了激增。这种微生物的数量由正常情况下的大约 2 万亿(肠道总群落的 2%)迅速增加到 26 万亿(超过肠道总群落的 25%)。到 6 周时,宇航员克里平(Robert Crippen)和博布科(Karol Bobko)体内的多形拟杆菌数量均已下降到正常水平,但桑顿(William Thornton)体内该菌的数量仍居高不下。在前 6 周是不是发生了什么不寻常的事情?穆尔当时提出这样的疑问。然而医生只是用嘲笑来回应他的疑问。在刚开始的 3 周,3 名宇航员几乎是处于一种反抗的状态,一团糟的设备以及可以察觉到的与"地面控制"合作的缺乏,这一连串麻烦让他们沮丧透顶。3 周后,一个远程电话会议的召开解决了这个问题,博布科和克里平感到满意,但桑顿却仍在怒火中,因为关于他所要求的饮食分量的争论并没有被解决。穆尔和霍尔德曼很想知道,会不会是他情绪的不稳造成了多形拟杆菌的激增?"要不是因为我们后来的偶然发现,我们很可能已经放弃了这个看起来有些牵强的猜测。"霍尔德曼回忆道。[22] 她和穆尔在另外两种情形下也观察到了多形拟杆菌类似的激增:第一次是在一个有关饮食的研究中,当时一个志愿者卷入了一次差点使她被解雇的发生在工作场所的争吵中;第二次是在一个年仅 19 岁的巴尔的摩妇女的肠道菌群中,在长时间的殴打和追逐后,她的丈夫开枪射杀了她。

　　令人好奇的是,霍尔德曼和穆尔试图在处于压力下的研究生身上寻找相似的变化(在这些学生口试那天获取其粪便样本),但他们却没有发现非常显著的变化。"也许你必须生气或害怕到极点,"霍尔德曼若有所思地说,"但我们的复核委员会是不会允许我们持刀追赶研究生的。"无论如何,在发怒的宇航员和卷入冲突的办公室工作人员身上观察到的多形拟杆菌激增并没有产生明显的危害。

NASA 和美国国家癌症研究所都意识到了他们工作的价值。对他们长期目标来说更重要的是,这两项研究使霍尔德曼和穆尔得以将150—200 种新的人类肠道细菌分离。他们将这些细菌鉴定到属一级,然后集中精力和资金对12 个常见种的物理特征和生化特征进行详尽描述。这些新被命名的细菌包括一整个新属——粪球菌属,它包含能够分解藤黄酚(即间苯三酚,一种有毒的植物化学物质)的细菌;以及各种瘤胃球菌(它们原先在人体中不为人所知,是因为帮助牛消化干草而为人们所熟悉)。[23]

到霍尔德曼和穆尔在1985 年结婚为止,他们的工作伙伴关系已经给了科学界一个关于人类结肠菌群或者大肠菌群的综合概观。他们乐观估计可以弄清其中超过90% 的成员和所有主要的种类。而且尽管这些细菌单独扮演的角色和它们之间的相互作用仍然蒙着神秘的面纱,但已经清楚的是,总的来说,这个菌群的功能与奶牛瘤胃中的很像。本质上来说,装满细菌的人类结肠就是一个非常高效的生物发酵中心,居住在那里的微生物从难以消化的植物性食物中提取能量和营养物质——并始终将其中非常重要的一部分与它们的宿主分享。

肠道中的微生物

当两位微生物学家即将完成人类肠道细菌的普查时,这些微生物如何在环境中定居,乃至改变环境使之符合它们自身需求的秘密也逐渐水落石出。人类的消化道是人体99% 微生物群落的家园,正如微生物在口腔和皮肤的定居那样,微生物在消化道的定居也开始于出生时在产道中遭遇到的乳酸杆菌。婴儿的头部随着分娩压迫母亲的直肠,挤出少量的粪便。尽管医生和护士很快擦去这些粪便,但他们一丝不苟的行为也许正与大自然的目的背道而驰,因为这使婴儿失去了立刻而直接接触母亲肠道细菌的机会。这样看来,当新生儿头部第一次出现并且等待产道的第二次收缩推出肩部和身体的其余部分时,头部通常朝向母亲直肠的方向,与其说是偶然不如说是自然选择的结果。[24]这种头与肛门的毗邻确保了婴儿在他生命的第一天所遇到的所有数十亿个微生物中,最先接触到的微生物是母亲的免疫系统已产生相应保护性抗体的微生物。(这些临时的抗体已通过胎盘传递给了婴儿。)紧随其后,母乳传递来第二波微生物:千百万双歧杆菌。

所有进入体内的微生物在到达肠道之前必须先通过"前厅"——胃。在年龄大一些的儿童和成人的胃中,高浓度的盐酸提供了一道杀菌防线。但婴儿只有到了大约3个月大时,真正意义上的酸的分泌才开始,并在接下来的数年中,逐渐达到成人的水平。这样的延迟为微生物在生命早期定居于胃和肠道大开方便之门。举例来说,婴儿正是在这段时期遇到一种胃中的微生物——幽门螺杆菌。当他们与该种微生物已经定居的那些人的手和嘴唇接触的时候,这一过程便发生了。一旦被吞入,这些螺旋状的细菌便附着在胃的黏液层上,而黏液层将保护胃免受将要到来的盐酸的侵蚀。随着胃的产酸细胞的成熟,一些幽门螺杆菌向这些细胞注入蛋白质,使酸度降低到幽门螺杆菌所能够忍受的水平,但这样的水平依然具有足够的腐蚀性杀死大多数其他微生物。通过这种方式,幽门螺杆菌已经在人类的胃中占据垄断地位长达近6万年。甚至可以通过某个特殊的家族或人群携带的幽门螺杆菌菌株,来追寻自智人第一次走出非洲时其祖先迁徙的途径。[25]

从有利的一方面来看,这种胃酸的减少将保护成年人免受酸液逆流和食道癌。从不利的一方面来看,在极少数感染者晚年,幽门螺杆菌引发的炎症可能会严重到导致胃溃疡和胃癌。幽门螺杆菌导致溃疡是从19世纪中前期才开始的,而正是在那时,由于供水系统的改善和早期抗生素(如铋水)的使用,幽门螺杆菌开始从人类胃部消失,这在现代医学上也是一个持续很久的矛盾。特别是在19世纪30年代,原先健康的欧洲年轻女子开始死于导致她们胃穿孔的严重溃疡。[26]这些女性的死亡如此突然,过程如此痛苦,使得人们明确地认识到这实际上是一种新的疾病,而不是一种原先被忽略的疾病。随着疾病从女性向男性、从欧洲向北美传播,它仍然是一种都市阶层的疾病,使人们得出结论:它是由现代生活的压力引起的。20世纪初,医学专家认为农民对该病的免疫得益于"他们的户外生活和相对较少的烦恼,这使得他们能够消化那些会毁掉会计员或他们雇主胃的东西"。[27]

直到20世纪80年代,澳大利亚病理学家沃伦(Robin Warren)和马歇尔(Barry Marshall)才使多疑的医学界相信,他们在对溃疡组织进行检查时所发现的带有鞭状"尾巴"的细菌确实与该病症有着某种联系。[28]然而即使在今天,胃溃疡在世界上不发达的地区,例如非洲,仍然不为人所知。在这些地区,幽门螺杆菌在婴儿时期就在大多数人的体内定居。也许正是供水卫生设备和抗生素的使用推迟或者破坏了幽门螺杆菌在人体内的定居,因而以某种方式改变了该微生物与人类免疫系统持续了上千年、甚至可能上百万年的和平共处。

无论如何,幽门螺杆菌很快在西方世界销声匿迹,使得胃部向一些与人类共同进化程度较低的微生物敞开了大门。如今,北美和西欧只有不超过10%的儿童携带有幽门螺杆菌,尽管在他们父母这一辈人中这一比例约为30%,而他们的祖父母这一辈人则几乎都携带有幽门螺杆菌。[29]好消息是,这种比例的下降也大大降低了胃溃疡和胃癌的发病率。坏消息是,这种微生物的消失也许会导致近30年出现的胃酸逆流疾病和食道癌的空前增加;而食道癌现在已经是发达国家上升最快的致死原因之一。[30]

穿过作为前厅的胃,幸存的微生物到达了小肠曲折的迷宫,那里有像丛林一般的手指状延伸结构,被称为小肠绒毛,其存在使小肠的表面积最大化,从而使得营养物质得以进入血液。小肠较低的酸度(或者说中性的pH值)为细菌的生长提供了理想的环境。但由于强有力的收缩产生湍急的液态食物流,除了黏着力最强的细菌,几乎没有细菌能在这个地方停留很久。

小肠是进入体内的微生物最直接作用于婴儿休眠的免疫系统的地方。在某些部位,波状的小肠绒毛像是贫瘠的山坡,表面镶嵌着奇特的扁平并且有凹痕的细胞。这些穹顶状的结构被称为派尔集合淋巴结,这是以第一次描述它们的17世纪瑞士解剖学家派尔(Hans Conrad Peyer)的名字来命名的,这些穹顶式结构覆盖在免疫系统最重要的"培训学院"上。这些扁平细胞表面的凹陷像口袋一样抓住经过的细菌(不论死活)。像旋转门一样,这些"口袋"移动到细胞的内表面,将它们的微生物乘客传递给下面的淋巴组织。[31]

派尔集合淋巴结的内部结构与婴儿颈部、腹股沟和腋窝处即将成熟的淋巴结相似。但如果说淋巴结如同免疫细胞获悉攻击目标的作战指挥部,那么派尔集合淋巴结的淋巴组织就像是一个对外交往中心,在那里,外来微生物先被假定为是"友好的",或至少是"非战斗人员",直到它们被证明不是。[32]

然而,如果说免疫系统学会了忽视这些肠道细菌,那就错了。派尔集合淋巴结中的相互作用不是诱导杀菌的炎症,而是诱导大量的抗体,即免疫球蛋白A(IgA)的产生。像所有的抗体那样,每个IgA与特定的目标结合,在这里则是与一种特定的肠道细菌结合。IgA的作用不是使这种微生物死亡(虽然大多数抗体的作用是这样),而是在它的表面聚集起来,使它无法与肠壁接触,即用一种温和的方法使其"不停移动"。[33]这场在派尔集合淋巴结的"中立领土"上的见面会也会诱导T细胞和B细胞的增殖,如果同样的细菌出现在禁止出现的区域,如血液中,它们将会引领对这些细菌的攻击。因此,一个婴儿尚处在萌芽阶段的免疫系统应学会忍受这些吞下的细菌,同时也小心翼翼地与之保持安全的距离。想想当这种外交破裂时会发生什么,我们就真应该感谢这种与生俱来的、同时也是至关重要的"外交手段"。在克罗恩病和溃疡性结肠炎中,免疫系统对无害的肠道微生物做出能够杀伤组织的剧烈炎症反应,产生令人极度痛苦的肠道溃疡,甚至可能恶化成为致命的肠道穿孔。[34]

在儿童时期,内衬于小肠的派尔集合淋巴结的数目从数百个减少到大约30个。剩余的派尔集合淋巴结丛聚在最后一段小肠上,其后就是结肠宽敞的、遍布细菌的空间。在剩余的派尔集合淋巴结中,由免疫细胞组成的已经大大减少的"外交使节团"每天还在监视着过往的大量微生物,它们将其中的绝大多数视为正常的和能够忍受的微生物。

一旦细菌通过小肠有力的收缩和微生物清除细胞的考验,它们将进入大肠的沉淀池。尽管在婴儿出生时其大肠还是无菌的,但它很快将变成人体中微生物的热带雨林。1905年,法国微生物学家蒂赛(Henri Tissier)成为研究这个像雨林一样的生态系统如何形成的第一人,他所依据的是从大肠另一端排出的粪便反映出的情况。

一个顺产婴儿生命的第一天结束时,散布在他所排粪便中的细菌反映了他母亲阴道和肠道中的细菌。与之相比,剖宫产婴儿粪便中则包含更加随机的混合细菌,它们分别来自接生员的手和医院的环境。[35]无论出生的方式是什么,一个母乳喂养的婴儿到第三天时,排泄物中几乎只有双歧杆菌,这些双歧杆菌将一直占据主要地位直到婴儿食用固体食物。而食用婴儿食品的新生儿的肠道菌群也含有双歧杆菌(来源未知),但数量要少得多,而且只是一种不稳定的微生物混合物的一部分。

在婴儿的皮肤上、口腔中和肠道内的双歧杆菌能够抑制像葡萄球菌这样的潜在麻烦制造者的生长,还能帮助选择第一批永久性的细菌定居者。研究还显示,大量的肠道双歧杆菌提高了婴儿血液中保护性抗体的水平,这些抗体的目标不仅包括有问题的细菌,还包括多种导致腹泻的肠胃病毒。[36]这种现象也许有助于解释为什么在供水系统非常糟糕的第三世界国家,母乳喂养的婴儿死亡率只有非母乳喂养的婴儿死亡率的1/6。[37]甚至在美国这样鲜有婴儿死于腹泻的地方,无论家庭收入和受教育水平高低,在婴儿刚出生6个月内,母乳喂养婴儿的存活率比非母乳喂养婴儿高20%。[38]

第一波肠道微生物也造成了结肠内层的成熟。下方的血管延伸到内层的表面,形成密集的毛细血管网络,这是保持它健康和运走居住细菌释放的营养物质所必需的。[39]同时,与细菌的第一次接触激活了数百万肠道的干细胞。一旦被激活,这些细胞就无止境地分裂下去,它们的增殖不断更新着肠道内层脆弱的表层细胞。反过来,表层细胞开始以每天数十亿个细胞的速度脱落。当孩子开始食用固体食物时,总是伴随着大量天然的毒性物质、偶然的尖锐物体或病原微生物,正是这种不断更新使得肠道在面对这类不可避免的损伤时仍保持弹性。

尽管没有两个人最终拥有完全相同的微生物种类和株系,固体食物的食用还是给母乳喂养的婴儿和非母乳喂养的婴儿带来大体上一致的肠道群落。一般而言,大约30种微生物会占据主要地位,还有约100种少量存在的其他微生物。它们中数量最多、繁殖能力最强的包括消化纤维的厌氧菌,如杆状的拟杆菌和真细菌。其中,拟杆菌,如多形拟杆菌、普通拟杆菌和脆弱拟杆菌,占人体肠道细菌的20%—30%,而且每天产生大约1.1升没有气味的二氧化碳和氢气。而真细菌为人所知则是因为能够产生具有气味的硫化氢(因其气味像臭鸡蛋而人所皆知)。

而且,我们最终还会拥有一类混合的"球菌"——呈球状的厌氧菌。它们包括肠球菌属、消化球菌属、链球菌属和消化链球菌属,能够将复杂的蛋白质和脂肪(糖蛋白和糖脂)发酵成为更简单的、身体可以吸收的糖类和脂肪酸。在这个过程中,它们产生另一种标志性的气味——腐败黄油中丁酸产生的那种气味。

拟杆菌、真细菌和各种球菌释放的总能量高达一个人从食物(特别是像谷物和面食这样的高碳水化合物食物)中摄取的能量的30%。[40]

微生物群落的其他主要成员包括梭状芽孢杆菌,它们都能够休眠成为抗逆性极强的芽孢,其中一些种类还可以产生毒性物质。在一系列抗生素消灭了它的竞争者后,最臭名昭著的艰难梭状芽孢杆菌将可能引发腹泻和结肠炎。但奇怪的是,大多数携带有艰难梭状芽孢杆菌的婴儿并没有遭受任何疾病的影响。到了成年期,当这种微生物可能引发问题时,正常的微生物群落将使它处于严密的监控中。

肠道微生物群落的少数派成员包括6种乳酸杆菌和一些分散的兼性厌氧菌,如大肠杆菌,它能够在空气中存活,这使得它可以到处乱跑,并在像女性尿道这样的地方引发问题。而且,大约每5个人中就有一个携带有可检测出数量的产甲烷肠道微生物,如史氏甲烷短杆菌和斯氏甲烷球形菌。这些产甲烷菌以它们消化纤维素的邻居所产生的氢气和二氧化碳为食。像氢气一样,甲烷没有气味却可以燃烧,它的后一个特性还为全世界的青春期男孩带来快乐。

到了20世纪80年代,皮肤、口腔、鼻子以及肠道,对于人体的哪些地方居住着哪些微生物,微生物学家可以说已经有了基础性的了解,同时微生物学家也初步认识到了它们对人体的益处和危害。科学尚不能解释的是,免疫系统是如何容忍它们的存在的,尤其是如何容忍肠道中如此众多的微生物。在我们的细胞和组织中,这些细菌的存在带来了意义深远的改变。同样神秘的是,它们究竟是如何引发这些改变的。不仅是学术方面的价值,对这些问题的回答还将有希望揭示:微生物和人之间复杂的和谐共处关系的破裂是怎样导致疾病的。

谁才是领导者?

由肠胃病学家转为肠道微生物学家的戈登(Jeffrey Gordon)领导了华盛顿大学在圣路易斯刚刚建立的基因组科学中心。这个昂贵的带有太阳条纹的实验室坐落在学校著名的基因测序中心,这个基因测序中心也是"人类基因组计划"(在2003年完成了智人的20 000—25 000个基因的测序工作)主要参与者。

"现在是用一种更开阔的眼光来审视人类基因组的时候了,"戈登说,"需要认识到人体也许含有超过人本身基因数量100倍的微生物基因。"2005年,戈登和他在加利福尼亚的斯坦福大学以及马里兰基因组研究所的合作伙伴,将一系列来自个人基金和政府机构的数百万美元的拨款合在一起,设立了"人类肠道微生物组计划",该计划将分离、测序和分析所有对维持人体健康做出贡献以及偶尔导致疾病的微生物的基因。这个庞大的项目一方面是为了对肠道微生物群落的基因功能有一个概括性的了解,另一方面则是为了对100种最具有代表性、居住在人类结肠中的细菌进行全基因组的测序。

戈登的"第二次人类基因组计划"只不过是其实验室同时展开的十几个研究项目中的一个,所有的目的都是为了了解肠道微生物对人类健康和疾病的影响——不仅仅是在肠道中,还包括身体的其他地方。他的实验室员工包括20多名研究生和博士后,人数时常变化但处于动态稳定,他们具有从细菌生态学到X射线晶体学的专业知识。

戈登对结肠细菌的兴趣可以追溯到20世纪70年代和80年代,那时他还是一个肠胃病学家,正在研究控制细胞分裂使肠道内层不断更新的基因。不断地更换细胞(细胞分裂产生后3天便脱落了)不仅帮助肠道内层应对损伤,还确保了居住在结肠的细菌既不定居得太深,又不繁殖过量;绝大部分废弃的上皮细胞随着每天的排便被排到体外。戈登认识到所有这种细胞分裂都是以极高的代价完成的:一个随机的突变可能会移除控制细胞分裂的刹车,进而产生癌症,而每一个新细胞的诞生都面临着这样的危险。对一个肠胃病学家来说,在工业化国家,在所有死于癌症的患者中,死于结肠癌的排第二(仅次于与吸烟有关的肺癌)一点也不令他吃惊。[41]

戈登早期的研究梳理了在细胞沿着肠道绒毛从裂隙移动到顶峰的过程中,不同基因在某一个肠道细胞发展的特定时期是如何打开与关闭细胞分裂的。他总结认为,基因一直在接收着精确的指令。但指令又是从何而来呢?如果按照传统观点的指导,戈登应该去寻找肠道内层以下的组织和器官中的生化信号。但相反,戈登对另一种可能性产生了兴趣:这些细胞是从依附在它们外表面的细菌那里获取行进的命令的。

由于在任何时候都有数百种不同细菌和其他微生物生活在结肠中,戈登清楚他需要简化模型来检验他的理论。从伊利诺伊大学微生物学家萨利尔斯(Abigail Salyers)那里,戈登的员工学习了养殖无菌小鼠的技术。他一次向这些无菌小鼠身上重新添加微生物群落的一种成员,然后追踪观察发生了什么。作为实验室非正式的导师,萨利尔斯还给了戈登一个从健康志愿者粪便中分离得到的多形拟杆菌菌株,而萨利尔斯当时已经发现,多形拟杆菌在小鼠的肠道中和在人类肠道中生长得一样好。戈登的进一步研究显示,这种细菌是一个专横的居住者。

例如,他的团队发现,当小鼠错过一次正常的进食时,多形拟杆菌便会乞求救济品。萨利尔斯发现,多形拟杆菌在这种"拮据时期"便会以食用肠道细胞分泌的一种含糖物质(海藻糖)为生。[42]戈登的实验室随后还发现,肠道细胞只有在多形拟杆菌的强烈要求下才会拿出这样的物质来款待。[43]首先他们证明,无菌小鼠的肠道细胞在刚出生的几周内是不产生海藻糖的。"就好像它们在为从来没来过的客人做准备一样。"戈登说道。但只需要在一只成年无菌小鼠的咽喉滴下一滴拟杆菌,肠道细胞就会立刻恢复海藻糖的生产。接下来,他的员工使用3种多形拟杆菌的突变体(也是由萨利尔斯提供)来解密究竟发生了什么。对一组无菌小鼠,他们植入了一个无法直接与肠道细胞接触的多形拟杆菌株系。然而,肠道细胞还是开始生产海藻糖。他们又向另一组无菌小鼠体内植入了不能利用海藻糖的多形拟杆菌突变菌株。肠道细胞仍然产生了海藻糖。只有当向小鼠单独引入不能分泌某种特定蛋白质的突变菌株时,肠道细胞才不会产生海藻糖,研究人员推测这种蛋白质是一种乞求海藻糖的生化信号。换句话说,海藻糖产量的提高不仅仅是因为细菌的接触或者海藻糖的消耗。最关键的原因是来自多形拟杆菌的"喂我"信号,这个信号打开了小鼠的一个基因,否则该基因将在小鼠出生的最初几天后进入休眠状态。这个发现使戈登第一次清楚地确认了他那个曾经听来非常古怪的想法——肠道细菌可以直接控制肠道细胞的活动。

20世纪90年代,脱氧核糖核酸(DNA)微阵列(即基因芯片)的出现为戈登的研究带来了一个有力的新工具。基因芯片使得科学家可以一次性扫描上千个基因的活动。他们使用数千个被荧光标记的DNA片段,这些片段事先已被固定在一块显微载物片上的网格中的精确位置。[44] 2002年,当一只之前无菌的小鼠第一次被注入多形拟杆菌时,戈登的实验室使用一块含有小鼠的大约20 000个已知基因的"小鼠芯片"来记录打开的数百个基因。[45]像戈登预测的那样,这些基因包括许多与肠道内层的正常成熟有关的基因。多形拟杆菌的引入还打开了一些与特定转运分子的产生有关的小鼠基因,多形拟杆菌及相关细菌会向肠道细胞提供许多营养物质,而这些转运分子是肠道细胞吸收和利用这些营养物质所必需的。[46]所有这些发现进一步加深了戈登的印象:多形拟杆菌在促进肠道健康方面扮演着重要角色。

在"人类基因组计划"完成智人基因组序列测定的同一年,即2003年,戈登的员工完成了多形拟杆菌的4779个蛋白质编码基因的测序工作。[47]他们发现多形拟杆菌这些基因中有超过100个用于获取难以消化的植物性糖类,另外170个基因则负责将它们分解成小鼠(或人)能够吸收的成分。多形拟杆菌还拥有一套复杂的装置,用于探测在任何时候可以得到的营养物质,以便组合出正确的生化工具来处理它们。

实验室对多形拟杆菌基因组的测序还给了戈登的研究人员一个"芯片上的多形拟杆菌",作为小鼠微阵列的补充。现在他们可以同时追踪宿主和微生物进行的生化活动。在接下来的一年,即2004年,实验室发现多形拟杆菌专横的行为已经不仅仅局限于肠道,他们还捕捉到了它向小鼠腹部脂肪细胞发出的行进指令。[48]特别是,他们发现多形拟杆菌阻止了一种脂肪抑制激素的产生,那是一种禁食诱导的脂肪细胞因子。这个发现也在很大程度上解释了一种早先观察到的现象。当实验人员通过无菌小鼠的喉咙向其植入数滴多形拟杆菌时，这些动物立刻开始积累腹部脂肪，甚至当进食减少30%或者代谢速率激增（多消耗30%热量）时也是如此。植入多形拟杆菌14天后，小鼠的平均脂肪储存量提高了60%。

"我们正观察到多形拟杆菌向它的宿主施加了一种类似激素的影响，"戈登也惊叹不已，"就好像多形拟杆菌在说，'把它们储存起来，我们今后也许用得到。'"

随着进一步探索这种共生相互作用的复杂性，戈登的团队揭示出：在生命早期，动物的肠道细胞和免疫系统开始产生物质，帮助有益的细菌（如多形拟杆菌），并使它们自己锚定在某些地方，而其他具有潜在危险性的微生物则被从结肠中排出。[49]多形拟杆菌则以不过分利用宿主作为回报。举例来说，这些细菌将会一直等待，直到裹有糖被的上皮细胞从肠道内层脱落，它们才会开始食用。而且这些细菌不会主动乞求糖类物质，除非那些难以消化的植物性物质不再正常供应。

戈登总结道，通过这一切活动，多形拟杆菌赋予其生态系统一种稳定性。当外界食物匮乏时，这种细菌转而求助它们的宿主；而当环境适宜的时候，它们将会为宿主提供额外的热量，并且至少将这种额外馈赠的一部分储存起来，以备不时之需。最近戈登和他的员工发现的证据显示，肠道细菌的第二大类群，即厚壁菌在提取和共享能量方面的效率也许比拟杆菌（多形拟杆菌是其主要成员）更高。[50]"尽管在一个供给过量的国家，额外的热量和脂肪并不那么令人高兴，"戈登说，"但我能想象得到，在人类漫长的历程中，这种动态变化在很多时候使人类免于饥饿，得以生存下来。"一点也不令人吃惊的是，戈登的发现已经激发了人们的兴趣：也许通过改变我们的肠道微生物群落可以帮助肥胖者减轻体重。

我们来看看其他实验室成员所描述的进一步的证据，只接种了单一多形拟杆菌的小鼠在被注入产甲烷菌（史氏甲烷短杆菌）时会发生什么：接种了两种微生物的小鼠最终拥有的多形拟杆菌数量超过了它们原本应该拥有数量的100倍。结果显示，产甲烷菌，如史氏甲烷短杆菌，能够大大提高多形拟杆菌的效率，因为它们以多形拟杆菌的代谢废物，即氢气和二氧化碳为食，并将这些物质转化为甲烷和水。如果没有产甲烷菌，这些逐渐积累的代谢废物将降低多形拟杆菌的代谢速率，并且限制其繁殖能力。[51]在实际层面，提升的效率为两种微生物共同定居的小鼠带来了额外15%的脂肪。

实验室成员利（Ruth Ley）也展开了一项新的探索，主要是关于人类和兽类微生物群落的相似点和不同点，目的是更好地理解微生物在进化上的根源。她指出，在地球上所有已知的55个细菌分类中，只有8个定居在动物的消化道中，表明这是一种高度选择的关系。"我们的假说是，"她说，"它们已经与我们共同进化了上百万年。"

在最近的一个下午，利看管着一个桶，桶里有一瓶瓶的粪便，并且铺满了冰。这些粪便来自圣路易斯动物园，分别属于猎豹、狮子、大象、袋鼠和鬣狗，此外，还有一份粪便样本是由在非洲某个水潭附近做调查的同事收集的。"如果我们作为哺乳动物与我们的肠道微生物群落共同进化是真的，那我们应该可以看到细菌的相似点，能够表明一些古代细菌进入所有这些物种的古代祖先并定居下来。"到目前为止，利已经发现了许多相似点。尽管有8类细菌出现在哺乳动物（包括人类）肠道中，但其中只有3类（拟杆菌、厚壁菌和变形菌）占主导地位。

相比之下，当利在属（比"种"高一级的分类阶元）一级的层面分析细菌时发现，大量不同类群的细菌突然出现在哺乳动物中。拟杆菌，如多形拟杆菌、普通拟杆菌和狄氏拟杆菌,在杂食动物(像人、鼠和猪那样既吃植物也吃肉的动物)中占优势。在食草动物(如牛、羊和兔)中,占据头把交椅的则是亲缘关系很近的普雷沃氏菌属的成员(如栖瘤胃普雷沃氏菌、短普雷沃氏菌及易北普雷沃氏菌)。随着哺乳动物和居住在它们身上的微生物新物种在远古时期分化形成不同的生活方式,这种不同点正是一个进化生物学家所预料将要出现的。

一扇新窗户的打开

霍尔德曼和穆尔发展的厌氧微生物培养技术以及戈登的基因窃听技术,使得大肠的微生物群落成为人体中被了解得最透彻的生态系统。不过,至少还有10%居住在肠道的物种未被培养及描述。21世纪初,另一项革命性的技术已经在探索最后的、最为神秘的微生物居住者这条道路上走了很远。它在原先人体中被认为无细菌(除非重病时)的部位被发现,这也使医学界感到困惑不解。

这项技术就是细菌基因探针技术,它诞生于伊利诺伊大学微生物学家伍斯(Carl Woese)的工作。20世纪70年代和80年代,伍斯正在寻找能够表示地球上细菌亲缘关系的标尺。科学家长期以来一直在寻找更好的生物分类方法,因为根据表面特征(如外表和功能)来分类的分类策略,可能会导致错误分类,如误将蝴蝶和蝙蝠划分在一起。因为所有的基因都会随时间变化积累微小的、无关紧要的变化,伍斯清楚他需要一个基因,这个基因既对所有的活细胞至关重要,又复杂到其DNA序列的微小变异可以被用来衡量进化上的距离。伍斯选择了一个编码细菌核糖体(蛋白质工厂)重要部分的基因作为他的标尺。他因此发现了生命之树的一个完全没有被预料到的分叉——这是一个早期的分离,它产生了一个独特分支,很像远古的细菌,他称之为古细菌。这种基因非常独特的细菌主要出现在极端环境中,如深海火山口和含硫热泉,但也有一些居住在人体内,如产甲烷的甲烷短杆菌。[52]

当伍斯正在重新构建生命之树时,他的一位博士后同事佩斯(Norman Pace)意识到同一种标志基因可以被用来作为一种DNA指纹,鉴定一份环境样本(如一勺泥土或水)中的众多细菌。也就是说,他可以设计一个DNA探针在泥土或水中搜寻细菌的核糖体基因,而作为他目标的那部分基因在所有细菌中都是相同的。将这些基因从他的样本中提取出来后,他可以使用聚合酶链反应(PCR)将这些片段复制数千次,这种基因扩增技术与法医实验室中所使用的将遗留在犯罪现场的基因"指纹"扩增的技术是相同的。然后,佩斯可以根据细微的差异将这些基因片段分类。这种方法的巧妙之处在于,它让佩斯可以仅仅通过使用一个基因的序列作为"条形码"来鉴别一个混合样本中的细菌,这比在实验室分离和培养单个物种,然后再根据它们化学和外观的差异来鉴定的方法要简单得多。[53]

到20世纪80年代末,全世界的微生物学家都充满热情地接受了佩斯的新工具。尤其是,他们已经选定了一个核糖体RNA(rRNA)基因(16S rRNA片段)作为他们的DNA指纹。很快,测定每一个被研究的细菌中该基因的序列成为例行工作。[54]结果是一个不断发展的16S基因文库的诞生,它可以被用来鉴定细菌,这与法医使用基因数据库将犯罪现场的DNA与已知罪犯的DNA对比相类似。

也许最深远的意义是,16S基因探针第一次为不能纯培养(纯培养指的是当目的细菌与帮助它们紧密结合自然群落的其他微生物形成杂乱的混合物时,将目的细菌从混合物中分离出来并培养)的细菌的鉴定提供了直接手段。[55]并且,如果一个特定的rRNA标志**没有**出现在已知微生物的任何文库中,那么就是,你已经发现了一个新的物种。更妙的是,通过寻找已经被详细描述的物种中与之最接近的匹配,你可以将这个新物种放入一个一般性的科中,甚至可能放入一个属中。

佩斯的细菌基因探针为微生物学家开启了一个探索的新世界。例如,1986年,他报告了在他的许多泥土、泥浆和水的样本中,之前未知的及未被培养的细菌占总细菌的比例达到令人难以置信的99%。[56]对于栖息在人体这个复杂群落中的微生物而言,情况会不会也是这样?

斯坦福大学微生物学家雷尔曼(David Relman)和杜克大学微生物学家威尔逊(Ken Wilson)都是属于最先开始从人类组织中搜寻16S rRNA基因的人。1991年,在彼此完全独立工作的情况下,他们都将探针转向遭受惠普尔病的艾滋病患者的组织。这种身体失调的标志为体重严重降低、关节炎以及器官损伤,而这类情况在非免疫缺陷的人身上则极少发生。[57]几十年来,医学研究者从未成功培养过这种他们在患者组织中偶然瞥见的小型杆状生物体,所以他们无法鉴定它或将其与其他已知的细菌种类相比较。威尔逊和雷尔曼的16S基因序列明确地将这种神秘的微生物置于放线菌目,且形成像真菌一样的分枝丝状体;这个类群包括口腔和肠道微生物群落的很多成员。更为重要的是,威尔逊和雷尔曼给了医学界一个全新的基因检测手段,使得他们能够快速诊断,这一点是生死攸关的,因为如果能够使用正确的抗生素,对惠普尔病即时的治疗可以在病人心脏和大脑受到永久性损伤之前阻止它。

几年后,雷尔曼再一次发起对16S的搜寻,这一次是在一个健康人(他自己)的口腔中,目的正是为了探索口腔中微生物的多样性。与牙医会面之后,他带着一些事先消过毒的管子回到实验室,这些管子中装有从龈线下方的牙齿上刮取的碎屑。他和几个实验室成员扩增了这些样本中的细菌DNA,并且对264个明确的16S rRNA基因进行了测序。其中只有超过一半的基因与已知细菌的16S基因相符合,并且其中35

个基因的差异足以表明它们是全新的物种（而不是已知菌种的不同株系或亚型）。[58]

从1994年开始，哈佛大学附属的福赛斯研究所的帕斯特（Bruce Paster）和德维斯特（Floyd Dewhirst）就已经在使用16S基因探针对口腔微生物群落进行更为综合的调查，旨在探索数十个志愿者口中的微生物多样性，这些志愿者中部分人是健康的，而其余的人则遭受着各种各样的口腔疾病的折磨。到目前为止，他们已经发现了超过700种口腔细菌的基因标志，其中大部分是未知的。帕斯特和德维斯特发现，口腔中通常拥有一两百种此类微生物；它们中的一些始终与各种麻烦有关，而另一些则有助于芳香的口气和口腔的健康。[59]

福赛斯研究所的科学家已经使用他们的16S基因数据库建立了一个DNA微阵列，它可以被用作一种条形码阅读器，来快速鉴定口腔中超过200种主要口腔细菌，鉴别口腔中所含细菌的种类，以及它们相对数量的多少。尽管还没有准备在牙科诊所使用，但这个微阵列已经可以让研究者看出口腔中哪些"好家伙"不见了，又有哪些麻烦制造者已悄悄混入，进而评估一个人患口腔疾病的风险。它还可以帮助他们监测一个接受治疗的人的口腔，看其中复杂的细菌集团发生了什么变化——因为无论是牙根管还是抗生素，都可能制造新的问题。

DNA微阵列已经允许微生物学家对身体的其他微环境做类似的调查。例如，2006年，雷尔曼和戈登加入了位于马里兰州罗克维尔市的基因组研究所的科学家队伍，共同完成对肠道内微生物群落的16S基因测序的宏伟计划。他们在两个健康成年人的粪便样本中发现了超过2000种不同的16S基因，其中大约150种的差异之大足以表明它们是属于不同种类的细菌，而它们中有35种对科学界而言是新物种。[60]

然而，雷尔曼和其他人也在长期以来被认为是无菌的组织中发现了细菌。雷尔曼说:"结果也许是,几乎不会发现一块**不存在**细菌DNA痕迹的人类组织。"[61]这些微生物究竟是代表着隐藏的疾病还是正常的微生物群落,仍然有待进一步研究观察。"我所希望的是,"他说,"从来自健康人的样本推测:这些微生物可能已经在这个星球上陪伴我们很长时间了,并且事实上,可能对我们的健康非常重要。"

秘密的感染源还是无辜的旁观者?

不可否认的是,甚至连那些众所周知的细菌居住者,其行为也正在挑战着旧有的对传染病的直观看法——正如神圣的科赫法则所体现的那样,任何导致某种疾病的微生物都应该出现在每一例该疾病中,并且当被引入一个新的宿主时,总会引发这种疾病。幽门螺杆菌也许是最为人们所熟悉的公然反抗这一准则的病菌了。它曾经是人类胃中普遍存在的居住者,但只有在现代它才开始引起胃溃疡。甚至今天,幽门螺杆菌被证明只在很少一部分携带者中引起麻烦。

"这个家伙快让资深的微生物学家发疯了,"分子生物学家赫德森(Alan Hudson)说,"因为科赫法则根本不适用。"相反,以幽门螺杆菌和其他新发现的微生物为代表的这种隐性感染,只是偶尔会在部分人身上出现并造成问题,这通常是在经过数年或数十年宿主和细菌之间不稳定的和平之后发生。

赫德森是一个以从未拥有过显微镜为骄傲的微生物学家,他很喜欢讲述一些个人轶事,这些轶事很好地阐明了基因探针不仅仅彻底改革了医学微生物学,更使医学微生物学陷入困惑。[62]"一个年轻的士兵在国外感染了衣原体——一种生殖器感染,用抗生素将其清除后,他回到家乡与他的高中女友结了婚,"在位于底特律的韦恩州立大学的实验室,赫德森在一个拥挤角落里的书桌旁伸直了背,开始讲述,"但3周后,他们都令人吃惊地感染了衣原体。"

这个丈夫采取了双重标准,他气愤地认为他的女人趁他不在时出去鬼混,但妻子却断然否认了这一指控。"所以我接到了一个来自这个小镇的医生的电话,这个医生想要挽救他们的婚姻,"赫德森说,"他从幼年时期就认识了她,并且相信她说的是实话。"这个医生想知道是否有可能是丈夫感染了妻子,尽管他看上去已经被正确地治疗并痊愈了。"所以我告诉他,'给我一份丈夫的尿液样本以及一份妻子的子宫颈抹片。'"这些都是在他们处于医生的监督下完成了整个抗生素疗程之后进行的。"我将它们都进行了PCR,"赫德森说,"他的结果仍然是阳性。"赫德森推测,抗生素并没有真正清除衣原体,而只是使其进入一种休眠状态。如果其中一个不活跃的细胞进入一个新的宿主——他的妻子,它便可能开始分裂造成活动性感染,然后他的妻子将其重新传染给他。

尽管休眠的衣原体很少通过引发新的生殖器感染来恢复活跃状态,但赫德森长期以来一直怀疑它还造成了其他麻烦。20世纪90年代初,当赫德森在分析关节炎患者的关节组织时,他发现了两种衣原体:一种是沙眼衣原体,一般与生殖器和眼睛的感染有关;另一种是肺炎衣原体,它是造成呼吸道感染的常见原因。[63]更有名的是,1996年,他开始在阿尔茨海默病患者的脑细胞中寻找肺炎衣原体。[64]

大约在同一时期,医学研究者开始在心脏病患者的动脉斑块中发现肺炎支原体及各种口腔细菌的基因指纹。[65]这个发现促使许多心脏病医生对他们的患者使用抗生素,这项惯例到2005年才基本停止。那年还带来了万众期待的一项研究的结果,这项研究涉及超过4000个心脏病患者,他们已经服用强效抗生素加替沙星长达两年。这项研究的结果证实,抗生素的治疗既不能降低患心脏病的风险,也不能降低动脉粥样硬化的程度。[66]但是,这项实验并没有完全洗脱肺炎衣原体的嫌疑,因为结果表明,即使是长期使用强效抗生素也不能将它完全清除。尽管这项研究控制了心脏病医生使用加替沙星的势头,但还是引发了发展大量更强有力、更有效药物的兴趣,目的不仅是为了清除肺炎衣原体,也是为了消除不断增加的所谓的隐性感染。

很明显,经济利益的刺激非常大。例如,如果一种强力的新抗生素被证明能够在一定程度上降低患心脏病的风险,产生的处方将数以百万计,甚至可能以千万计。"我们所谈论的主要还是长期依赖抗生素(可能是多种抗生素)的人。"范德比尔特大学的衣原体专家米切尔(William Mitchell)这样说道,他是一家致力于提供这种治疗的公司的共同创始人之一。[67]而且,如果初步结果令人乐观,将不仅仅是连续数天使用抗生素,疗程将长达数月,甚至可能长达数年。

很多风湿病学家已经为炎症性关节炎患者开长期(甚至一辈子)的抗生素处方,因为药物能够减轻疼痛的炎症。[68](还不清楚的是,这些抗生素达到这样的效果是通过清除隐藏的细菌还是通过其他未知的途径。)更近一些时候,精神病学家已经开始对强迫性精神障碍的年轻患者长期使用抗生素,该趋势源于这样的观点:这些儿童可能正在遭受一种神经性自身免疫反应,它是由一次活动性感染留下的"迷路"的化脓性链球菌引发的。[69]

人体菌落的分类、无菌动物宿主的饲养以及细菌基因探针的发展,都已经进一步加深了我们对于人类与他们所携带微生物之间的相互作用(无论是好还是坏)的理解。虽然每个人都知道,对这些微生物来说,偶尔在我们的身体中乱跑是再寻常不过的事情了。但只有在今天,我们才能够通过基因技术显示它们的存在。

举个例子,赫德森警告说,在我们开始清除我们的细菌同伴之前,"我们最好进一步了解它们正在那儿做什么"。为了达到这个目的,他已经开始使用自己的一组DNA微阵列(特别是一个衣原体的基因芯片和另一个其人类宿主的基因芯片)进行工作。它们共同作用,使他能够窃听发生在身体和半休眠衣原体(他所发现的在关节组织中逗留的衣原体)之间的生化交流。他甚至求助于他长期以来一直回避的设备来支持DNA探针:一台显微镜,而一台价值250 000美元的数字化光学显微镜可以将活的生物体放大到前所未有的15 000倍。他的妻子朱迪丝(Judith)是韦恩州立大学的一位免疫学家,从事有关衣原体疫苗的工作,这台显微镜就在她的实验室里。

赫德森通过这台显微镜的荧光屏观察到,衣原体细胞从具有感染性的活跃状态转变为鲜为人知的稳定状态。"一开始你看到的是一个非常正常的球形细菌,而你最后看到的是这个又大又蠢的生物。"他说道。在最近的一个春天的午后,当他将镜头聚焦于一个衣原体细胞中反应活跃的场所时,他不由自主地凑近了显微镜的荧光屏。"它正在做些什么,"他说,"它正在制造某种东西。它正在向它的宿主说些什么。"

第三章　太干净了？

我们最初的感情中饱含着对灰尘的热爱，而且历久弥新。泥浆能够满足我们最早且最好的本能之一。只有我们是肮脏的，我们才是干净的。

——沃纳（Charles Dudley Warner），1870年

一触即发

罗恩·克雷默·古哈（Rohan Kremer Guha）是个有着羞涩笑容和柔软黑发，眼神透着天真无邪光芒的新泽西男孩，他知道不能去碰其他孩子在生日聚会上留下的面包屑和滴下的口水。"我很担心，"他的妈妈德维雅尼·古哈（Devyani Guha）说，"如果他碰了那些冰淇淋溅出来的污渍该怎么办？我可不想让这事弄得很明显，所以我让他到别处去，尽量不要在那附近走动。"不可否认，罗恩明白，其他很多孩子都有过敏症，但是没有人像他那样对这么多东西过敏。

罗恩从小就饱受过敏症的困扰。在他6个月大的时候，他一度很漂亮的婴儿肌肤突然发红，布满鳞屑并且伴有湿疹。不论什么时候清洁工到家里打扫卫生，德维雅尼或临时保姆当天就必须把罗恩带出去。"另外，每次用真空吸尘器清扫地毯时，他就会长出严重的皮疹并且开始气喘。"当罗恩还在幼儿期时，他就对单子上几乎每一种食物都过敏。

最厉害的要数牛奶、鸡蛋和小麦，它们会让他突然感到恶心和想要呕吐。接着，在罗恩两岁的时候，他的祖父在他的脸颊上亲了一下，结果这个男孩脸上长出了大大小小的条状痕。就在半个小时前，祖父吃了一口腰果片，这是一种东印度甜点，里面含有黄油和腰果。

这段时间，罗恩的妈妈仅仅喂他鸡肉和土豆泥，同时她自己也在限制饮食以便她能够继续喂奶。即使是最低效应过敏原的婴儿饮食配方也会出问题，当然，牛奶是绝对不可以被用来给罗恩吃的。"我那时很饿，我们很担心他的营养问题。"德维雅尼回忆说。所以在2001年1月，罗恩的主治医师建议她带罗恩去医院做一系列的食物激发试验时，她是满怀希望的。"他告诉我们，许多孩子经测试对现实中每种事物都轻度过敏，但实际上对很多食物并不过敏。"为确保安全，医院会有一辆儿科急救车作为备用。这个带轮的车子配备了能够将一个呼吸衰竭和心脏骤停的孩子从死亡线上拉回来的一切应急设备。

在某个清晨，上午10点钟，两岁半的小罗恩饥肠辘辘地躺在医院的床上，他纤细的、杏褐色的手臂藏在特大号的棉质睡袍中。一个护士已经开始向他的右胳膊滴注普通盐溶液——这是另一项"有备无患"的措施，允许医疗队能够快速为他输注挽救生命的药物。一名护师拿来一个托盘，里面放着几个盛有大米布丁的容器，均用数字标注，但没有注明具体是什么。营养师在每个容器里藏了1/8茶匙的某种食物，而罗恩可能会对这种食物过敏。

罗恩吃下了开始的3份食物，没有什么怨言，但是第四份吃了一点就吃不下去了。他开始烦躁，吵着说肚子痛。他的妈妈试图哄着他将注意力转回到这勺大米布丁上，这时候他开始呕吐，然后昏倒在地。护师立即给他注射肾上腺素，过了几秒钟，开始给他静脉注射抗组胺药。当罗恩恢复意识后，护师让他坐在床上，给他戴上能供他吸入免疫镇静类固醇的面罩。"太可怕了,"德维雅尼说,"我们做的事情可能会杀死我们的儿子,这种感觉真的令人很受打击。"原来在第四份食物里藏着少量的大麦。

6个月后,罗恩刚出生的弟弟祖宾(Zubin),同样也开始出现严重的过敏症。德维雅尼辞去了自己的工作,她曾是一名成功的城市规划师,主要从事将医疗保健诊所迁到市内街道的工作。"我认为自己出去工作很不安全,不仅是考虑到我会离开孩子们,还因为我得十分小心我所吃的东西,它们会通过母乳传递给祖宾。"在两个孩子分别为8岁和4岁的时候,他们就对一些食物脱敏了。大豆和鹰嘴豆又重新回到家里的食谱上。但孩子们还是很容易得哮喘和湿疹。通常的情况是,在呼吸道被感染(比如说得了流感)后,他们的哮喘发作得很厉害,而且症状非常吓人。但是德维雅尼不能带孩子们去打防疫针,因为流感疫苗里含有鸡蛋的某些成分,这两个孩子目前对这种食物还是有很强烈的过敏反应。

在整个发达世界,过敏症、哮喘及其他类型的炎症性疾病已经从几乎无人知晓到现如今成了司空见惯之事。[1] 所有这些都涉及免疫系统对无害物质的破坏性反应,如对食物、花粉、肠道正常菌群,甚至是自身体内健康细胞的免疫反应。对于自身健康成分的免疫攻击可以导致自身免疫性疾病,如 I 型糖尿病、多发性硬化症、狼疮,以及很多其他疾病。似乎是现代人的免疫系统缺失了一些安全限制器,使它处于一触即发的状态,也可能由于它无法辨别外来物质是敌是友。这种过度反应多大程度上与人们的遗传倾向有关呢?很明显,像大多数自身免疫性疾病一样,过敏症和哮喘有着家族聚集性。但是在过去的150年里,这些疾病增长得如此之快,以至于无法用家族遗传来解释。在第三世界国家,这些病很罕见,而移民者的孩子与西方同龄孩子都具有较高发病率,他们的父母也是如此,只是程度较轻些。事实上,许多刚移居到这个国家的非洲人和东欧人会半开玩笑地说,过敏症就是"证明公民身份的疾病",因为抽鼻涕和打喷嚏这些信号出现的时间正好是他们移民的第五个年头,这时他们已成为这个国家的公民。[2]

这是空气污染造成的吗? 还是因为现代人的生活压力? 或是因为食物过于丰富? 甚至是因为儿童疾病种类不够多样? 所有这些都被认为是免疫疾病出现概率随工业社会的历史进程快速增长的罪魁祸首。但是现有研究还没有证据支持这类观点。

或许所有可能性中最匪夷所思的是,我们不经意地脱离了过去的生活方式(饮用未处理的水;食用从土壤中获得但没有很好储存的食物以及饲养和打猎获得的动物;走路、工作和睡觉时会沾染上灰尘)。上述所有这些过去的行为都将海量但大部分无害的微生物带到我们体内,而疾病的来源正是因为它们的消失。众所周知,生物世界的法则就是进化使得不可避免的东西变成必需品。那么,人类免疫系统是否也依赖于不断暴露于细菌和其他"菌种"这样的进化途径才能正常运转呢? 如果是这样,那么在经历一两个世纪(就进化来说也就是一眨眼的工夫)之后,我们通过给饮用水消毒、加工食物、用杀菌药和肥皂洗澡以及远离大自然的方法来将这种持续暴露隔离开,未来将会发生什么呢?

从希波克拉底到"卫生假说"

纵观医学史会发现,在21世纪,3种类型炎症性疾病有着类似增长模式的特征已经愈加显著。它们包括过敏症和哮喘;自身免疫性疾病(如Ⅰ型糖尿病、多发性硬化症、狼疮);炎症性肠病(如克罗恩病及溃疡性结肠炎)。所有这些疾病在古代医学文献中并不少见。例如,希波克拉底认识到了哮喘,但是在当时这是由运动触发而非过敏反应的疾病。他同样描述了极少数人对特定的食物(如牛奶)有不良反应,但其症状是肚子痛和胃肠道胀气,这听起来更像是消化道不耐受而不是过敏症。[3]

第一个提及呼吸道过敏反应的事件要追溯到10世纪早期,可参见波斯医生阿尔–拉齐(Al-Razi)的论文《人们在玫瑰花粉出现时节头部肿胀及产生黏膜炎的原因》(On the Reason Why the Heads of People Swell at the Times of Roses and Produce Catarrh)。[4]玫瑰花粉热,或者说季节性过敏,在17世纪欧洲医学文献中再次出现并且直到19世纪,仍是医学界的一个未解之谜,这个时候它已变成上流社会中的一种流行疾病,根据当时记载,很多贵族"不能忍受乡村的空气"。[5]1819年,伦敦医生博斯托克(John Bostock)开始了长达10年的调查,针对的是他重新命名的花粉症,或者说是夏季卡他(鼻塞现象)。他在书中写道,"关于这种疾病最值得注意的一点是,直到最近的10—12年,人们才认识到这是一种特殊的感染。"1828年,他向伦敦医学与外科学协会递交了28例夏季卡他患者的报告,指出该种疾病仅在"中上层社会,实际上是一些高阶层"中流行 。博斯托克还在伦敦及其他地方的下层社会地区的药房中做了调查,他同样指出,他发现"在这些穷人中未出现一个明确的病例"。[6]

1873年,自身饱受花粉症折磨的曼彻斯特医生布莱克利(Charles Blackley)指出,这是一种呼吸道过敏反应:在夏季将植物花粉储存在瓶子里,在冬季打开瓶塞后吸入花粉,也会有这样的反应。这种情况下会立即引发他通常的症状(如流泪、流鼻涕,以及打喷嚏)。布莱克利公布了自己的结论,与之前的博斯托克一样,他对过去10年里这种状况的急剧增长做了评论,并且对那些经常暴露在花粉中却不会得这种疾病的农民表示疑惑。布莱克利不完全相信当时流行的那种观点,即称呼吸道过敏反应是某种和皇室血统有关的近亲婚配的结果,因为这在欧洲工贸暴发户中非常普遍。然而,布莱克利将它描述为"受教育阶层"得的病,并且提出存在着一种由精神文化而产生的易感性。[7]

到20世纪初，呼吸道过敏反应已遍布西欧和北美，许多城市成立了"花粉症协会"提供救助，或者至少是对受害者表示同情。1988年，医学史家伊曼纽尔（Martin Emanuel）将呼吸道过敏反应称为"后工业革命流行病"，它感染了美国约10%的民众。"然而，"他写道，"现在对这种疾病增长的原因的理解与布莱克利1973年所提到的观点几乎没什么两样。"[8]算上食物过敏（同样直到20世纪才多了起来），现在过敏性疾病困扰着6000万美国人，这占据了美国全部人口的20%。其中多达1500万人遭受着可能会严重危及生命的过敏反应。[9]

尽管哮喘的原因已从古希腊人所熟知的由运动引发转变为现在由过敏原（特别是室内刺激物，如霉菌以及显微镜下可见的尘螨和蟑螂的粪便）引发的观点，哮喘与呼吸道过敏反应的流行却是同步的。[10]第一次明确提及过敏原引发哮喘可追溯至1552年，文艺复兴时期的名医卡尔达诺（Girolamo Cardano）在苏格兰旅行途中，扔掉了圣安德鲁斯（St. Andrews）大主教的可能被螨虫污染的羽毛枕头和被子，结果治好了大主教的慢性呼吸疾病。[11]在接下来的4个世纪里，哮喘和花粉症一样出现在上流社会里，哮喘典型的症状就是面色苍白，而且与外界隔离的孩子们需要得到精心照顾。到20世纪80年代，哮喘已经成为儿童最常见的慢性病，并且是造成北美和欧洲，特别是城市里的儿童缺课及住院的元凶。[12]

20世纪中叶，过敏性疾病有家族史的倾向已经非常明了。然而，一个家庭里同样有可能出现这样的情形：一个成员对食物过敏，另一个成员出现呼吸道过敏或者是得了哮喘，还有一个成员则是皮肤过敏（如发湿疹）。无论患了上述哪种疾病，都有极大的可能发展成其他疾病。[13]这个发现让研究者们思考现代生活方式，尤其是上流社会或者城市的生活方式究竟存在哪些致病因素，并将这些因素与遗传倾向一起放到对疾病的研究中。到了20世纪80年代，研究者们开始认真地寻找这些影响因素。

流行病学家斯特罗恩（David Strachan）是苏格兰人，他很年轻，身材瘦小，戴着黑框眼镜，而且耳朵很突出。他在1987年到伦敦的卫生及热带医学学校当了一名讲师，并且发表了一系列关于儿童哮喘流行及其与家庭环境关系的科学文章。斯特罗恩避开了伦敦学校里的流行病学家借以成名的第三世界的课题，而在家庭医生破烂不堪的文件以及潦潦草草、辨认不清字迹的病历中找到了自己的天地。在斯特罗恩的概念里，打开的卧室窗户以及潮湿的住房环境都是排得上号的可疑因素。[14]

在伦敦的学校里，斯特罗恩很快就从对家庭医生的记录研究扩展到对英国卫生保健体系深层数据库的研究中去。单单开窗和发霉并不能解释国民特异性反应抑或过敏性疾病流行率的增长。20世纪80年代，据估计英国每8名儿童中就有1名受到这些病（不管是湿疹、食物过敏、花粉症，还是哮喘）的折磨。

斯特罗恩调查了英国儿童发展研究项目，这个庞大的研究项目旨在追踪17 414名英国儿童的健康和福利状况——这些孩子出生在1958年3月3日到3月9日之间，和战后婴儿潮的人数差不多。现在这些孩子都到了20多岁。斯特罗恩进行了统计，并且严谨地追溯了这些孩子从出生到长大暴露情况的细节，这些可能与过敏倾向的两种常见标志性症状（湿疹和花粉症）有关。

在斯特罗恩的分析中排在首位，并且具有显著相关性的是家庭人口数：一个孩子的兄弟姐妹越多，他得湿疹或是呼吸道过敏反应的风险就越小。斯特罗恩根据第二个出生队列，即在1970年春某一周内出生的英国孩子的健康统计数据再次肯定了自己的结论。在这些孩子5岁的时候，他们也显示出家庭人口数与患过敏症风险呈负相关。

斯特罗恩的统计结果并不能解释到底是什么原因使得兄弟姐妹多了就可以避免得过敏症。但是他对这个答案很肯定。1989年他的一份发表于《英国医学杂志》(*British Medical Journal*)的报告这样总结道："在过去的一个世纪里，家庭人口数的减少、家居设施的改善、个人卫生水平的提高，已经减少了年轻家庭交叉感染的机会。这可能会导致遗传性过敏症状更广泛的临床表现，并且在富有的人群中更早出现。"[15]斯特罗恩推断说，过敏和哮喘在现代的流行，直接源自幼年时期常见病毒感染（从普通感冒到麻疹、流行性腮腺炎和风疹）的减少。

斯特罗恩为他的短篇报告选择了押头韵的题目"花粉症、卫生保健和家庭人口数"(Hay Fever, Hygiene, and Household Size)。记者们为他的报告取了一个更好的名字"卫生假说"，因为他对当代电视节目所展现出的无暇简洁的家庭生活进行违反直觉的控诉引起了他们的兴趣。他的文章给了不断发展壮大的反接种运动强有力的支持：反接种的基本论点是，现代医学通过预防儿童感染，剥夺了免疫系统经受锻炼以获得永久健康的机会。

1999年，挪威研究人员给斯特罗恩的"卫生假说"增加了不一样的东西，他们经调查发现，出生在大家庭中的孩子，大部分的过敏保护是由哥哥而不是姐姐传下来的。对家庭宠物（特别是狗）的研究同样发现了这种额外的保护。[16]斯特罗恩利用这篇报道来证实他的观点，即人们普遍认为兄弟之间比讲究的姐妹之间更容易感染细菌。[17]然而，男孩们显然并不会比女孩们身体弱，狗也不会传播感冒、流感和麻疹。

与此同时，免疫学家提出了能够解释早期幼儿感染所造成明显免疫保护的可能机制。他们对有关过敏倾向人群中血液循环免疫细胞的研究，显示出两种新发现的"辅助性T细胞"比例失衡。免疫系统的主导过程,是T细胞通过分泌复杂的、被称为细胞因子的信号分子混合物,来对抗抗原。顾名思义,抗原就是可以与T细胞表面受体结合并且触发T细胞克隆增殖的靶向物质。从对抗疾病的角度来看,抗原包括可识别的病毒、细菌,或者是需要清除的病态的、受损细胞的碎片。在过敏反应中,抗原,或者"过敏原",就是被免疫系统误以为威胁的一部分物质。在自身免疫性疾病中,抗原可能就存在于免疫系统将其错误标记为"破坏物"的特异型细胞的表面。

20世纪80年代末,免疫学家在免疫系统T细胞的反应中发现了两种类型。其中一个类型的T细胞,被称为1型辅助性T细胞,或者Th1,会释放细胞因子引导免疫系统的卫士细胞(巨噬细胞、杀伤性T细胞等)吞噬受感染的细胞、癌细胞或其他发生病变的体细胞。相比之下,Th2辅助性T细胞释放细胞因子集聚大量肥大细胞和嗜碱性细胞,引发对黏膜的免疫反应,在那里它们释放组胺或者引起炎症反应及底层肌肉收缩。后者似乎是用来清除肠内寄生虫(如绦虫和线虫),或至少是其幼虫,这样它们就不会黏附在一起,也不会长成成虫。奇怪的是,肠内寄生虫的长时间感染实际上会抑制Th2反应,很可能是因为长时间的炎症反应比蠕虫造成的伤害更大。不管怎样,当没有这些肠内寄生虫时,大量活跃的Th2细胞似乎能发挥驱动炎症反应、液体释放及肌肉痉挛(过敏和哮喘时出现)的作用。

进一步的研究表明,新生儿的免疫系统倾向于Th2类型,可能是因为"正常的"Th1杀伤细胞反应可导致母体的组织及免疫系统与胎儿发生致死性的冲突。正常情况下,在生命周期的最初几周到几个月,Th2反应逐渐回归正常水平。相比之下,在过敏性儿童中,Th2细胞及其相关细胞因子会维持在一个不正常的高水平上,直至成年。[18]在幼儿早期没接触过感染,也可能使其免疫系统不合理地停留在婴儿早期的Th2

型阶段,这些T细胞研究与斯特罗恩的"卫生假说"非常一致。

Th1—Th2不均衡的实例使得"卫生假说"有了科学的依据,也为它的流行赢得了关注。到了1997年,甚至连《经济学家》(*The Economist*)的那些权威似乎对此也深信不疑了:一则篇幅冗长、名为《治疗带来的困扰》(Plagued by Cures)的社论,就引用了"卫生假说"中的"干涉感染可能对宿主(人)及病原体均产生不良影响"。[19]为了将"卫生假说"巩固成医学法则,《新英格兰医学杂志》(*The New England Journal of Medicine*)发表了一项亚利桑那大学的研究,这项研究随访了1000多名20世纪80年代初出生儿童的健康状况,直到他们13岁为止。结果证实,儿童早期暴露于很多孩子中能对哮喘产生很强的预防能力,这些孩子要么是哥哥姐姐,要么是托儿所同学。[20]和斯特罗恩一样,亚利桑那的儿科医生们将保护作用归结为感冒或其他呼吸道感染在同学间传播,以及病原体又被带回家传染给弟弟妹妹们。

所谓的早期呼吸道感染与预防过敏及哮喘有关的研究,很多都没有得到证实,也罕有发表。1996年,斯特罗恩做了关于婴儿在出生的第一年感冒和胸部感染的数量以及在幼儿后期花粉症发展情况的统计分析,他自己也没能找出正相关的证据。[21]尽管其他研究证实家庭人口多有保护性作用,但是研究显示,婴儿期呼吸道感染会增加儿童得过敏性疾病的机会。进一步的分析显示,使用抗生素比感染本身更具风险。[22](因为大多数的呼吸道感染是病毒性的,所以不需要抗生素。)

大约在同一时间,有关免疫系统两方不均衡、此消彼长导致过敏的观点,在一个简单的观察面前没有了说服力:如果过敏和哮喘是因为免疫系统倾向于Th2型免疫反应引起的,那么在西方世界,因过度攻击性的Th1反应所致疾病的发病率会相应下降,即自身免疫性疾病(免疫系统的杀伤性细胞错误地将健康组织破坏掉)的发病率会出现下降。但事实恰好相反。

自我毁灭的历史

从19世纪到20世纪,很多自身免疫性疾病与过敏和哮喘一样经历了从极少见或几乎无人知晓到相对为人熟知的过程。1966年,哈佛神经病学家伯士肯泽(David Poskanzer)认识到了"双卫生梯度",即地理位置及财富所造成的多发性硬化的特殊流行。很重要的一点是,多发性硬化流行趋势的走高与欧洲西北部及北美室内排污管道的引进发生在同一时间。伯士肯泽提到,其他能够证明这个法则的是多发性硬化在日本的低发病率,这个国家处于高纬度地带且财富分化大。但是它以利用粪便和污水当做肥料的不卫生的生活方式著称。[23]与伯士肯泽调查相一致的是,到了20世纪70年代,人们越来越倾向于将多发性硬化的发生归因于热衷于把家里打扫得一尘不染的全职妈妈。

流行病学家在其他自身免疫性疾病中也发现了类似的财富分化情况。最突出的就是 I 型或者说是胰岛素依赖型糖尿病,当免疫系统破坏胰腺的胰岛素分泌细胞时就会发生这种疾病。[24](相比之下, II 型糖尿病是由胰岛素抵抗,或者说是机体对正常胰岛素分泌量没有反应所导致的,通常在多年肥胖症之后发生。)2000年,利兹大学儿童流行病学家麦金尼(Patricia McKinney)报道称: I 型糖尿病发病风险的下降与幼儿期儿童在托儿所的时间及托儿所其他儿童出勤人数成正比。把孩子放在托儿所与超过20个孩子在一起,能使这种类型的糖尿病发病风险降至一半。[25]2004年,兰开斯特大学的病理学家莫里斯(Jim Morris)和统计学家切特温德(Amanda Chetwynd)同样发现,那些和其他孩子同住或者是与宠物和家畜频繁接触抑或较早接触的幼儿,对糖尿病有较强的防御能力。[26]

到20世纪末为止，在所记录的约80种不同类型的自身免疫性疾病中，很多疾病的流行率在过去的50年里翻了三四倍，其他则是突然出现的。[27]除了多发性硬化和糖尿病，还包括狼疮及硬皮病（免疫系统广泛攻击结缔组织）、风湿性关节炎（会破坏关节组织）、肌肉失用性疾病（即重症肌无力，其特点是运动型受体细胞被破坏）、艾迪生病（肾上腺细胞受到攻击）、桥本病（以甲状腺被破坏为标志）。所有这些自身免疫性疾病正困扰着1/20到1/12的欧洲人及北美人。[28]和过敏症一样，易感体质有家族遗传倾向。例如，1/3的狼疮患者有一种或多种其他自身免疫性疾病，另据报道，半数患者的家族成员还患有自身免疫性疾病。[29]

很明显，驱动西方国家Th2型过敏症及哮喘的流行并不是以破坏Th1型自身免疫性为代价的。相反，有些东西似乎必须以免疫性失调和依赖个人遗传倾向的结果来考虑了。于是，正当"预防性"感染和Th1—Th2"不均衡"的概念被淘汰，并且随着不断有证据表明，参与我们免疫系统的无害微生物群事实上可能比那些使我们致病的细菌更重要，"卫生假说"迎来了新的发展方向，即在人类文明出现之前，感染性疾病就已经是我们日常生活的一部分。

牛棚里的孩子

冯·穆蒂乌斯（Erika von Mutius）大步走向她位于慕尼黑大学儿童医院的哮喘病诊所，这条路又长又干净，这里有着闪闪发光的亚麻油毡，从地板延伸到天花板的明黄色金属橱柜回响着她低跟鞋的嗒嗒声。在她的检查室里，华丽的窗帘以及窗台上翠绿的植物让昏暗的环境变得柔和起来，冯·穆蒂乌斯自己也是一样，她又短又黑且蓬松的头发已经变成乱糟糟的一团，在她的白大褂上别着几枚胸针——一枚形如金色太阳，一枚形如蹦跳着的小孩子，还有一枚形如蝴蝶——显得十分可爱。

在她的检查桌上，一个胖乎乎、有着一头金发的小学生光着膀子坐着，一群清清爽爽的小朋友会陪伴她一天的看诊时光，而这个小家伙是第一个。"早上好。"冯·穆蒂乌斯笑着说，引得她的小病人也羞涩地咧着嘴笑起来。小男孩的妈妈说因为孩子晚上咳嗽而白天喘不过气来，所以就过来了。冯·穆蒂乌斯边用听诊器听着边让孩子做深呼吸。"勇敢点，勇敢点。"她鼓励他说，然后就听到了他体内熟悉的喘息声。

20世纪80年代中期，当冯·穆蒂乌斯在同一家医院的儿科开始参加培训时，她很快就认识到过敏症和哮喘专科的优势。这两种疾病同时发生的概率有急剧上升的趋势，保证她不会缺少年纪较小的患者。在研究前沿，关于这种增长的理论，与流行病学理论一样，尽管多种多样，但可靠的却很少。"在哮喘病门诊工作，我发现了这件事情的意义，"她说，"我看到不论是对孩子还是对他们忧心忡忡的父母，这种病都显得多么可怕。"

1989年，作为培训期的过敏症专科医师，冯·穆蒂乌斯开始对生活在大城市慕尼黑与生活在周边小乡镇的孩子的过敏症及哮喘的发病率进行比较。在当时，大多数调查者将城市儿童哮喘的高发病率归咎于空气污染，尽管很多环境或生活方式的差别可能会造成这样的差异。冯·穆蒂乌斯希望利用家庭调查问卷和病史来确定这些因素。但是结果很令人失望。尽管过敏和哮喘看似在郊外不是很流行，但是也不少见。奇怪的是那些乡下孩子的发病率明显更低些。"当我的统计员统计出数据后，"冯·穆蒂乌斯说，"他告诉我，'这里只有一个信息。那些家里用煤和木头取暖的孩子似乎受到保护。'"这丝毫没有道理。当时普遍认为，如果有什么的话，不干净的燃料燃烧本应加剧，而不是抵御哮喘的发生。"不用说，我们没能发表，"冯·穆蒂乌斯说，"在当时如此迥然不同的想法会遭受质疑。"

几个月之后,冯·穆蒂乌斯已经忘了这种城乡的差别。1989年11月9日,柏林墙倒塌了。冯·穆蒂乌斯立即意识到,这重新给了她史无前例的机会,让她得以比较同一种族却生活在极其不同环境下的人们的哮喘和过敏的流行率。在当时,很少有国家能在高标准的空气质量和废气排出控制方面可与联邦德国相提并论。而另一方面,民主德国则成了支离破碎的苏东集团受到严重污染的工业中心。"说到污染,在欧洲没有哪个地方能比得上莱比锡和哈雷。"冯·穆蒂乌斯回忆说。

在接下来的两年里,冯·穆蒂乌斯及其医护人员小组为原先分裂的德国东、西两个地区的7500多名儿童做了过敏和哮喘测试,并将结果与其详细的病史及父母亲的调查问卷做比较,旨在找出过敏(从湿疹到花粉症)的证据,以及不同的生活方式。这一次统计员得到更加混杂的结果。从前民主德国儿童较高的支气管炎发病率来看,空气污染对他们的迫害似乎变得明了——支气管炎是一种气道损害标志,在吸烟者中可出现类似的气道损害。但是根据统计员的分析,同样是这些孩子,与他们在前联邦德国的同龄人相比,他们得花粉症的可能性只有后者的1/3,得哮喘的可能性也要低1/3。进一步的分析将哮喘与呼吸道过敏原(如螨虫、动物皮屑及花粉)所引起过敏的高发生率关联起来。超过1/3的前联邦德国儿童被证实有过敏,而前民主德国儿童则不足1/5。

1994年,冯·穆蒂乌斯发表在《美国呼吸和危重病学杂志》(*The American Journal of Respiratory and Critical Care Medicine*)上的报告引起了人们的注意。很多人驳回了这个结论,认为它是不可能的。"我当时只是个名不见经传的小医生。"她说。但是对于它强调暴露对带菌儿童有保护性作用这一点,一些人认为这和斯特罗恩的"卫生假说"有不谋而合之处。"在这个前社会主义国家里,几乎所有的妈妈都在工作,她们的孩子从婴儿起就待在托儿所。"冯·穆蒂乌斯解释道。在托儿所的这些孩子容易从他们的同班同学那儿染上感冒和其他各种各样的传染病。

冯·穆蒂乌斯对斯特罗恩关于幼儿期感染可能是缺失环节的观点很感兴趣。但是当她在德国重新统一5年后回到莱比锡时,她发现尽管哮喘在年长些的小学生中仍旧很少见,花粉症的发病率却增加了1倍,而且这些孩子的湿疹发病率增长了50%。[30]这些孩子大部分在重新统一前出生,他们在托儿所度过了童年。从那个时候起有所改变的是,他们的家庭很快采用了西方的生活方式,这包括饮食上的巨大转变,比如由原先农贸市场上未经高温消毒的奶制品及没洗过、新鲜采摘的产品,变成了依赖于进口、大部分是加工过的食物(如人造黄油和罐装蔬菜)。

与此同时,与来自阿尔卑斯山脉对面的同事的交谈让冯·穆蒂乌斯想起她第一项研究的诡异结果,即发现那些在靠木头和煤取暖的家庭里长大的孩子哮喘发病率更低。瑞士流行病学家布劳恩–法兰德(Charlotte Braun-Fahrlander)在1500多名乡村儿童中做了类似的过敏症发病率研究。在一个当地医生的坚持下,她把农事作为家庭调查问卷的一部分。那个乡村医生声称,在他的社区里,乳牛场主和猪农的孩子没有患花粉症的。他的观察被证实是很精准的。布劳恩–法兰德的研究表明,与居住在城镇的同学相比,农家孩子患过敏的可能性只有他们的1/3。并且家里的农活越多越好:那些专门务农的家庭的孩子与兼事农活的家庭的孩子相比,前者发生过敏的可能性仅为后者的一半。[31]"突然间,这变得很有意义,"冯·穆蒂乌斯就她的早期发现这样说道,"而耕种在欧洲很大程度上与用木头和煤取暖是同样的事情,因为这是古老农家很传统的生存方式。"那么农家生活是怎样产生保护性作用的呢?

从1998年开始,冯·穆蒂乌斯和布劳恩–法兰德送一些研究生和护士到巴伐利亚和瑞士的乡村去采访乡村家庭,采集血样并收集真空吸尘器里来自畜舍、厨房地板、孩子睡的床和室内空气的灰尘。早先频繁接触畜舍的简单的生活方式原来是哮喘和呼吸道过敏最低发病率的一个因素,那些5岁前和牲畜生活在一起的孩子,其发病率不足1/100,这还不到城市中孩子发病率的1/10。[32]通过分析孩子们床垫内的灰尘样本,研究小组还发现:过敏、哮喘与脂多糖(细菌的一种标记性化合物)的水平直接负相关。[33]最高水平的脂多糖含量与最低的过敏性疾病发病率(包括哮喘的发病率)有关。

大家庭、托儿所和畜舍,出现的共性似乎是在灰尘、尿布、粪便中富含的那种细菌。不过,一些研究发现,与宠物早期接触所起的过敏性保护作用中,狗起的作用比猫大。人们由此推测:主要区别可能在于宠物闻到或者舔过什么,它又是在什么地方这样干的。[34]除了这种"粪便因素"的观点,2000年,流行病学家马特里卡尔迪(Paolo Matricardi)发表了他对1659名意大利空军新兵血液抗体的分析结果。按照定义,抗体反映了机体之前暴露给呼吸道疾病(如麻疹、流行性腮腺炎和风疹)和"经口排泄"的微生物,或是那些由受感染人群经饮水和手以看不见的感染途径传播的肠内微生物。在后一种情况中,马特里卡尔迪找到了胃内幽门螺杆菌、肠寄生的弓形虫和甲型肝炎病毒的抗体。实际上,新兵暴露于后3种病原体时几乎都没有得病,经常会表现为无症状感染。但是马特里卡尔迪发现,过敏和哮喘只困扰着不足7%、接触了两三种上述病原体的新兵。相比之下,过敏性疾病影响着超过20%、从未接触过那些病原体的人,其差异有3倍之多。[35]

20世纪末出现的"卫生假说"与20世纪80年代第一次由斯特罗恩提出来时看起来有很大不同。根据后来的那种假说,使免疫系统避免失调的并不是疾病本身,而是早期和持续地接触微生物,特别是孩子们在周围有其他小朋友、动物及不干净的水源时所吸入和吞咽的那种细菌。或者可能更准确的是,暴露得不够充分似乎促进了那些有潜在易感性的人患免疫系统疾病。然而,全世界的免疫学家意识到他们还只是初步认识使免疫系统受到控制的调节机制。尽管发表的研究文献不断增多,暴露于细菌决不会激发抗病性炎症的观点尚未进入教科书,而且始终存在争议。

训练耐受力

1989年,当时斯特罗恩发表了他的"卫生假说"而冯·穆蒂乌斯发现了乡村生活的过敏保护特征,另一项突破性研究正处在酝酿发展中。新任斯坦福大学教授梅津(Dale Umetsu)是一位免疫学家,刚刚完成了在哈佛的博士后工作,他已经发表了关于Th2细胞在人体内运作的证据。[36]接下来的10年,随着梅津将实验研究与对病人的护理结合起来,他对以下观点愈发感兴趣起来:感染,或与之类似的东西,可能会使免疫系统倾向于远离Th2细胞反应,从而使得斯坦福的露西尔·帕卡德儿童医院的病人免受令人衰弱的哮喘发作之苦。

在实验室里,梅津利用对过敏易感的小鼠开展工作,他设计出一种由胃肠细菌,即单核细胞增多性李斯特菌的灭活细胞制成的疫苗。现在这种细菌因为在腌肉类食物(如热狗)中过度生长而引起食物中毒,变得声名狼藉。但是纵观大部分人类史——直至20世纪后25年——几乎所有人都在饮用水、新鲜农产品、土壤及牲畜周围的尘土中遇到过极少量这种细菌。研究表明,李斯特菌能引起强烈的非过敏性(或者说Th1型)免疫反应。梅津推测,暴露于李斯特菌可能使有过敏倾向的免疫系统避开与之相反的Th2型反应。1998年,他的研究团队制作了一种实验性过敏"疫苗"[由灭活的李斯特菌细胞与攻击型过敏原(在这里是甲壳类蛋白）结合而成]。他们发现，那些实验小鼠原本对甲壳类蛋白有强烈的过敏反应，只需极小剂量就会引发死亡，现在只需注入一次疫苗，便能起到极好的保护作用。[37]

当时，为了和这些想法保持一致，梅津和他的同事们认为，李斯特菌治疗过敏的神奇之处与重新平衡了免疫系统Th1—Th2效应这个跷跷板有关。然而，当他们试图将Th1细胞注射到有过敏和哮喘倾向的小鼠中时，他们很惊奇地发现，动物的肺部感染恶化了。[38]意想不到的结果促使梅津以全新的方式看待细菌抑制炎症的作用。

梅津推断说，仅仅因为非过敏性小鼠（或人）的肺有一些轻微感染，并不能说明其免疫系统无法识别过敏原并做出反应。血样分析结果揭示每个人都携带了对抗环境中几乎所有事物的抗体。梅津意识到，非过敏性个体的免疫系统并不是忽略抗原，而是没把它当成威胁并且很有效地产生耐受反应，从而**减轻**了炎症。从此之后，过敏的原因不再是Th1和Th2免疫细胞（它们分别可以产生一种类型的炎症）的失衡，而是缺乏耐受性。

基于这一点，2004年，梅津对实验小鼠身上通过李斯特菌—过敏原疫苗诱导的Th1细胞做了进一步的观察。它们不是普通的辅助性T细胞。它们并没有产生诱发免疫系统攻击受感染或者受损体细胞的信号分子。这些Th1细胞产生白介素10，这是免疫系统"功能下调"的通用信号。[39]在这一方面，它们与另一种新发现的免疫细胞相似，这种细胞被称为调节性T细胞。调节性T细胞能够使得自身组织不被免疫系统所攻击，即不会产生自身免疫。

日本免疫学家在前几年已经发现一类调节性T细胞。[40]此外，他们还表明削弱调节性T细胞的主要控制分子（叉状头转录因子家族中的一个成员，即Foxp3）会引起一系列致命性的过敏反应、炎症性肠病和自身免疫性疾病。[41]梅津的实验室继续用李斯特菌—过敏原疫苗在实验小鼠和狗身上诱导对过敏原(如鸡蛋、坚果和霉菌)的耐受性,从而逆转危及生命的呼吸道过敏和食物过敏。[42]重要的是,这可以帮助查明无害的细菌(如被灭活的李斯特菌)是如何产生耐受反应的。这是通过用不易理解,却十分古老的免疫系统分支来实现的。

内在免疫力

能够识别并靶向定位特异性抗原的T细胞,是**适应性**免疫系统分支的一部分。适应性免疫系统有很高的工作效率:当它第一次接触到特异性抗原时,产生能够在体内连续循环的长寿记忆细胞。当抗原第二次出现并暴露分子表面时,这些记忆细胞能够快速增殖产生一个新的细胞克隆群。结果表明,疫苗和一些类型的感染能产生持久的、甚至是终身的免疫力。

适应性免疫的机制解释了免疫系统是如何应对二次抗原的。但是在20世纪大部分时候,对于首次,或者说未受过训练的T细胞是如何区别那些应该受到攻击的抗原(与感染性微生物或是病态的细胞有关)和那些需要耐受的抗原(与食物、日常生活的污物、头屑及人类结肠内的有益细菌有关)的,免疫学家知之甚少。

接下来,在20世纪80年代末和90年代初,研究者们发现了一个古老的蛋白质家族,叫做toll样受体(TLR),[43]位于免疫系统"侦察"细胞的表面,此类细胞的功能就是俘获并提呈外源性物质给免疫系统的主要免疫细胞(T细胞)。随着科学家们对这些蛋白质进一步展开研究,他们意识到,toll样受体是微生物特异种属标记反应的模式识别受体。例如,最先被发现的两种toll样受体,即TLR1和TLR2,结合在革兰氏阳性菌表面的脂肽(脂蛋白)上。病毒核糖核酸(RNA)能够激活TLR3。随后，TLR4 会黏附到革兰氏阴性菌的脂多糖表面明显的破损处。TLR5 对游离细菌鞭子似的尾巴，或者说是鞭毛的化学刺激起反应。而其他 toll 样受体结合在"裸基因"上，或者结合到所有细菌和许多病毒中都有的未甲基化的脱氧核糖核酸（DNA）上。

在植物和无脊椎动物中，toll 样受体散布在各种各样的细胞表面。随着 4 亿年前有颌鱼和高等动物适应性免疫的进化，含 toll 样受体的细胞呈现出俘获微生物和外源性物质并且将它们预先消化的零碎物当成抗原提呈给 T 细胞的特殊作用。[44] 这些抗原提呈细胞中起主导作用的是树突状细胞——这是聚集在呼吸道和胃肠道黏膜下的章鱼样细胞，慢慢从器官薄弱的内膜里伸出长臂抓住细菌、食物和其他可能飘过来或者撞过来的物质。[45]

随着 toll 样受体的发现，免疫学家开始将树突状细胞视为免疫系统的先遣侦察员和军师。研究表明这些细胞并不仅仅是向 T 细胞提呈抗原以便识别；它们和一系列有益的细胞因子共同发挥作用，这些细胞因子可以报告哪种特定抗原应该受到攻击。[46]

此后，2001 年，洛克菲勒大学的免疫学家宣布他们可以使树突状细胞做相反的事——**终止**适应性免疫反应。他们在相当长的一段时间内重复刺激细胞的 toll 样受体以达到这样的效果。[47] 其他研究也证实了这一反直觉的发现，即在缺乏一个明确的危险信号（如组织损伤）时，树突状细胞通过释放减轻细胞因子耐受的白介素 10，对持续存在的细菌产物（如脂多糖）做出应答。[48] 这些反应相应地促使初级 T 细胞变成熟，但并不是变成驱动炎症的 Th1 或 Th2 细胞，而是变成调节性 T 细胞，它能够散播有免疫镇静作用的细胞因子。[49]

当梅津及其斯坦福的同事用灭活的李斯特菌疫苗治疗小鼠哮喘时，他们发现可以从注射疫苗的小鼠体内提取到树突状细胞，将这些细胞注入其他哮喘小鼠身上时,同样治愈了它们的哮喘。[50]他们还发现,仅仅注射细菌DNA片段也能减轻小鼠哮喘。[51]梅津说这些事实表明细菌或是它们的DNA,并不是简单地通过逆转从过敏性Th2免疫反应到细胞杀伤性Th1反应的平衡,而是通过参与一条新发现的耐受途径,来阻止哮喘时的炎症反应。

这些工作和冯·穆蒂乌斯关于农舍的研究,以及它们所暗示的早期和频繁地暴露于屋内空气的细菌中能帮助孩子免于患过敏和哮喘,非常好地吻合起来。[52]作为进一步的证据,关于乡村家庭的研究已经表明,患过敏症和哮喘的乡村儿童(相对较少),其标志细菌存在的toll样受体的基因已经发生了突变。[53]

2005年梅津回到了哈佛,在那里他继续用灭活的李斯特菌探索免疫系统的奥秘,或许可以找到治疗过敏和哮喘的方法。同时,他密切关注英国开展的另一项研究,这项研究导致了一种可能比他的灭活的李斯特菌更奇怪的细菌疫苗的诞生,其意义更为深远。

污垢疫苗

约翰·斯坦福(John Stanford)和辛西娅·斯坦福(Cynthia Stanford)回到了他们位于肯特郡汤布里奇的某个农舍里,这个农舍建于18世纪,他们在出国间歇期到那里做短暂的休息。2006年深冬的一个早晨,喝早茶之前,他们的患者就排起了长队。约翰·斯坦福作为伦敦医学院微生物学的带头人,最近刚刚退休,他穿着厚重的法兰绒裤子,全白的胡子和乱糟糟的头发让这个老顽童看起来令人印象尤为深刻。他站在靠炉子取暖、温暖舒适的厨房里,弯下腰接受第一个到来的英国老奶奶印在脸颊上的吻,这个老奶奶体态丰满,面色红润,穿着棕色羊毛衫和人字形的裙子,名字叫苏·汉密尔顿-米勒(Sue Hamilton-Miller)。她来这里做细菌注射已经两年多了，她被诊断为长了无法用手术切除的黑素瘤，且已经扩散到了肺部。"他们要把我转到外科，这时医生拿来了X射线检查的结果，"她吐露说，"'我很抱歉，'他告诉我，'做手术没有任何意义。'"

辛西娅·斯坦福把苏带到客厅，里面有一幅从墙壁延伸到地板的波斯挂毯。辛西娅又瘦又小，而她丈夫却是宽肩又高大。在他们英国人乳白色的皮肤上，有着这几十年来在众多第三世界国家长途跋涉所留下的深色太阳斑。约翰弯下腰穿过门口走向他们，他手里拿着一支装有稀释在硼酸溶液中的热灭活分枝杆菌疫苗注射器，这种溶液有助于将疫苗从聚集状态分散为游离态。苏脱掉羊毛衫，挽起袖子露出上臂散布的十多个很小的粉红色肿块，它们是以前注射时留下的褪色痕迹。"每次注射时，这些肿块颜色就会变亮，"她说，"然后很快又恢复成原来的颜色。"

考虑到苏的癌症处于晚期，肿瘤专家认为常规治疗对她没什么用，于是苏向斯坦福夫妇寻求帮助。苏的丈夫杰里米（Jeremy）是伦敦皇家自由医院的医学微生物学家，他跟随斯坦福夫妇做免疫学工作很多年了，而且在同情性用药的基础上约翰和辛西娅很乐意把苏加到他们的患者名单中去，以便接受他们的实验疫苗。

在苏首次接受分枝杆菌疫苗注射的几周内，测试表明她的肿瘤已经停止生长。随着每周、然后是每月的注射，这些肿瘤在没有做化疗和放疗的情况下逐渐缩小。到了年底，X射线胸透检查显示她肺部的肿瘤已经缩小为原来的一半。她继续到斯坦福夫妇这里做后续的注射，它们已被英国媒体称为"污垢疫苗"。这种疫苗能够缓解的疾病名单引起了人们的兴趣，并将其比作"万灵油"：癌症，一系列过敏性疾病（包括哮喘），几种自身免疫性疾病，甚至是结核病及麻风病，统统都可以治疗。"所有这些疾病都是免疫系统失衡引起的,"约翰断言说,"这是一种无效或破坏性的免疫应答,而非集中清除体内病态细胞的免疫应答。"

分枝杆菌疫苗发展成一种免疫疗法,这个故事始于20世纪70年代初。约翰和辛西娅,以及他们5个年幼的孩子,往返于乌干达采集土壤样本。他们想要找出土壤中的某种物质,这种物质能够解释为什么卡介苗(BCG)疫苗可以如此有效地使乌干达儿童免患结核病及麻风病。结核分枝杆菌和麻风分枝杆菌是引起这两种疾病的元凶,它们是土壤细菌大家族中众多致病菌的一员,以疏水性的光滑细胞壁和其他细菌区别开来。卡介苗是世界上应用最广泛的疫苗,它还包括另一种较弱的分枝杆菌株(母牛分枝杆菌),可以导致牛得结核病。卡介苗起作用时,会促使交叉免疫对抗人类结核病,与历史上詹纳(Edward Jenner)的牛痘疫苗预防天花是同样的方式。

但是卡介苗由于保护作用的广泛可变性而长期困扰着医学界。它在幼儿身上比在大一点的孩子和成人身上有效,而它总的预防率波动很大,在某些国家高达80%,在另一些国家则低至0。[54]即使在乌干达(与明尼苏达州差不多大小)境内,疫苗的有效率在各个地区也不一样,在孤立的基奥加湖(一个很浅的内湖,游牧民族靠它沐浴和做饭)湖畔最高。

研究结核病的专家,如斯坦福夫妇的同事格兰奇(John Grange),一直建议说卡介苗的多变性可能部分来源于在人体环境中交叉抵抗无害分枝杆菌所产生的一种天然的促进作用。[55]潮湿且富含氧的沼泽以及海滨有着丰富的分枝杆菌,大多数分枝杆菌靠分解和循环利用腐烂的蔬菜,而不是靠受感染的人群生存。根据这一点,斯坦福夫妇开始四处搜集这个国家土壤和水资源的情况,看看是否可以找到一种或多种在当地儿童中能很好介导卡介苗反应的分枝杆菌。从基奥加湖泥泞的湖岸线处，约翰分离出母牛分枝杆菌。他解释说，在所有基奥加湖土壤里的分枝杆菌中，母牛分枝杆菌拥有较为复杂的、富含抗原的细胞壁，他认为这可能会引发最强的免疫应答。

一开始，约翰把研究母牛分枝杆菌的工作重点放在创造出一种更有效的疫苗，以治疗结核病和麻风病，这种疫苗要么单独起作用，要么和卡介苗共同发挥作用。这两种途径都可以产生令人满意的效果。[56] 作为更高追求的是，约翰希望母牛分枝杆菌能在患者疾病的早期阶段就清除感染。被结核分枝杆菌与麻风分枝杆菌感染的人中，仅有10% 会因此引发慢性病或导致病情逐渐恶化。在其他90%的人中，强烈的 Th1 型免疫反应清除了体内被感染的组织。若免疫系统选择了 Th1 型和 Th2 型的混合反应，即彻底清除感染细胞周围的组织，然后将感染隔离开来而不是予以消除，这时慢性结核病的进展性肺损害以及麻风造成的广泛的骨和神经损伤就会发生。如果母牛分枝杆菌发挥作用的强度像约翰所期望的那样，那么注射灭活细菌可能会是重新引导患者免疫系统产生所需治疗反应的一个方法。如果确实如此，它可能会为那些用抗生素不能根除极度耐药菌株的病例带来希望。

1975年，在母牛分枝杆菌疫苗还没有应用到其他任何人身上时，斯坦福夫妇各自接受了注射。"如果我们不在自己身上做实验，我们就很难认为它无害并应用到其他人身上去。"辛西娅解释说。回想起来，她可能是第一个从中受益的人。"在我注射部位那个小小的粉红色肿块消退后，我就忘记了这个事情，"她回忆道，"直到在英国度过了一个又冷又潮湿的冬天，我才意识到我以前的雷诺病并没有犯。"

雷诺综合征是一种人体四肢循环停滞的自身免疫性疾病，它可以在手指和脚趾处产生麻痹性的疼痛，在寒冷和应激状态下尤为明显。这在辛西娅家族有很严重的遗传，所以她的妈妈、姐姐，还有她的小女儿托马西娜(Thomasina),在接下来的几年里,每隔几个月都会进行一次注射。她们的症状同样有所改善。"然后我们发现身体上的其他不适也随之消失了。"她说。她妈妈的脊柱癌好转了,她姐姐的关节炎消失了,她女儿的哮喘中断两个月后,就没再复发。医生们在亚洲麻风和结核病的诊所里做母牛分枝杆菌的实地测试,同样发现了意想不到的效果。从印度传来鳞片状银屑病患者在注射疫苗后,病情大有好转的消息。[57]银屑病是一种自身免疫性疾病,当免疫系统杀死健康皮肤组织而死去的细胞堆积起来形成厚厚的银色鳞片时,这种病就发生了。

母牛分枝杆菌有益的作用有过先例。追溯至20世纪60年代,医生曾报道,那些接种过卡介苗疫苗的孩子,其过敏、哮喘、自身免疫性疾病(如I型糖尿病,甚至是白血病)的发病率都有轻微的降低。[58]20世纪70年代末,卡介苗疫苗甚至被用于癌症的治疗,在对抗浅表性膀胱癌的小肿瘤上已取得了很大成功。[59]沿着这样的思路,20世纪初,美国骨外科医生科利(William Coley)首先提出用细菌疫苗治疗肉瘤———一种骨、肌肉及其他结缔组织的恶性肿瘤。科利疫苗由灭活的化脓性链球菌和黏质沙雷菌混合物组成。[60]美国医学协会在1936年批准了这种疫苗,但是在接下来的10年里,随着放疗和化疗的日益普及,这种疫苗很快就被弃用了。[61]暴露于某一细菌,不管它是死是活,都有可能刺激免疫系统引发有效的反应,这个新奇观点更加根深蒂固了。斯坦福夫妇开始相信,母牛分枝杆菌是自然环境下免疫系统寻找最佳反应状态所依赖的众多细菌之一。"我们已经确定了通过这种方式进入到免疫系统使之获益的整个系列的细菌。"约翰说。

1975年,在斯坦福夫妇将母牛分枝杆菌从乌干达带回来不久,约翰开始和他大学同事鲁克(Graham Rook)一起工作,鲁克是个免疫学家,对细菌和免疫系统相互作用的潜在机制很感兴趣。他们对实验动物和一些小的临床试验的早期研究证实,注射灭活的母牛分枝杆菌细胞可以缓解过敏和哮喘的症状,并且提高免疫系统的抗癌能力。[62]1992年,在伦敦大学学院的支持下,斯坦福和鲁克成立了斯坦福—鲁克(SR)制药公司,这是个公有贸易公司,投资者通过它可以为临床试验提供资金支持,以便把母牛分枝杆菌变成真正的医学治疗方法。他们早期工作所取得的振奋人心的结果以及母牛分枝杆菌背后曲折的医学故事,被拍成了电视纪录片,并且做了杂志特辑,都是关于所谓的"污垢疫苗",标题通常很吸引眼球,如"细菌的发展壮大","让它们吃掉脏东西!"[63]

然而,随后开展的针对一批同时接受传统化疗的晚期肺癌患者的研究(该研究曾被媒体大肆宣扬),却带来了令人失望的结果。该研究发现,患者的存活时间并没有显著提高,只是那些注射了母牛分枝杆菌的患者的"生活质量"有了明显提升。报道称,比起注射了疫苗仿品的人,这组病人生活得更积极、更惬意、更活跃、更精力充沛且更友善。[64]

斯坦福夫妇说,被雇来做这项实验的独立研究组因为将不同类型的肺癌病人混在了一起,所以把实验弄得一团糟。对该研究重新做的统计分析表明,母牛分枝杆菌事实上能提高腺癌患者的生存时间,平均达135天,但是对肺鳞癌患者没有生存益处。[65]不管怎样,2001年发表的初步结果使得SR公司股价大跌。[66]公司的业务经理迅速转移业务以防更大的损失。在一年内,他们暂停了母牛分枝杆菌的临床试验,把鲁克和斯坦福从公司最初的董事会中除名(他们仍然是企业顾问和股东),并将公司的重心转移到获取更多未来的生物技术上去。

鲁克只是在实验室找了个位置。斯坦福夫妇带头退职,在2004年创建了一个新的私人公司,即生物电子订货公司。由于SR公司掌握着母牛分枝杆菌的专利权,他们开始研制六七种相关的细菌用于兽医用品。约翰在他姐姐5岁大的纯种马的肉瘤里注射了其中一种细菌细胞制剂。注射了14次之后,马身上的14处肿瘤有13处消失了。图片显示最大的肿瘤,原本直径达7.6厘米,现在缩小为0.6厘米见方的扁平瘢痕。在最后一次注射之后的两年里,肿瘤没有再复发。2006年,斯坦福夫妇开始在患有"库蚊叮痒综合征"(这是一种过敏性疾病,由蚊虫叮咬引发,每年春天都有上百万匹马因此遭殃)的几百匹马中,用同样的细菌做更大规模的试验。结果表明,1/4的马的过敏症完全消退,另有大约一半的马的病情得到显著缓解。[67]

斯坦福对其他一些细菌制剂的初步研究可能会带来更大的收益。其中一些加快了小猪、小牛和养殖鱼虾的生长。[68]约翰推测,这些启动免疫的细菌可以帮助动物清除耗尽其能量的低级感染。如果更大规模的试验证实了这个益处,那么新产品可能会成为促生长抗生素(近来欧盟取缔了这类抗生素)的替代品。"届时我们可以用这笔钱资助研究过敏、哮喘和人类其他疾病治疗方法的临床试验,"约翰说,"那是目标,而这只是个手段。"

与此同时,癌症患者继续前往斯坦福夫妇位于英格兰南部的家。追随着正在康复的黑素瘤患者苏·汉密尔顿-米勒的步伐,在深冬的某天,包括结肠癌患者、直肠癌患者及胰腺癌患者在内的长期幸存者造访了他们的家——其中一位患者选择母牛分枝杆菌代替结肠造口术,还有两位患者几年前就下了病危诊断。所有人都说,因为活着的希望很渺茫,所以需要尝试另外的注射。"这很难解释,"苏·汉密尔顿-米勒说,"每次打完针,我都会清洗所有的窗户,然后看看四周我还可以做什么。"

当被问到那些死去的患者,斯坦福夫妇会对一类常见的医疗方案感到不满。"当他们开始好转时,医生会告诉他们,'好吧,现在你身体的状态可以接受化疗了,'"辛西娅说,"之后我们所知道的事情,就是他们已经死了。"约翰说这并不令人吃惊，化疗对免疫系统的抑制作用向来臭名昭著。然而，斯坦福夫妇承认他们的研究结果使得母牛分枝杆菌听上去是苦杏仁苷和安定剂之间的过渡疗法。"这就是问题所在，不是吗？"辛西娅说，"听起来我们的做法很疯狂。"

老朋友

斯坦福夫妇的长期合作者鲁克回到了伦敦大学学院，从他的办公室可以鸟瞰充满学术氛围的布卢姆斯伯里区，鲁克现在仍然对母牛分枝杆菌有着相当大的兴趣，尽管他可能着迷于它对免疫系统令人好奇的作用要多于它现在的医学用途。鲁克是个精瘦、身材挺拔的英国男人，他身着剑桥人的制服，即淡蓝色的衬衫、咔叽布的裤子，还有圆领毛衣。而在另一个未经装饰的房间里，堆满了书和文件，有关免疫信号化学物质和细胞表面标志物的图表铺满了墙壁。与斯坦福夫妇不同，鲁克依旧很积极地为SR制药公司担任顾问。同时，他的学术地位为他提供了满是博士后和研究生的实验室，这些人热衷于探究母牛分枝杆菌的奥秘。

像美国梅津的团队一样，鲁克将被杀灭的细菌——在他的实验里是母牛分枝杆菌——注射到过敏和哮喘易感的小鼠体内，并将它们症状的变化与不同类型免疫细胞潜在的改变联系起来。特别要说的是，鲁克发现，注射一针或者一次口服剂量的母牛分枝杆菌能够大大降低过敏与哮喘反应，同时刺激调节性T细胞和树突状细胞的增殖。[69]

鲁克和他的同事已经将母牛分枝杆菌切割成化学片段，想要分离这个细菌可能会促进出现故障的免疫系统好转并恢复正常的确切物质。这种关键分子或者说活性组分的分离是同鲁克对剥离细菌疏水性外壳的发现一起开始，他发现剥离这些外壳可以破坏过敏保护作用。

接下来,鲁克把细胞外衣分子的提取物送到化学家那里做组分的分离。"他根据某种化学标准将这些物质分离到两个容器中,然后我们对它们进行检测,把对小鼠起保护作用的组分送回来,"鲁克说,"他再一次将这种组分分离到两个容器里,当他告诉我们'这里几乎没有东西'时,我们抓到了重点,我们要求他找出这到底是些什么东西。"这是细菌光滑细胞壁上的一种简单的脂分子,鲁克的团队已经在实验室里合成出来,用于制造有专利权的SRP312(即SR制药公司的产品312),这是一种母牛分枝杆菌的合成替代物。

鲁克及其实验室里的同事现在致力于整个微生物体及SRP312的研究。仅仅2微克SRP312,就可以使对鸡蛋过敏的小鼠在注射一剂鸡蛋蛋白情况下不发生致命的哮喘发作,而通常是会被诱发的。继续做更深一步的探究,鲁克和他的同事分析了小鼠注射SRP312后的肺部分泌物,发现那些组织中充满了抗炎细胞因子白介素10——大约是未经如此处理小鼠肺组织中含量的9倍,并且差不多是注射了灭活母牛分枝杆菌小鼠的4倍。[70]

同时,在重新研究斯特罗恩原始的"卫生假说"方面,鲁克比任何人都深入,并且质疑该假说强调疾病本身这个观点。"当你一想起感染对你有好处这个观点,你就会觉得相当愚蠢,"他说,"感染意味着炎症,它会使身体变得更糟。"鲁克根据机体正常微生物群和由食物及饮水进入体内环境的细菌,将致病性感染与无害细菌区分开来。他还指出,只是随着约5000年前人类社会变得拥挤起来,传染性疾病才成为日常生活的一部分。相比之下,未经处理的饮水和污泥中的分枝杆菌,以及新鲜的或者几乎未加工的储存食物中的乳酸杆菌与其他微生物,在我们进化的过程中一直与我们相伴。

鲁克说:"我更喜欢'老朋友'的说法,因为这些微生物一直在我们周围，每一天都不可避免。"他这样描述道：免疫系统以自然的方式对待这种不可避免的状况，它对海量无害细菌的反应是靠调节性细胞分泌耐受性生化信息物质实现的。"如果你没有这种正常水平的细菌生理环境，那么你体内的调节性细胞因子也不会在正常水平，从而你的免疫系统会对所有物质反应过度。"

鲁克根据免疫调节的"老朋友"理论将免疫抑制生物分成三大主要家族。其中一类是自然环境中富含的细菌；第二类是机体自身共生的或者说是共栖的细菌，抗生素可以显著地破坏和改变这些细菌。他指出，超过6项大的研究已经证实，出生第一年就接受抗生素治疗的孩子在幼儿后期，即便注射的抗生素并不是用于呼吸道疾病，过敏和哮喘的发病率也会增长不止一倍。[71]密歇根大学免疫学家诺娃（Mairi Noverr）和赫夫纳格尔（Gary Huffnagle）的动物研究可能会部分解释这种效应：他们将来源于人类肠道的真菌或者说"酵母"，即白色念珠菌接种在小鼠的肠道，然后用抗生素干扰动物的肠内细菌，使小鼠对呼吸道过敏和哮喘高度易感。他们得出结论：抗生素使肠内念珠菌过度生长至危害机体的程度，并且产生的炎症易于诱发过敏。[72]

即使不是由抗生素引起，肠内菌群的其他变化可能同样会使儿童易过敏。例如，对于经剖宫产分娩的婴儿，食物过敏率是顺产分娩婴儿的两倍——有研究表明，母亲阴道和肛门的细菌所带来的益处，是经手术分娩的婴儿所不能享有的。[73]其他研究显示，相对于非过敏性婴儿（这些孩子有更多的乳酸杆菌和双歧杆菌），过敏性婴儿有更多的成人肠道菌群（富含大肠杆菌甚至是葡萄球菌）。[74]这种向成人肠道菌群转变的类型，在卫生搞得特别好的国家（如瑞典）比在欠发达国家（如周边的爱沙尼亚）要常见，不过，欠发达国家的孩子过敏和哮喘的发病率要低得多。[75]

"很显然,这并非事情的全部,"鲁克说,"否则我们都会遭受过敏和哮喘的折磨。"鲁克把寄生虫或者说肠道内蠕虫当做第三类"老朋友"。"我这样的称呼让寄生虫学家们很抓狂,"他说,"但是机体必须把它们当做朋友看待,因为一旦你感染了,如果不启动调节性细胞阻止免疫反应,你体内的淋巴系统便会遭到破坏并且最终得象皮肿。"似乎是进化的过程使得适应性免疫系统Th2部分对肠虫感染的早期迹象产生强烈的反应,但是之后会通过终止免疫反应来接受这个不可避免的顽固性感染。

作为证据,1999年,荷兰生物学家亚兹巴克斯(Maria Yazdanbakhsh)发现清除非洲乡村儿童体内感染的肠虫会使他们即刻对过敏易感。在做了这样处理的几个月内,通过检测发现,比起仍受寄生虫感染的同龄人,他们对超出一倍的物质过敏。[76]没有人会同意我们放任这些孩子染上寄生虫,鲁克强调说,因为严重的感染会抑制生长,而且会引起痢疾、贫血,甚至是智力低下。相反,这些发现促使研究者们尝试复制肠道内寄生虫免疫抑制的益处而不是复制它们的害处。例如,艾奥瓦大学胃肠专家温斯托克(Joel Weinstock)使用偷偷加入了无害猪鞭虫虫卵的饮料,让严重炎症性肠病患者的病情得以缓解,成功率高达80%,并且没有不良反应。[77]其他科学家也已证明,他们可以通过故意感染相似的寄生虫来保护过敏易感的实验动物。[78]

免疫之外的事情

最近,对减少暴露在环境细菌和其他"老朋友"面前的机会可能会在一定程度上影响我们生活质量的现象(超越了免疫系统),鲁克变得越来越感兴趣。这个新的兴趣来源于鲁克与布里斯托尔大学神经学家莱特曼(Stafford Lightman)的合作。鲁克与莱特曼研究的是不同免疫反应类型带来的激素改变。在实验里,他们通过给动物注射母牛分枝杆菌诱导实验小鼠Th1型清除感染的免疫反应。为了诱发Th2型反应,他们给过敏易感小鼠注射了鸡蛋蛋白。碰巧的是,在隔壁实验室,一位年轻的神经学家正在研究产生5-羟色胺的脑细胞。这位年轻的研究人员名叫劳里(Christopher Lowry),他已经了解到,刺激一部分脑区5-羟色胺生成细胞可以改善情绪,而刺激另一部分脑区的此类细胞则可以提高警觉性和焦虑性。[79]这个发现很全面地解释了为什么被称为选择性5-羟色胺重摄取抑制剂的一类抗抑郁药(氟西汀、舍曲林及其他药物)能触发失眠和焦虑这样并不期望的不良反应。最好的药物,劳里推测,将仅启动脑部那些能改善情绪的5-羟色胺生成细胞,而不是那些导致焦虑和高警觉性的脑细胞。

所有这些都和鲁克及莱特曼的研究或者说他们的想法没什么关系。"劳里痴迷于对这两种5-羟色胺能神经元的观察,"鲁克回忆,"他一过来就说'你已经得到这些可爱小鼠的脑组织。我可以在我自己的显微镜下看看吗?'"他将脑组织染成能够交换5-羟色胺信息的高亮度细胞之后,就开始在显微镜下观测起来。鲁克说:"他跑回莱特曼的实验室大叫,'你快来看看! 它们闪了一下,你所做的一切不过是往小鼠身上注射这些愚蠢至极的死物。'"用母牛分枝杆菌处理小鼠的脑区显示,5-羟色胺活动仅在能提高情绪的脑干细胞中出现。"氟西汀没有不良反应。"鲁克说。

鲁克发现有研究证实注射白介素10,即与调节性免疫细胞有关的细胞因子,在生病的实验小鼠中会抑制昏睡和不合群,此时这个奇妙的研究结果开始变得有意义。[80]接着他了解了一下科罗拉多大学精神病学家瓦姆博尔特(Marianne Wamboldt)的研究,这位科学家曾发现抑郁和过敏共同的遗传倾向。 尽管对于慢性过敏的压力会导致精神问题的观点还存在争议,但瓦姆博尔特观察双胞胎的研究却显示:如果其中一人患有花粉症、湿疹或哮喘等过敏性疾病,那么另外一人有很大的可能患抑郁症(即便不过敏)。[81]这种关联性被证实在同卵双生子之间远比在异卵双生子之间强,这是常见遗传因素的另一个显著标志。

白介素10"一切正常"的信息能够从免疫系统传到大脑吗?作为进一步的证据,鲁克参照了几个已发表的研究,这些研究表明抗抑郁药(如锂类药物)能提高白介素10的水平,并且能降低过敏相关的细胞因子(如γ干扰素)水平。[82]母牛分枝杆菌对白介素10的推动力量能否解释斯坦福的癌症病人所表现出来的那种对生活的乐观态度?鲁克对此提出了异议。"我并不了解。他所做的似乎产生了类似安慰剂的效应,这完全是一种治疗信念的方法。"但是,鲁克说,这解释了为何晚期肺癌患者可以在母牛分枝杆菌临床试验中获得明显高的生活质量评分。

"这将会很有趣,"他说,"如果不是将不断升高的焦虑症和抑郁症发病率唯一地归咎于现代生活不断增长的压力,那么,我们也就可以把食物、饮水及日常生活中较少见的细菌的一些影响看作稀松平常的事了。"当回忆起因为这个看法而激怒了一群心理分析专家时,他大笑起来。"这是在我们一起喝了几杯酒之后发生的,"他承认道,"我得说他们变得很有敌意,真的是相当的粗鲁。"由于鲁克很荒唐地提出一种细胞因子——仅仅是一种分子——就可以解释人类行为的历史转变,说了几分钟就被嚷嚷着不要再讲下去了,之后鲁克说他想出了一个完美的还击办法。"我说,'听着,你们刚刚喝下的是一种叫做乙醇的分子,它很显然已经改变了你们的行为。'"

第四章　细菌耐药性

显而易见,细菌的历史比人类的历史要长得多,在它们看来,或许人类仅仅是其历史中的过客。

——利维(Stuart Levy),医学博士,2000 年

育婴室里的杀手

> **新的细菌菌株给我们造成极大损失**
>
> 《纽约时报》今日特别报道了来自华盛顿公共医疗卫生服务机构所做的关于美国对致命的抗抗生素葡萄球菌的研究……

打开 1958 年 3 月 22 日周六报纸的地铁版面,甚至不必看新闻的标题,艾兴瓦尔德(Heinz Eichenwald)就知道故事的细节部分。他与这种可恶的细菌关系密切,它是金黄色葡萄球菌的一种极其令人讨厌的耐药菌株,而金黄色葡萄球菌是由来已久的麻烦制造者。自从该菌株于 1955 年突然出现在加利福尼亚的产科病房和医院育婴室,作为纽约医院小儿感染科的主任,这位方下巴、充满热情的年轻医生便一直在探索

着它致命的传播途径。他也知道是什么使得这个问题成了头版头条。那一周早些时候,在媒体强大的压力下,休斯敦的杰斐逊·戴维斯医院管理层召开了一个新闻发布会,他们公布了最近涉及金黄色葡萄球菌的16名新生儿死亡的相关信息。此外,他们指出,医院超过一半的医生和护士都带有这种危险的细菌。这种耐药菌,其噬菌体型在医学界被称为80/81型金黄色葡萄球菌,它不仅能对抗青霉素,甚至能对抗药剂师货架上的每一种抗生素——包括磺胺类药物、四环素、氯霉素、红霉素、链霉素。

现在,美国卫生局局长公布了国家面临的一个危机。艾兴瓦尔德不仅知道所有这些,而且知道得更多。令他震惊的是《纽约时报》得出的结论:

这里没有暴发

纽约健康与医院官员昨日表示,没有迹象显示这里有任何疫情暴发。医院的委员雅各布斯(Morris A. Jacobs)医生昨晚表示,他对医院里应用的消毒和高压灭菌等措施非常有信心。对于防范耐药的葡萄球菌,灭菌尤其重要,因为这些细菌可以抵抗抗生素。[1]

是的,艾兴瓦尔德认为至少雅各布斯说的最后部分是对的。毕竟,艾兴瓦尔德清楚地知道纽约医院正在酝酿着一场地狱式的细菌暴发,也难怪医院的管理人员不愿意冒着吓跑病人的风险自愿公布这些信息,哪家医院会这样呢?

过去的一年中,艾兴瓦尔德每天工作12小时,奔波于医院的育婴室和儿科病房——前者安置健康的新生儿,后者则挤满了稍大些的婴儿。一些情况让他开始怀疑有什么事要发生：一些婴儿由于缺氧返回医院时脸色发紫，胸口剧烈起伏，肺部被感染，并出现肺水肿；其他婴儿也由于葡萄球菌感染了重要器官而出现脸色发红、高热及陷入昏迷等症状。

同时，艾兴瓦尔德开始不停地接到家庭医生的电话，其中很多人由于无力阻止病人可怕的脓疱病（一种金黄色葡萄球菌引发的皮肤感染）而变得惊慌失措。在许多家庭中，令人厌恶的皮疹从新生儿蔓延到其父母和兄弟姐妹，进而发展成原发性溃疡和丑陋的黄疖。一些哺乳期母亲的乳腺导管的脓肿发展得如此之大，以至于感染最终被清除后其乳房变得干瘪瘪的。传统的伤口清洗和引流并不能清除感染；同样，磺胺类药物或抗生素也不再像几年前那样能够轻易杀灭金黄色葡萄球菌。

在休斯敦发生此类事件的同时，艾兴瓦尔德追踪感染返回到自己的医院。半个世纪后回顾这段令人沮丧的往事时，他说："我们有一种沉默的流行病。之所以称为沉默，是因为婴儿在离开我们的新生儿育婴室回家时看上去完全正常。"艾兴瓦尔德帮助协调制定严格防范措施，旨在阻止不断升级的细菌暴发。医院的护理员和护士用腐蚀性化学物质擦洗地板和工作台，工人还安装了能杀灭微生物的紫外灯。管理人员建议医生考虑使用更复杂可靠的有手套和长袍的防护设备。但是，似乎没有什么能减慢该菌株的致命传播。无奈之下，医院尝试在新生儿出生一个小时内使用抗生素。"如果该细菌存在的话，他们会感染得更快。"艾兴瓦尔德回忆说。管理员命令对所有工作人员进行80/81型菌株测试，任何携带它的人必须回家。艾兴瓦尔德补充道："医院会让医生和护士全薪在家吗？这就告诉你情况有多么糟糕了。"

然而疫情仍进一步恶化。艾兴瓦尔德开始与一个护士兼流行病随访者一起工作，那人唯一的任务是对出院的新生儿进行随访。她会友好而不带任何警告语气地打一个电话："只是检查……宝宝的喂养情况好不好？看起来气色好不好？有什么担心吗？"大多数婴儿出院后是健康的。但有一些得了严重的脓疱病、眼部感染或肺炎。家长也报告了感染是怎样在家庭成员之间相互传播数月甚至数年的。实际上，有一个家庭因此四分五裂，而另一些父母也在巨大的压力下离婚了。

同时，艾兴瓦尔德和他的同事了解到，几乎每个人偶尔都会携带着这一种或那一种金黄色葡萄球菌。大约有1/4的人成为金黄色葡萄球菌的永久宿主。[2]在大多数情况下，该细菌只是局限于一部分鼻孔湿黏膜内，并不会带来什么麻烦。但金黄色葡萄球菌一直是一个最糟糕的机会主义者，一旦有机会，它比其他任何可能定居在我们身上的微生物更容易入侵和过度生长。《圣经》中约伯（Job）用破碎的陶器片从身上刮下一些疖，这都是微生物引起的。而它正是弗莱明于1928年在培养皿中培养的奶黄色的金黄色葡萄球菌菌落，那年弗莱明非常偶然地发现了有杀菌能力的青霉素，这段轶闻如今已众所周知。

这种于20世纪50年代初在医院里出现的恶性、耐药的80/81型菌株，有一个特别令人讨厌的特点，即它不轻易放过任何正常防御能力出现一丝松懈的人群。婴儿期的丘疹和尿布疹为细菌进入血液开启了大门。由此细菌可以向其他器官（包括脑膜或大脑内层）进行寄生。作为潜在的危险，一个婴儿第一次感冒引起的鼻塞会给80/81型菌株机会，让它在肺部过度生长，产生异常严重的、往往迅速致命的肺炎。

虽然抗生素没有促进80/81型菌株毒力的产生，却促进了其传播。第二次世界大战结束时医院引进的这些神奇的药物通过杀死所有对药物敏感的细菌，促使微生物界进行了一场空前的进化。这样，抗生素推动了有抵抗抗生素作用基因的菌株或物种在进化中取得成功。在摆脱现代抗生素库中所有药物影响中，世界上第一种大流行的超级细菌——金黄色葡萄球菌的噬菌体型80/81——迫使全球传染病专家去探索非抗生素的解决方案。

在纽约医院，艾兴瓦尔德和传染病专家夏恩菲尔德（Henry Shine-field）设计并开发了一个有争议的计划，该计划须在80/81型菌株进入人体之前，对新生儿的鼻孔和脐带残端接种一支相对无害的金黄色葡萄球菌菌株。夏恩菲尔德于是发现了被称为502A的保护性菌株——在纽约医院一个照看婴儿的护士的鼻腔中。就像一个良性的"伤寒玛丽"（伤寒带菌者），护士拉斯基（Lasky）将她的保护性金黄色葡萄球菌传播给她照料的新生儿，经她照料的孩子出奇健康，而其他护士照料的孩子却难逃病魔。夏恩菲尔德和几个同事帮助控制住纽约医院疫情后，开始前往全美各地的其他医院使用502A帮助它们结束了暴发。艾兴瓦尔德仍留在纽约医院，在幕后将502A发送到世界各地的医院。

艾兴瓦尔德说，如今，50岁以下的人很少了解毒力很强的耐药性80/81型葡萄球菌究竟给世界造成了什么样的巨大灾难。艾兴瓦尔德在2005年辞去了得克萨斯大学西南医学中心的儿科医学主任的职位。他回忆说："我们正在谈论本世纪有几年美国的婴儿死亡率实际上是在上升。"[3]但502A的使用总是可以阻止医院疾病暴发，他说："我想我和夏恩菲尔德都不能断言502A能够使80/81型葡萄球菌彻底消失。"但是，艾兴瓦尔德也无法将被许多人誉为奇迹的杀灭80/81型葡萄球菌以及打破细菌的耐药性完全归功于抗生素。

细菌性疾病的终结？

从1960年开始，英国制药巨头必成和布里斯托尔引入了甲氧西林，一开始是在欧洲，后来是在美国。作为万众瞩目的药物，甲氧西林在1959年已经成为头条新闻，医生们使用实验剂量的这种药物来拯救女演员伊丽莎白·泰勒（Elizabeth Taylor），她因拍摄大片《埃及艳后》

（Cleopatra）感染了80/81型葡萄球菌以致肺炎。甲氧西林是第一种半合成抗生素，为合成它，必成和布里斯托尔的化学家对青霉素的结构进行了修饰，添加化学基团到β内酰胺环上。它能够抑制抗青霉素微生物的酶从而发挥抗菌作用。甲氧西林最初在医院用作注射剂，由它衍生的可口服的胃稳定制剂（如苯唑西林），在医院外被广泛使用。

但是，甲氧西林类抗生素用了不到一年，医生就遇到了耐药菌株。[4]虽然这种药物似乎能够有效对抗80/81型葡萄球菌，事实上在甲氧西林被引入之前，该毒株已开始消失。"这些细菌并不是真的已经走了，"艾兴瓦尔德评论道，"它们只是消失了一段时间，再以一种更强的耐药形式回来。"[5]到了1964年，欧洲的医院报告出现了耐甲氧西林的金黄色葡萄球菌（或者说MRSA）的大暴发，并且开始蔓延到其他大陆的医疗中心。对许多医学微生物学家来说，细菌王国对实验室设计的抗生素迅速还击，结束了他们以之作为驱除细菌性疾病的神奇子弹的梦想。新的形势仿佛演变成为一场与微生物世界无休止的军备竞赛。引用《艾丽斯漫游奇境记》（Through the Looking-Glass）里红心女王说的话，"你要知道，在我们这儿，为了不和他们拉开距离，你得跑得飞快。"

制药工业则以令人印象深刻的结果迎接红心女王的挑战。20世纪60年代和70年代，一些全新类型的抗生素首次亮相，并且被证明是有效的革兰氏阴性菌和革兰氏阳性菌广谱抗生素。[6]克林霉素类、氟喹诺酮类和头孢菌素类抗生素是这场军备竞赛中真正的"大炮"，可以在任何危及生命的情况下使用。如当时救命的做关键护理的医生没有时间来测试到底是何种微生物正在迅速杀死病人，在这种危急情况下，即可用它们挽救生命。但是，这导致这样一个现实：无须区分病原菌而使用广谱抗生素这种方式允许他们跳过用来确定感染微生物类型的昂贵且耗时的步骤；即使有时间，对于部分力求降低成本的医院管理者及忙碌的医生而言,也不会这样做。抱着"这样做哪会有什么危害"的态度,外科医生同样在手术前或者手术后开始使用广谱抗生素以对抗患者任何可能的感染。在医院外,一般医生得益于其便利性和有效性。"用广谱抗生素,医生感到安全,"艾兴瓦尔德回忆说,"例如,我真的不知道我应对的是什么病菌。我应该用能杀死一切病菌的药。"制药工业在广告中亦以"确保万无一失!"这样的话来大力鼓吹这种观点。

但是,这一切方便都有其不利的一面。这种机关枪式的广谱抗生素杀灭的不仅是作为其预期目标的导致疾病的病原体,而且包括人体数万亿计的常驻菌,既有潜在的麻烦制造者金黄色葡萄球菌,也有保护性及其他有益的细菌。其结果是,这些药物在整个人体的细菌内进行抗性选择。几十年来,人们一直没有意识到这个后果。但到了20世纪80年代,有一点开始变得明确:红心女王挑战跑步机正在加速,而制药工业的应对步伐却跟不上了。

细菌繁殖

几乎就在第一代抗菌药物投入使用时,细菌可以迅速发展和演变成为痛苦而明显的事实:磺胺类药物在20世纪30年代出现,青霉素则在20世纪40年代出现。在引进每个新药的几年后,就会出现致病微生物的耐药菌株。一旦它们出现,它们的这种耐药性似乎能够在其他种类的细菌之间迅速传播。医生时常发现,要治疗感染,他们需要的抗生素的剂量越来越大,疗程也越来越长。甚至有时候,面对全面耐药菌株的突然出现,他们束手无策。

科学家们感到很困惑。难道是细菌逐步形成了对药物的耐受性,就像一个人适应了高海拔或辛辣的食物吗?另一种可能性是:对细菌而言,可能存在一两个幸运突变的个体,使之能够抵抗抗生素的化学攻击。一旦药物杀死了所有易感细菌,幸存下来的突变菌株就趁机大量繁殖从而产生一种优势耐药菌株。

1951年,威斯康星大学的一个夫妻研究团队,即微生物学家乔舒亚·莱德伯格(Joshua Lederberg)和埃丝特·莱德伯格(Esther Lederberg),展示了其简单而有力的证据,从而证明许多情况下,是先前存在的突变菌株,而不是渐进的适应,导致了新的耐药性产生。把样本安装在圆木块上,在每一个培养皿中,莱德伯格夫妇发现数百个针眼大小的菌落,并将它们从原来的培养皿中取出,点样在另一些培养皿的相同位置,那些培养皿已注入了抗生素(如链霉素)。如果耐药性源于原样本中已经存在的一些突变细菌,那么,菌落会在所有置有抗生素的培养皿中出现在相同的位置上。这正是莱德伯格夫妇的发现,先前已存在的抗链霉素菌株存在率大约为百万分之一二至千万分之一二。[7]这意味着,每一种新抗生素都成了细菌进化强有力的推动器,淘汰了那些不能承受其作用的细菌,而留下了那些原本不起眼的、可以耐受其影响的细菌。当其竞争消失了,那些幸运的耐药菌便能大量繁殖,从而在一夜之间产生一个新的耐药菌落。

这个消息使医学界陷入一种虚假的安全感中。如果只有不超过千万分之一的细菌可能发生突变来抵抗抗生素,解决的办法很简单:只需打出组合拳,同时给予两种不同的药物即可。一种细菌抵制两种不同的抗生素的可能性几乎不存在:概率只有$1/10^{14}$。问题是,细菌界并不是按照人们预想的那样束手就擒。多重耐药菌株已经开始在20世纪40年代末和50年代初出现在医院和医生的办公室。在某些情况下,这种耐药性似乎可以一次就扩展到另一种抗生素上。也就是说,耐一种抗生素的菌株还能够产生一个耐另一种抗生素的亚系。奇怪的是,一些医生报告说,他们遇到了这样一种情况:一些标准的抗生素敏感菌突然转变成了完全多重耐药菌。大多数医学专家认为这些报告是在牵强附会。

虽然那个时候没有人意识到,莱德伯格夫妇早期的工作已经暗示了"简单"细菌可能运用的许多奇特技巧,在身边存在任何可能威胁它们的东西时,它们便可能借此进化。让我们从一开始谈起,1946年,年仅21岁、长着一副娃娃脸的乔舒亚宣称细菌也有性生活,让整个科学界为之震惊。[8]这个声明似乎有些离谱,鉴于细菌明显缺乏复杂的细胞结构,无法像那些更大和更复杂的生物那样将基因划分成卵和精子中所含的半套遗传物质。每个人都知道,细菌是通过简单的二分裂的方式繁殖的,使得每一个"子代"细胞的基因都是亲代细胞的精确副本。这种简单的复制方式允许单个的细菌以指数倍迅速繁殖,在几小时内数量达数百万个,或者说一天超过10亿个。

乔舒亚的有力证据来自一组突变的大肠杆菌。每一个突变体没有能力制造一种或多种营养成分。因此,它只能在添加有它不能为自己生产的维生素或氨基酸的培养基中生长繁殖。但混合在一起后,乔舒亚发现,部分残缺的突变体通过各种组合,产生了功能健全的"后代"——这些细菌可以生产出生长所需的所有营养物质,并且在配给不充分的介质中茁壮成长。缺陷的突变体不知怎的就融合了它们的遗传优势。就更大的生命形式而言,从蠕虫到人类,亲代通过卵与精子的融合传递其基因。细菌通过什么形式进行"性"生活,甚至乔舒亚可能也说不清。

两年后,埃丝特瞥见了细菌"如何"进行性生活的一幕。她一直与一组新的大肠杆菌营养突变体打交道,就在此时这些大肠杆菌突然失去了"交配"的能力。作为一个遗传学家,埃丝特非常了解的一点是:一个特征的缺失,往往会为研究正常情况下产生该特征的基因提供关键素材。她、她的丈夫以及他们在意大利的合作者卡瓦利（Luigi Cavalli），将在几年的研究过程中发现一个"致育因子"，它独立于微生物主要染色体的基因并以环状形式游离在细菌细胞中。[9]乔舒亚将这些额外的环状基因命名为"质粒"。[10]质粒的致育基因（或 F 因子）的工作是：直接指导细胞合成性菌毛（细菌的一种外生殖器，能够从细菌的外膜产生滤泡，从而与另一个细菌形成一座桥梁，允许整个质粒通过细菌，而这些质粒可能持有额外的遗传物质）。如此幸运地，接收质粒的细菌同样变成致育性的了——能够与其他的细菌建立交配的桥梁并共享基因，包括耐药性。

大约在同一时间，埃丝特发现了细菌另一种交换基因方式的第一个线索。她发现λ噬菌体（一种感染细菌的病毒）多年来一直默默居住在实验室的某些大肠杆菌菌株里面。[11]有时，λ噬菌体还会从受感染细菌的主要染色体上脱离，蔓延到其他细菌。有时感染会杀死新宿主。另一些时候，λ噬菌体成功地整合到细菌的染色体上，并以这种方式，默默地传递给后代。[12]不久，莱德伯格实验室的第三位成员、22岁的津德（Norton Zinder）揭示了噬菌体（如λ噬菌体）的基因交换。具体而言，他表明，当一个噬菌体脱离细菌染色体时，它有时会携带一些细菌的染色体。为了证明他的设想，津德感染耐药性沙门菌，然后把它们与未感染噬菌体的药物敏感菌株混合培养在培养皿中。在这个过程中，他发现噬菌体获得了耐药基因，并将其保留，随后将耐药基因传给下一个被感染的细菌。任何在感染中幸存下来的细菌，短时间内便获得了耐药性。[13]

津德把这种病毒的基因运送称为"转导"，以区别于"转化"——细菌可以获得新性状的另一种方式。鲜为人知的转化的发现过程可追溯至1928年由英国医疗官员格里菲思（Frederick Griffith）进行的实验。在调查一种特别令人讨厌的肺炎流行病时，格里菲思开始比较和对比不同株的细菌肺炎链球菌。在所有可区分性状中,最致命菌株的显著特点是有着光滑荚膜,使它能够躲过人体免疫细胞的攻击。有一天,格里菲思给他的实验小鼠注射了活的但无害的链球菌菌株,还注射了危险菌株的灭活细胞。小鼠立即死亡了。当格里菲思在显微镜下检查小鼠的血液时,他发现那些曾经无害的突变体都带有荚膜。格里菲思重复他的实验,以确保没有活的、致死性的细菌在干扰。确实没有。以前无害、无荚膜的链球菌不知怎么就从其被灭活的"表亲"细胞中重拾了表达荚膜的能力。[14]

20世纪40年代初,洛克菲勒研究所的科学家埃弗里(Oswald Avery)、麦克劳德(Colin MacLeod)和麦卡蒂(Maclyn McCarty)断定,格里菲思的链球菌其实从其环境中重新摄取毒株的DNA片段。通过这样做,他们第一次提供了令人信服的证据,证明了DNA与基因的关系。[15]

1952年,莱德伯格实验室公布了其一系列发现。越来越清楚,细菌可以通过重新摄取基因,通过接合,或通过细菌内整合的噬菌体剪切携带染色体的一部分来获取新性状。[16]我们现在知道,细菌的世界还通过第四种基因交换工具来交换基因:所谓的跳跃基因或转座子,这是由遗传学家麦克林托克(Barbara McClintock)在20世纪40年代首次发现的。从本质上讲,转座子是由一个基因或一组基因通过两侧的一对"插入序列"(即DNA片段,定期地将自己从一条染色体切下,并把它们和它们所有的干预基因插入到另一条染色体中)组成。

在植物和动物的细胞(细胞核含有许多染色体)中,转座子简单地搅乱了各种基因的位置,在这个过程中偶尔地打开或关闭。而在细菌中,转座子可以把基因从细胞的主要染色体移至质粒,从而输出到其他细菌中。有些转座子甚至包含独立运输的基因。一旦脱离其主要染色体,它们便指导细胞建起一座交配桥,通过交配桥,转座子向受体菌传递一个自身的拷贝。

超级细菌

没有迹象表明,抗生素创造了细菌交换基因的途径。取自20世纪20年代初患者的细菌样品被发现含有质粒、噬菌体和转座子——看似平静,但似乎一触即发。不过,这些存储的细菌样本显示,耐药基因几乎不存在于引起20世纪初感染的细菌中。

20世纪50年代的微生物学家没有重视已达到令人惊叹程度的细菌基因的交换,且这带来的后果在世界各地的医疗中心越来越明显。1959年,日本的医院经历了多重耐药性的细菌性痢疾的暴发。对于导致该病的志贺菌,以前有效的4种抗生素,即磺胺类药物、链霉素、氯霉素和四环素类抗生素均不再起作用了。奇怪的是,从患者身上分离出来的志贺菌,在治疗前所进行的测试中,通常是对所有4个类别的抗生素完全敏感的。但是,应用其中任何一种药物,在某种程度上都使得细菌对它们产生完全的耐药性。直到一组研究人员获得了在治疗前采到的患者的粪便样本时,才知道是何原因。研究人员发现,在患者肠道内的正常菌群中,有可以抵抗所有4类药物的大肠杆菌菌株。难道是大肠杆菌以某种方式将其多重耐药性转移给了更为危险的志贺菌?事实即是如此。实际上,日本研究人员发现,多重耐药性很容易从大肠杆菌转移到志贺菌,只要再次将耐药菌株和敏感菌株在试管中混合就可以得到。[17]

1961年,英语世界的微生物学家得知了这一消息。在发行量很大的《细菌学杂志》(*Journal of Bacteriology*)的5月刊上,东京庆应义塾大学的渡边勉(Tsutomu Watanabe)和俊夫深泽(Toshio Fukasawa)不仅转述了其同事的发现,而且报道了他们自己的研究的惊人结果。他们记录了4种细菌,即大肠杆菌、痢疾志贺菌、鼠伤寒沙门菌、肠炎沙门菌中有质粒和噬菌体在传递耐药基因。[18]鼠伤寒沙门菌和肠炎沙门菌是导致食物中毒最常见的原因。此外,渡边勉和俊夫深泽记录到,细菌在试管中转移多重耐药基因的时间平均为15分钟。相比较而言,被细菌污染的食物需要花上几个小时才能通过人体肠道内大肠杆菌的领土——这些细菌有足够多的时间保持亲密并分享某些技巧。

　　阅读报告的微生物学家必须要关注这足以在脑海中掀起巨浪的发现:首先,他们必须接受细菌可能会像友谊手镯上的小饰物一样积累耐药基因。其次,任何一种抗生素都能促进耐药性的传播,不仅仅是对其本身,也包括其他一些药物,只要那些基因驻留在相同的质粒,或者被整合到相同的噬菌体。这就是说,一种抗生素可以促进任何危险或良性的基因传播,直到其中带有一个耐药基因。[19]也许,更深刻的是,日本研究者已经表明细菌没有种属屏障。沙门菌、志贺菌、大肠杆菌同属一个科的细菌,它们的基因交换不只是在种之间,而且是在属之间。它是第一个明确的信号:这种自由的基因交换方式,实际上将整个细菌王国变成一个巨大的超个体,由生存的根本驱动力联结在一起。

无视危险

　　虽然微生物学家注意到细菌是交换基因的,但这一消息并没有引起执业医师的重视。因为源源不绝的新的、更强大的抗生素的出现,使得难以逾越的耐药性这个幽灵似乎只是一个遥远的烦恼。然而,抗生素商品供应管道开始干涸。20世纪80年代,制药科学家意识到,抗菌药物新的生化靶点即将耗竭。在接下来的10年中,具有很高耐药性的院内感染出现了前所未有的上升。除了通常的麻烦制造者(金黄色葡萄球菌),这些感染也包括在抗生素问世前很少引起问题的正常菌群的耐药菌株。"好细菌变坏",这里面最主要的是肠球菌(曾跻身最无害的球菌家族,也是最普遍的人体肠道细菌原住民)。从历史上看,当肠球菌接触开放性伤口时,它们甚至都不会造成感染。

两个固有的特征导致了肠球菌在抗生素的影响下引起麻烦。一方面,它们天然地能适应在人体外的生活,可以露天生存数小时;另一方面,它们可以抵抗低剂量或中等剂量的有毒化学物质(如消毒剂和抗生素)。到了1980年,两种抵抗力最强的肠球菌,即粪肠球菌和屎肠球菌已成为重症监护室的祸害,在那里,通过静脉注射管、导尿管、通气管,它们被引入身体极度虚弱、免疫系统严重受损的病人的血液和其他内部组织中。

起初,医生认为感染病人的肠球菌来自他们自己的肠道。结果很快发现,医院正在繁殖自己独特的超级肠球菌。医院充满抗生素的环境有利于耐药性的出现。不完善的卫生条件有利于超级耐药菌株顽固地存活好几天、好几个星期,甚至可能是好几个月,这些细菌可能是在医院的床栏和工作台面上,也可能是在医生和护士用来联系和诊断病人的物件(如听诊器、电话和传呼机)上。

更糟糕的是,肠球菌展现出了擅长从其他医院细菌获取有害基因的能力。它们不仅收集了几十个耐药基因,还获得了能对人体细胞产生破坏作用的毒素(溶血素)和黏附素(这种化学物质使它们能够扩张到以前无法进入的区域,如尿道和膀胱)的 DNA。[20] 在这个过程中,医院繁殖的肠球菌成为一个主要的危险基因库,耐药基因进而蔓延到其他细菌(如铜绿假单胞菌、大肠杆菌)中。这些微生物原本通常是无害的,结果在肠球菌的影响下成为医院获得性感染的主要原因。到了20世纪90年代中期,据估计仅美国每年就有88 000人(即大约每6分钟就有一个人)由于院内感染而死亡,比死于车祸和被谋杀的人的总和还多。[21]

最令人担心的是,医院肠球菌获得了5种基因,已经对作为最后抗生素手段的万古霉素产生了耐药性。万古霉素开发于1956年,由于它的毒性和不易被吸收的特性,没有得到广泛使用。它往往会导致肾功能损伤和听力丧失,必须通过静脉注射。但是,到了20世纪80年代,医院金黄色葡萄球菌差不多已可抵抗除万古霉素外的一切抗生素。1984—1994年,美国医院的万古霉素用量已经涨了5倍以上,从2吨涨至11吨。[22]

虽然万古霉素大量使用的靶标是耐甲氧西林金黄色葡萄球菌(MRSA)的医院感染菌株,但它造成了令人始料未及的后果,催生了一个可怕的、新的首字母缩写词:VRE,即耐万古霉素肠球菌。1988年,VRE在美国的医院首次露出狰狞面目。[23] 5年内,它出现在近1/10的医院病人身上,至于那些经受过万古霉素治疗的病人,则大多难逃其魔爪。[24]幸运的是,只要VRE寄宿在病人肠道那儿,它本身并不带来坏处。让人们非常担忧的是:若VRE和MRSA寄生在同一个病人身上,恶魔就可能出现了,因为重组过的VRSA可能会产生无可阻挡的金黄色葡萄球菌性肺炎、血液感染、脑膜炎,等等。

研究人员已经知道,肠球菌**能够**将其万古霉素耐药基因转移到金黄色葡萄球菌。他们已经在实验室条件下诱发了这一交换。他们还知道,金黄色葡萄球菌偶尔会在肠道内与肠球菌混合在一起,咽下一些鼻涕时金黄色葡萄球菌就会在肠道内出现。不过,在20世纪90年代,并没有迹象表明VRSA的出现,很多人都希望某些未知的不相容性在试管外阻止这一可怕的配合的发生。

然而,到了2002年6月,VRSA在密歇根州一个40岁的糖尿病患者透析管棉签上现身了。[25]在过去的一年中,医生们对这位女士数次使用了万古霉素,第一次是为了治疗她的慢性足部溃疡,最近则是为了治疗危及生命的 MRSA 血液感染。医生移除了被 VRSA 污染的导管,插入导管的切口愈合了。一个星期后,VRSA 又现身了,这一次是在受感染的足部溃疡处,从那里它可以轻易进入这个女人的血液。好运再次降临:实验室测试结果表明,在其他方面高度耐药的菌株对一种有 30 年历史的磺胺类药物敏感,这种药物就是复方磺胺甲噁唑。随后在 2004 年,在纽约州出现了两例记录在案的 VRSA。令人不安的是,最初逃过标准实验室检测的 VRSA,可能会比任何人意识到的都传播得更加广泛。[26]

在此期间,美国食品和药物管理局(FDA)快速跟踪批准了利奈唑胺的上市,利奈唑胺属于一类新的抗生素(噁唑烷酮类抗生素),它是这个家族中最先面世的。像以往许多抗生素一样,噁唑烷酮类抗生素干扰了细菌细胞制造蛋白质的能力。然而,它们是以一种新的、可能更有效的方式:利奈唑胺并没有堵住这个过程中的某个中间步骤,而是阻止了整条制造蛋白质的装配线。[27]

该药的制造商(辉瑞公司)又一次声称,它已经制造出了阻止耐药性的神奇子弹。FDA 的态度较谨慎,它要求用利奈唑胺治疗复杂的医院感染,即那些被怀疑或已知对常用药品有耐药性的感染,毫无疑问,此举减少了辉瑞公司的盈利。无论如何,利奈唑胺首次亮相后,一年之内耐药性便随之而来。这一次耐药性不是突然出现的(如伴随着质粒的交换)。相反,它出现在几个星期或几个月使用利奈唑胺进行长期治疗的患者身上。对此,医生使用的剂量越来越大,直至药物完全不起作用。[28]

对利奈唑胺耐药株金黄色葡萄球菌和肠球菌的遗传分析表明,在十几种突变中,任何一种突变都可以使它们产生耐药性。更糟糕的是,这些突变体已经证明了自己非常适应该药物。截至 2005 年,它们广泛分布在世界各地的医疗中心,虽然数量很少,甚至在从来没有服用过该药物的患者体内,亦检测到其存在。[29]自青霉素的引入,半个世纪以来,耐药性步伐的不断加快让我们的早期胜利化为乌有，并把对细菌的战争演化为一种马拉松式的竞赛，而我们的敌人则保持着强劲的势头继续高歌猛进。

老习惯，新视角

传染病专家东斯基（Curtis Donskey）说："医院可能非常危险，会让人生病。"东斯基坐在克利夫兰退伍军人医学中心神经科办公室内，衣着考究，典型的中西部风格，他的声明没有任何一丝讽刺意味。1991年，作为医学院刚毕业的住院医师，东斯基在布朗大学的米里亚姆医院遭遇了 VRE 的第一次全国性大流行。1995年，他在资助下来到了克利夫兰凯斯西储大学，研究 VRE 背后的多重耐药基因。

在他的职业生涯早期，年轻且谨小慎微的东斯基就表现出擅长严格的实验室工作，即分析耐药基因，并跟踪其传播。但他更广泛的兴趣集中在使得肠道超级细菌在病人之间跳来跳去的机制。被污染的器械和手可能会传播 VRE，但医院的工作人员很少受到感染，与他们有接触的医疗中心外的那些人也没有受到感染。

东斯基说："我们看到的远没有那么简单，耐万古霉素的细菌不只是在接受万古霉素治疗的患者身上显示出来。接受其他不相关抗生素治疗的病人往往也出现 VRE。"东斯基开始从他所说的"生态学的角度"来看问题，专注于 VRE 的自然栖息地，即人类的肠道——尤其是抗生素影响下的肠道。

在他的退伍军人医院研究实验室里，东斯基给小鼠用了抗生素，每组动物在每一种类型的药物给药后，再用另一种药物交换给药，两者交替循环。每一个周期的某几天，他给每只小鼠注射加入 VRE 的饮用水。很快就出现了一种清晰的现象：注射克林霉素或甲硝唑的小鼠，其体内的VRE持续繁殖,而这些药物都是以其对厌氧菌的有效性著称,厌氧菌也是健康肠道的优势菌群。与此相反,当东斯基给小鼠注射对肠道菌群影响不大的抗生素(头孢吡肟、氨曲南,等等)时,小鼠很快就把强行灌入的VRE清除了。[30]

东斯基的实验室结果正好与他在医院看到的病人病历信息相关。"服用那些破坏性抗生素会抑制肠道中正常菌群的繁殖,反过来促进医院病原体迅速增殖,特别是克雷伯菌、产气荚膜梭菌及VRE。"东斯基进一步分析了医院的记录,他看到,一旦病人感染上VRE,再让他或她服用抗厌氧菌的药物会导致耐药肠球菌数量激增。在接下来的几天中,病人粪便中的VRE浓度可能会增加10万倍以上。从这种极端浓度来看,几乎可以断定,VRE将开始蔓延,从患者的粪便扩散至患者的整个房间——通过触摸和运动无形地转移到身体的其他部位,转移到外衣、床单、呼救按钮、床栏、盘子,乃至桌面等。这种广泛污染大大增加了细菌通过导管或静脉注射进入病人血液的机会,就像借助医生、护士、护理员之手,VRE被加速传播到其他病人身上一样。

东斯基的研究也带来了一个好消息:当医生给病人换用保护肠道菌群的抗生素时,肠道中的正常菌群迅速回升,并大大抑制了VRE的生长。[31]血液感染减轻,病人之间的传播也减少。2000年年底,东斯基在《新英格兰医学杂志》上发表了他的研究结果,这也有效地确保了他的升迁——他被委任为凯斯西储大学感染控制委员会主席,这个职位毫无疑问是受人尊敬的,却吃力不讨好,迫使他始终要求医生遏制其根深蒂固且极其危险的习惯。

例如,东斯基在对2001年处方药物的审查中发现,许多医学博士不仅选择不必要的破坏性抗生素,而且在本不需要使用抗生素时将其列为首选。这并不是说医生误开了抗生素来治疗病毒性感染或非细菌性感染。相反,一些医生之所以如此使用抗生素,是为了防止**可能的**细菌感染,还有更多的医生让患者服用抗生素的时间远远超过实际需要。[32]

东斯基说:"如果是那样的话,一旦他们开始对病人使用抗生素,就不愿意停止用药。"但东斯基知道,如果是为了防止可能的细菌感染,使用抗生素会产生相反的效果。在统计数字时,他指出:每天使用抗生素会大幅增加患者感染 VRE 或其他耐药细菌的院内感染风险。东斯基发现,在医院给病人用抗生素时,总计有近1/3的时间是不合理的。东斯基说,如果说他2001年的报告中还有什么问题的话,那便是可能低估了这个数字,因为他排除了重症监护室里的患者,在那里医生必须做生死抉择,用了抗生素再说,根本没有时间去检验这是否是需要的药物。

即便滥用抗生素已经被抨击了几十年,有太多的医生仍然认为抗生素有益,使用时依然抱着"它们哪会有什么危害"的态度。东斯基无奈地说:"他们知道,长期过度使用抗生素会导致细菌的耐药性,但他们只关注眼前的危险。"2005年12月,艰难梭菌的耐药性和高度致命性成为国家疫情报告的头条新闻,终于惊醒了一些医生,让他们认识到这个问题的严重性。[33]

自20世纪70年代以来,医生和药剂师已经知道,艰难梭菌是抗生素后腹泻最常见的原因。自从引进广谱抗生素(如克林霉素)后,它就开始引起问题。原来,具有天然耐药性的艰难梭菌鼓槌状的芽孢一直广泛存在于自然界,每个人都时不时地吞下这些芽孢。艰难梭菌不会导致疾病——除非抗生素扰乱了肠道正常情况下常住微生物社区,而使病菌占据优势地位。普通艰难梭菌能够在其芽孢内经受住一个疗程的抗生素,只要患者停药,它会在常态的结肠菌群有机会恢复元气之前繁殖壮大。通常在经历了几天的肠道混乱后,最终肠内常住微生物会获胜,从肠道中消除艰难梭菌。但是,一旦它们没能这样做,艰难梭菌的诱发腹泻毒素可引发严重的结肠炎。

到了20世纪80年代,艰难梭菌芽孢在医院里大量存在,部分原因是其芽孢往往无法被彻底清除(就算是用工业清洁产品也不行)。其结果是,20%—40%的医院患者在其逗留期间(几乎总是在经过一个疗程的抗生素治疗后)会感染该细菌。[34]不过,除了极少数情况,感染这种细菌的最糟糕结果也无非是暂时腹泻。然而,新的艰难梭菌出现了。

20世纪90年代末,医院的患者开始死于一种不停生产毒素的菌株所造成的严重结肠炎。这种新菌株产生20倍以上的结肠致炎毒素,在某些情况下产生致命的穿孔,由此肠道细菌蔓延到腹腔和血液。此外,它已获得主动耐受广泛应用的氟喹诺酮类抗生素的基因。这意味着只要患者**开始**服用这些药物,它就可以在肠道中疯狂生长,而非退居到休眠芽孢状态直至药物把系统清理干净。

首个疫情报告出现在2003年,在加拿大的魁北克省医院,6个月内便有100多个病人因高毒性的菌株死亡。许多受害者接受了例行检查。第二年,令人惊愕的是有2000个魁北克人因此丧生,英国也报道了类似的暴发。英国的小报陷入了疯狂,诸如"趾甲手术差点杀了我"和"医院要为妈妈可怕的死亡负责"这样的标题屡见报端。[35]

同时,美国疾病预防和控制中心(CDC)怀疑美国的医院也遭遇到了类似的问题。但是,因为美国没有全国性卫生系统或联邦法律规定的疾病报告制度,CDC没有好办法去评估全局。凯斯西储大学的东斯基回忆说,2005年夏,随手拿起一份克利夫兰的报纸,报纸的头条新闻仍然在宣扬"加拿大医院的超级病菌",对自己所在城市的医院不断升级的危险丝毫没有提及。"我们知道,这里的许多医院都有同样的问题,"他与同事讨论道,"但是,我们不可能根据传言而采取措施。没有真实的数据,就没有人会采取行动。"

　　若要大概梳理出此事在美国的整体状况，唯一的办法就是整理出多年来医院的出院记录。以麦克唐纳（Clifford McDonald）为首的CDC流行病学家经过艰苦的努力，在2005年年底报告了调查结果：在过去5年中，在美国的医院里，与结肠炎有关的死亡率从不到2%上升到高达17%。[36]并非巧合的是，医生们诊断出艰难梭菌的感染率也在这段时间增加了一倍以上。

　　与此同时，CDC的流行病学家仔细查看了医院的记录，洛约拉大学传染病研究员格丁（Dale Gerding）试图追踪高毒性的新菌株来源。通过分离25年来患者标本中的艰难梭菌，格丁发现了第一个明确的对手，即于1984年分离到的艰难梭菌。它来自美国中西部的一所医院的病人。[37]随着事情的发展，一切变得清晰起来，不仅该菌株产生于美国，而且在加拿大和英国的医院之前，美国的医院已经历了未报告的重大感染暴发年。第一次是在2000年1月匹兹堡大学医学中心。在接下来的15个月内，该中心的253名患者被艰难梭菌严重感染，其中18名患者由于感染造成结肠穿孔而死亡。另外26名患者在做了结肠瘘袋后才得以回家，即经过手术切除大肠挽救了他们的生命。[38]2005年，该医学中心的感染控制主管怯生生地向媒体报道5年前的感染暴发时说："我们不知道到底发生了什么事。"[39]

　　事情还是变得更糟了。2005年12月，CDC公布了一连串的报告，即根据刚刚收到的消息，一些进入医院急诊室之前健健康康的儿童和成年人已感染上高毒性细菌。虽然CDC对医院及时上报表示赞赏，但实际上，这就像是在几匹马回到家里后，他们才宣布牲口棚的门是开着的，无异于马后炮。新的艰难梭菌不再局限于医院，而开始涌向一般人群，并且似乎仍在蔓延。根据CDC的初步公告，有23个社区病例，受害者年龄介于6个月到72岁之间，包括10名孕妇，其中一人在死之前孕育的一对双胞胎已流产。[40]

多重耐药性金黄色葡萄球菌揭示出了一个残酷现实，即抗生素导致耐药性产生，东斯基说，或许艰难梭菌可能最终唤醒医生，让他们正视将人体的"好细菌"连同坏细菌一起杀灭所蕴含的内在危险。"没有人要求不使用抗生素，"他强调说，"但就像大多数必须谨慎使用的药物一样，要尽量减少其危害。"

走出医院，走进生活

2003年，随着秋天第一批病例的出现，北美地区很早就到了流感季节。在感恩节期间，医生看到的通常是流感相关性肺炎。与往常一样，最严重的症状是流感所致肺部充血，导致继发性细菌感染。大多数情况下，标准的抗生素，如阿莫西林，或者火力更强的药物，如阿奇霉素或头孢氨苄，能够迅速有效地应对这些感染。医生们知道，他们将失去一些年老体弱、免疫功能低下的患者。但那个时候年轻力壮的病人竟然也开始死亡。

弗朗西斯（John Solomon Francis），33岁，是一个传染病研究员，他看到了第一批"非典型受害者"。弗朗西斯是纽约昆斯区的本地居民，身高1.95米，体形魁梧。弗朗西斯常常露出宽齿缝，咧开大嘴笑，以消除他的外表给人的恐惧感。然而，2003年11月末的一天，站在巴尔的摩市约翰斯·霍普金斯湾景医学中心重症监护室的床边，面对一位年龄31岁、不省人事的女士，他却一筹莫展。女人的胸部随着呼吸机的节奏有规律地起伏，弗朗西斯翻开她的病历，再次浏览了她的用药信息。没有住院记录，没有潜在的医疗经历。几个小时之前，一位朋友半扶着这个女人进入了急诊室。接收护士记录了这个女人呼吸急促，咳嗽，咯血，或咳带血丝痰。在这个女人昏迷之前，她说自己前一周从一个朋友那染上了流感,她觉得很难受,因此她的家庭医生给她开了抗生素阿奇霉素(希舒美)。

弗朗西斯认为这种药应该已经足以阻止任何细菌感染了。但这个女人显然正在遭受着严重的细菌性肺炎。作为值班的传染性疾病顾问,现在弗朗西斯该担负起职责了,给这个女人的主治医生提供治疗建议。他谨慎地建议静脉注射万古霉素、加替沙星、美罗培南(鸡尾酒三联疗法)。也许这有点矫枉过正,但已经没有时间等待实验室培养结果,来确定到底是什么在折磨着这个年轻的女人。

把女人的病历放在床边后,弗朗西斯朝楼下走去,放射科医生正挂起女人胸部的CT扫描图像。弗朗西斯能看到一些小洞,有的有6.5平方厘米那么大,而那里本应充满光滑的肺组织。放射科医生指出,那些混浊显示洞那里充满了血和脓汁。围绕肺部的一个厚厚的白色光环显示胸膜腔内部同样充满了液体。

弗朗西斯提出:"如果她是注射毒品的瘾君子,我认为是心内膜炎。"他指的是在一个肮脏的针头将细菌带入血液的情况下,感染心脏,并从那里蔓延到肺部。弗朗西斯往回走向病房,碰到女人的父母,并提出了这个尖锐的疑问。她的父母说她不是瘾君子,甚至与毒品不沾边。她只是抽一点烟,每天大约6支。第二天早上拿回来的女人的血液和痰的培养结果更增添了这一现象的神秘色彩,检验结果显示耐甲氧西林金黄色葡萄球菌(MRSA)呈阳性,毫无疑问,该细菌对医院患者而言绝对是个祸害,但它很少被**带进**医院。多少也算得上是个好消息,经过测试,该细菌对几种抗生素敏感,奇怪的是,这几种抗生素很少能够对抗医院的MRSA。

几天后,弗朗西斯看到了第二个来势汹汹的肺炎病例,这一次的患者是一个原本健康的52岁男子,同样被怀疑得了流感。这次不能太过草率,胸腔内科医生深夜打电话告诉了弗朗西斯。他们将开始给病人采用和那个年轻女人同样的抗生素三联疗法。但是,当弗朗西斯一大早来察看的时候,病人死了。刚刚拿到的实验室报告显示,血液培养MRSA呈阳性,和那个仍然在大厅依靠生命维持系统生存的女人具有相同模式的有限耐药性。

那天晚上,弗朗西斯向其主管医师纽曼伯格(Eric Nueremberger)描述了这两个病例。第二天早上,纽曼伯格递给弗朗西斯一本杂志,上面有一篇他最近读到的文章,其内容涉及一连串法国儿童和年轻人受到致命性金黄色葡萄球菌肺炎侵袭。[41]法国研究人员将这种感染与一种感染性葡萄球菌新品系菌株相联系,这种菌株携带一种基因,该基因能产生一种使组织坏死的毒素——潘顿-瓦伦丁-杀白细胞素(PVL),以它的发现者的名字以及它的作用(能使被称为白细胞的抗感染免疫细胞穿孔)命名。与在约翰斯·霍普金斯医院一样,法国医生已证实,绝大多数病人在受到致命的感染之前均患有流感或类似感冒的疾病。在论文的结论部分,法国研究人员把这种迅速而可怕的死亡与1918年西班牙流感大流行期间所看到的景象进行了对比。弗朗西斯回想起他在医学院读到的一个经典描述:

> 由于他们的肺部充满了脓液……患者呼吸急促,逐渐出现紫绀。几个小时大口喘气后,他们神志昏迷、大小便失禁,许多人在奋力清理其呼吸道的带血泡沫(这些泡沫有时还会不断地从鼻子和口中冒出来)时死去了。这真是一种可怕的经历。[42]

确实是一种可怕的经历。那年秋天的流感病毒与前一年看到的"巴拿马流感"差别不大——并不比其他大多数流感病毒更糟糕。然而,当弗朗西斯的第一个病人如今勉强靠生命维持系统生存时,在约翰斯·霍普金斯医院又出现两个流感受害者,均为女性,一个20岁,另一个33岁。两人均不省人事,依靠生命维持系统生存,其血液培养结果显示MRSA均呈阳性,都遭受了一种弗朗西斯在前两个病例身上目睹的肺破损性肺炎。更糟糕的是,在数天之内,她们的感染进一步恶化成败血症,或者说血液感染;她们的免疫系统近乎崩溃,而无效的反应则产生了大量凝血。结果,这两位女士多次出现中风,四肢循环不良,其脚趾和手指也变黑了。输注抗凝血药物保住了这两人的手指,但医生不得不截去那个20岁女人左腿膝盖以下的部分。那个33岁的女人则被截去了双腿。此时,在重症监护室待了4个星期后,弗朗西斯的第一个病人已经能够回家过圣诞节。

在此期间,纽曼伯格和弗朗西斯开始利用晚上和周末的时间,在医院的实验室检测从4名患者身上分离培养的金黄色葡萄球菌潘顿-瓦伦丁-杀白细胞素基因。他们发现,所有培养物都含有这种基因。进一步的基因分析表明,分离到的细菌是完全相同的菌株。当弗朗西斯与CDC联系时,他才得知约翰斯·霍普金斯医院并不是唯一的受害者。具有类似毒力和耐药性的金黄色葡萄球菌肺炎的报告从全美各地纷至沓来,大部分患者之前都是健康的儿童和年轻人,而且总是紧随着流感之类的病毒性呼吸道感染之后出现。

虽然这些MRSA受害者最终都被医院收治,而且有几个死在那里,但他们都是在外界感染的金黄色葡萄球菌。就在几年前,CDC流行病学家还对所谓的社区获得性MRSA肺炎报告持怀疑态度,并把它们搁在一边。CDC的哈格曼(Jeffrey Hageman)承认:"我们犯了个错误,我们总假设早期有关MRSA的报告与医院健康护理的环境有某种隐秘的联系。"

1996年,传染病顾问赫罗尔德(Betsy Herold)在芝加哥怀勒儿童医院第一次这样描述:原本健康的儿童在到达急诊室时,MRSA已经感染了他们的骨骼、软组织和血液。赫罗尔德让研究员伊默格吕克(Lilly Immergluck)审查医院实验室前3年所有的记录,看看金黄色葡萄球菌感染治疗的耐药性情况。伊默格吕克发现了52个MRSA相关病例,其中35个病患儿童之前是健健康康的。感染了35个孩子的细菌呈现出与赫罗尔德在1996年看到的一样的非典型性和敏感性。为了便于比较,伊默格吕克重审了1988—1990年的医院记录。她发现在此期间只有8个感染了此种独特菌株(后被称为社区获得性MRSA)的病例。

最令人担心的是,1990—1995年,芝加哥儿童医院社区获得性MRSA的速率从0.01%增加到0.25%以上。当《美国医学协会杂志》(*Journal of the American Medical Association*)在1998年发表了赫罗尔德的研究结果后,有些人(以芝加哥南部的医生为主)认为这件事情很严重,他们假定城市人群中存在医院金黄色葡萄球菌的野生菌株,而且此菌株已经在医院外较少使用抗生素的地方散播了一些耐药基因。[43]

1999年年初,北达科他州和明尼苏达州的流行病学家报道有4个孩子死于严重的MRSA感染:一个是7岁的非洲裔美国女孩,她抵达位于市中心的明尼阿波利斯儿童医院时,正忍受着源于髋关节感染而出现的剧烈疼痛;一个是16个月大的婴儿,当她的父母紧急把她送到靠近他们的北达科他印第安人保留地的印第安人健康服务诊所时,她的体温已经高到40.5℃;一个是来自明尼苏达州乡村的13岁女孩,她的MRSA迅速蔓延,从肺部一直到脑膜;最后一个是北达科他州刚刚学会走路的孩子,尽管急诊室的医生当即怀疑是MRSA,并开始用万古霉素治疗,他仍然在24小时内死亡。这4人的死亡均涉及此前健康的儿童出现的耐药性葡萄球菌,而且与惯常在医院和疗养院出没的MRSA菌种没有已知的联系。[44]虽然有些人仍然心存侥幸,但不断上升的死亡人数促使越来越多的研究者开始关注自己社区的不寻常病例。

在休斯敦的得克萨斯儿童医院,儿科医生卡普兰(Sheldon Kaplan)已经看到医院急诊室里有越来越多的肺、骨骼、关节、软组织和血液感染了MRSA的儿童。"当我报告这些情况时,每个人都确信其与医院内感染相关,哪怕只是去疗养院拜访了一下或有亲属在医院工作。"但是,在做了深入调查后,卡普兰确信,这些年轻的病人并不是逃出医院的细菌的受害者。

他说:"首先,他们感染的各株MRSA和医院的菌株具有不同的耐药谱。"得克萨斯儿童医院的MRSA被证明耐甲氧苯青霉素家族药物,对其他药物缺乏耐药性。这些社区型菌株耐药不广,但是,它们大多毒力较强。这些新细菌所具有的某些特性,会导致更严重、更具侵袭力的疾病,远超卡普兰及其同事之前所见。

像之前的赫罗尔德一样,卡普兰分配给他的博士后研究人员任务,对实验室培养的从外界进入医院的每一例葡萄球菌感染进行菌株分型。2月,即他们研究的第一个月,萨特勒(Carlos Sattler)和梅森(Edward Mason)发现,在得克萨斯儿童医院,MRSA已占据1/3以上的社区获得性葡萄球菌感染。在短短几个月内,MRSA实际上已经超越"常态",或者说就休斯敦的孩子而言,严重的葡萄球菌感染以甲氧西林敏感葡萄球菌为主。[45]

同时,在全美各地暴发了"食肉"皮肤感染,并且疫情开始蔓延到运动队和其他有亲密身体接触的团体(如监狱囚犯、收容所的无家可归者、男同性恋和学龄前儿童)。其中最著名的是2003年橄榄球赛季出现的暴发,受害者包括圣路易斯公羊队的六七名前锋和后卫,以及他们的对手、旧金山49人队的球员。[46]同年在迈阿密,海豚队后卫索奥(Junior Seau)和开球回攻手罗杰斯(Charlie Rogers)入院接受静脉注射万古霉素,以避免肢体受到伤害;坦帕湾海盗队的沃克(Kenyatta Walker)以及克利夫兰布朗队的泰勒(Ben Taylor)也是同样的情况,需要紧急手术。

CDC进行的遗传分析表明,所有这些引起感染的葡萄球菌共享一个相对较小的耐药基因"盒",使之能够抵抗青霉素、甲氧西林和头孢菌素类等β-内酰胺类抗生素,但也有脆弱的一面,即对很久以前医院MRSA菌株就耐受的许多二线药物敏感。这种"精简版耐药性"以一系列基因(这些基因使其对内部组织的侵袭力增强,能够逃脱人体免疫细胞的追杀,毒性很强)包装起来。这些所谓的毒力因子中被研究得最透彻的,就是潘顿-瓦伦丁-杀白细胞素(PVL)。 PVL基因或许仅仅是一个警示器,可能还存在其他许多尚未被发现的毒力基因。无论如何,它的存在显然与葡萄球菌感染有关,感染期间会导致组织遭到极大破坏,以及大量无效的免疫反应而导致感染性休克——血压骤降,可能导致器官功能迅速衰竭而死亡。

最近的一项分析表明,有着50年历史的80/81型葡萄球菌也携带PVL基因,对此,一些老医生并不感到意外。[47]虽然80/81型菌株在20世纪60年代引进甲氧西林后似乎消失了,但依据艾兴瓦尔德的预测,它可能在医学界的眼皮底下通过与其他菌株分享毒力基因的方式继续存在着。目前欧洲和澳大利亚的社区获得性MRSA的主要亚型,被证实是80/81型菌株的直系后裔。在美国,PVL基因已经进入到一种更富侵略性的葡萄球菌菌株,即USA300(以及它的毒力稍逊一筹的表亲,即USA400)中。而1996年在芝加哥和中西部地区出现的即是USA400。2003—2004年的流感季节,使弗朗西斯的患者、大学生兰内蒂和其他至少二十几个人遭遇不幸的正是USA300。从那时起,它已成为整个国家的医院急诊室里葡萄球菌感染最主要的原因——自2003年以来,每年的流感季节都伴随着令人讨厌的皮肤感染以及经常致命的葡萄球菌性肺炎。[48]约翰斯·霍普金斯医院的弗朗西斯说:"我不敢想象当真正的恶性流感发生的时候会发生什么事,每当我听到人们担心会发生禽流感大流行,真正令我害怕的却是USA300。"

人体内部储存库

对于我们大多数人,MRSA和艰难梭菌固然可怕,但却是遥远的威胁,它们是随机性的杀手,或许通过抗菌肥皂和抗菌洗手液便可以躲避它们。更令人担忧的是,在过去的半个世纪中,典型的人体已成为一个巨大的耐药菌储存库。有时,当这些居民菌偏离原本地点时,它们就会造成直接伤害,例如,一个蹒跚学步的儿童的耐药性耳部感染,或者一个女人的耐药性尿路感染。更令人关注的是现成的耐药基因储存库,通过这些居民菌,它们的更为危险的同类便可以获得耐药基因。

这一日益严重的内在风险的早期迹象出现在20世纪60年代,紧随着渡边勉的发现而来——他发现肠道细菌能够交换某种神秘的"耐药因子",后来被证明是载有抗生素耐药基因的质粒。[49]1969年,爱尔兰皇家外科学院的穆尔豪斯(Ellen Moorhouse)报告称:在100个健康的都柏林婴幼儿的大便中,她发现80%以上含有耐药菌。这些细菌很多被证明可以耐受3种或3种以上的抗生素,而这些抗生素曾经被认为即使不能立刻杀死它们,也应该能够抑制它们生长。[50]1972年,英国细菌学家林顿(Karen Linton)追寻着穆尔豪斯这一令人惊讶的发现,她发现布里斯托尔及周边的健康人大多同样携带着耐药肠道细菌,儿童的平均比率(67%)比成年人(46%)略高,但那些与畜牧业相关的人携带比率(79%)是最高的。令人不安的是,林顿发现,她从志愿者身上分离的耐药菌可以很容易与药物敏感菌共享耐药基因。[51]

大约同一时期,以色列开展的一项研究让人稍稍放心:微生物学家宋普林斯基(David Sompolinsky)发现,一个疗程的抗生素治疗使患者菌群的耐药性产生了极大增长,但在接下来的几个月其耐药水平又逐渐回落。特别是,经过一个为期两周的四环素或氯霉素疗程,80%以上的志愿者的肠道细菌产生耐药性。两个月后,耐药性比率下降到10%——除了那些在医院的病人,即使停用了抗生素,不知什么原因,其体内耐药菌落仍维持在较高水平。[52]

宋普林斯基的调查结果强化了这一众所周知的观点,即耐药菌不可避免地被耐药质粒这个额外的负担所削弱。当撤回抗生素的选择性压力时,耐药菌则会让步于药物敏感菌。这个理由足以使20世纪60年代和70年代的医生相信:对抗生素的敏感性总是可以通过给病人停药或者换用其他种类的抗生素重新建立起来。

年轻医生利维对此并不是十分放心。利维刚刚从宾夕法尼亚医学院毕业,在周围的执业医生中,利维是极少数了解由渡边勉等细菌遗传学家发现的基因改组后果的医生,在东京时,利维和渡边勉在医学院共同学习过一学期。1977年,利维还在塔夫茨大学工作,他就开始对肠道细菌的耐药水平进行了第一次大规模评估,这次评估招募了数百名志愿者,其中既有医院的病人,也有大学的学生;既有来自城市的,也有来自乡村的。结果震惊了所有人,包括利维。1/3以上的健康志愿者的肠道细菌中,耐药性微生物占据50%或以上,而他们6个多月不曾服用过抗生素。根据利维的计算,美国人平均每天排泄1000万到10亿个耐药大肠杆菌。[53]利维30年后回忆说:"在医学微生物学会议上,我还记得我非常沮丧,观众会说,'这些抗性因子可能对遗传学家来说是有意义的,但它们并不是一个临床问题。'对我来说,这是非常惊人的,因为我知道这仅仅是冰山一角。"[54]

对于那些关注到这些的人,利维的研究打消了他们的这种想法,即一旦患者停用抗生素,耐药基因就会消失。其他研究人员证实了这一令人担忧的新的现实：20世纪90年代初，来自伊利诺伊大学厄巴纳香槟分校的萨利尔斯开始追踪潜伏于许多类杆菌中的一整套耐药基因的上升，而这些类杆菌是人体肠道中最主要的细菌群体之一。这些耐药基因从何而来？是什么刺激它们传播？她很想知道。为了找到答案，她成了微生物考古学家，从20世纪60年代末到90年代初，她从健康志愿者和医院的病人那里提取粪便样本并进行冰冻处理，然后使用DNA探针寻找耐药基因。

萨利尔斯发现，在20世纪70年代之前，在她的样本中，只有不到1/4的类杆菌中出现了四环素抗性基因tetQ。与此相反，20世纪90年代的样品中，85%以上的类杆菌都携带tetQ，不管样本是来自医院的病人，还是来自多年没有使用过抗生素的人。同样在这30年里，多种类杆菌均获得了3种基因（ermB、ermF和ermG），从而对新型抗生素，即红霉素表现出耐药性，其比例从1970年的不到2%升至20世纪90年代中期超过20%。[55]萨利尔斯的结果提供了明确的证据，表明耐抗生素的细菌在我们体内逐渐占据优势是日积月累、无可更改的结果。

由于人体肠道细菌有多达1/4为类杆菌，萨利尔斯担心其耐药性如此稳定地增长下去，最终会导致两类世界上最常用的抗生素失效。"如果伤口将细菌引入腹腔，它们会造成即时危险，"她说，"但更危险的是，大多数人体内的细菌基因可能会相互流动从而获得足够的耐药基因，把以前尚可治疗的感染变成不可治愈的疾病。"至少在理论上，类杆菌能够与危险的肠道致病菌（如导致食品受污染的沙门菌、志贺菌、空肠弯曲菌）和呼吸道致病菌（如金黄色葡萄球菌、化脓性链球菌）共享基因，那些致病菌通过吞咽黏液和唾液有规律地经过肠道。

萨利尔斯计算，这些细菌经过胃肠道时，花24—48小时混入"本地菌"。她打趣道："在人体结肠这个晃动着的单身酒吧中，这样长的时间足够让细菌获得一些有趣的东西了。或者以另一种方式来看这个问题，我们已经把肠道变成了细菌的"易趣网"。不必以那种僵硬的方式——通过突变——获得耐药性，只要细菌稍做停留就可以获得其他一些细菌已经建立的耐药基因。"萨利尔斯已经计算出类杆菌菌株彼此间切除和转移其tetQ基因只需要短短几个小时。最近，她在伊利诺伊大学的研究小组一直在测试类杆菌可以将耐药基因传播多远、多广，以及什么样的条件能刺激它这样做。

事实上，在萨利尔斯的实验室工作，就如同扮演那些将不太可能会结合的人配成对的媒人。站在她的实验室台前，博士研究生马拉诺夫斯卡（Kaja Malanowska）拿起皮氏培养皿盖，用一个无菌接种针的针头蘸取了5亿左右的大肠杆菌。然后，她把它们添加到一个试管中，其中包含了尽可能多的漂浮在加入抗生素的液体培养基凹槽中的多形拟杆菌细胞（*Bacteroids thetaiotaomicron*）。[56]在清除了试管里的氧气后，马拉诺夫斯卡将细菌混合，实验室内部模拟肠道，如一个房间大小的孵化器的温度被设置成健康的肠道温度37℃。一两天后马拉诺夫斯卡将会发现什么，对于她的导师而言并不是什么秘密。萨利尔斯解释说："在细菌世界随意交配的模式下，大肠杆菌和多形拟杆菌能够交换一些基因。"这样的交配涉及两个亲缘关系较远的物种，类似于一头牛与一只美洲狮，甚至与一条蛇交配。

萨利尔斯进一步发现，有遗传证据表明，革兰氏阴性拟杆菌家族最初获得的耐药基因是来自细菌王国的对立面——革兰氏阳性菌，如形成芽孢的肠道产气荚膜梭菌、棒状土壤细菌球形芽孢杆菌。这种基因转移——从刚性的全副武装的革兰阳性细胞到革兰阴性光滑荚膜的多形拟杆菌——曾长期被认为是不大可能的。萨利尔斯说："就像是犰狳与鱿鱼交配。"或者，从进化距离上说，更像是犰狳与红杉交配。

　　萨利尔斯知道,她学生试管中的抗生素不仅没能杀死浮在它上面的细菌,实际上反而会刺激其DNA转移。她说:"如果你认为不同种细菌之间的基因转移就如同陌生人之间的滥交,你就要考虑抗生素作为其春药的可能性了,而四环素果真起到了春药的作用。"这种反应可能折射出了整个细菌王国一系列的合作生存技巧。萨利尔斯说,主题可能就是"如果你分享你的基因,我将分享我的"。

　　萨利尔斯同意塔夫茨大学利维的担忧,不只是抗生素,其他许多现代抗菌产品都可能通过这种或那种细菌式的技巧促进耐药性传播。她说:"利维提出了一个值得关注的严肃理由,即这些产品可能选择突变菌株,不仅对它们,而且对其他一些抗生素均产生耐药性。"利维特别关注的是三氯生,这种化学物质经常被加入抗菌肥皂、牙膏、漱口水和家用清洁产品中。1998年,利维实验室的麦克默里(Laura McMurry)表明,三氯生更像是以抗生素的方式,而不是如漂白剂或乙醇等广泛杀菌剂一样起作用。具体而言,她指出,三氯生阻断细菌合成脂肪所需的酶,大肠杆菌和其他许多微生物可以通过对自身DNA做较小的调整或发生突变,以规避三氯生这种不利的作用。

　　从那时起,利维的支持者也同样揭示出,三氯生可以触发大肠杆菌、沙门菌、志贺菌等肠道细菌的多重耐药性。它通过所谓的"多重抗生素耐药基因(mar)操纵子"的开关来控制这一作用。mar的开或关,反过来又激活了大约60种生存基因,其中包括一种被称为"外排泵"的基因,结果使得不仅仅三氯生被排出,细菌细胞中的抗生素也被排出。当这些细菌遇到消毒剂(如松油)、化学防腐剂(如苯扎氯铵,以及在滴眼液、鼻喷雾剂、化妆品中常用的季铵盐化合物)时,同样的"呕吐反应"就会被触发。因此,这些家用产品通过选择突变的细菌可促进多重耐药性,从而使抗生素外排泵昼夜不停地运转。[57]有可能使问题进一步复杂化的是,三氯生及与它化学结构相似的三氯卡班持续存在于处理后的废水中,在过去20年中已经遍及美国各地的地下水、井水、淡水湖泊和溪流。[58]

利维、萨利尔斯及其他很多人的研究表明,半个多世纪以来,抗生素和其他抗菌剂的广泛应用已经改变了我们内在的微生物生态系统。例如,伦敦的伊斯特曼牙科研究所的研究人员最近发现,几乎所有小学生口腔里都含有四环素耐药菌——尽管医生们甚至没有给12岁以下的儿童开过四环素,因为该抗生素会给他们刚刚长出的牙齿着色。[59]

这些研究没有解决引起麻烦的基因的来源问题。在极少数情况下,一种新型耐药性是通过随机突变产生的。一个幸运的突变可以改变药物的生化靶点,使抗生素不能进入细菌细胞内。一个简单的突变同样可以翻转开关,使外排泵不停运行。但外排泵本身就是由一个全功能的生化机器构成,需要花费亿万年进化此基因蓝图。同样,复杂的细菌酶(如β-内酰胺酶,它能够阻断或中和许多重要抗生素的作用)背后的基因也是如此。显然,在过去的60多年,这些耐药机制还没有进化出来。很明显,在抗生素问世之前,这些耐药机制在定植或感染人体的细菌中近乎不存在。事实证明,它们正如我们脚下的泥土一样,离我们很近。

土壤里的超级细菌

作为安大略省哈密尔顿市麦克马斯特大学抗菌药物研究中心的主任,赖特(Gerry Wright)拥有一个药物设计师梦寐以求的最尖端的实验室,包括一台价值1500万美元、能同时对数百个细菌靶点检测多种潜在药物的高速筛选设备。然而,赖特发现,比起他在一块土里见到的细菌制造抗生素的能力,21世纪的科技可谓相形见绌。

他解释说："即使是合成化学领域最优秀的人才,也需要付出多年艰辛努力,才能得到哪怕是极少量的像万古霉素这样结构复杂的抗生素,但是许多细菌可以轻易做到。"令赖特和他的麦克马斯特团队特别感兴趣的是链霉菌属,这是一类分布广泛的土壤菌,长久以来,以其复杂的长丝状形态及水果般的孢子柄,吸引着科学家们去不断探索。从实用角度而言,这些抗生素制造菌存储的十几类药物,包括链霉素类、四环素类、新霉素类、克林霉素类、红霉素类、万古霉素类等,构成了我们的医疗兵工厂。

在地下微生物王国,这些生化物质似乎扮演着两个不同的角色。研究表明,在浓度较低时,它们的功能是作为信号分子,使细菌细胞感知本族及其他生物体并做出反应。[60]在浓度较高时,它们可能会扮演我们更为熟悉的角色,即抗生素毒药,从沙漠到山顶,在满是沙子和土的任何地方,都存在复杂的细菌群落,抗生素可以平息它们之间无休无止的战争。

赖特从20世纪90年代中期开始研究链霉菌的基因,专为掌握一些能用于药物开发的新方法。尤其是,他和博士研究生马歇尔(Christopher Marshall)重点关注丰加链霉菌染色体上的一个突变,丰加链霉菌是众所周知的壁霉素的生产者,而壁霉素与万古霉素密切相关。他们的分析产生了一个包含几十个基因的目录,其中包括一个意想不到的收获——一套保护丰加链霉菌免遭自身产生的壁霉素毒害的基因。

对赖特来说,微生物将这些耐药基因混合在制造毒药基因蓝图中是有道理的。以这种方式,它可以有效地在所需的基础上调整"解药"制造者。赖特没想到的是,他和马歇尔从泥土微生物中挑出来的抗病基因簇(包含5个基因)竟然出奇地面熟。任何接触过医院超级细菌(如耐万古霉素肠球菌)的微生物学家即刻就能认出它们:一个基因的作用是切断抗生素与革兰阳性细胞壁的结合点;两个基因产生"耐药替换剂"以填充细胞壁上被第一个基因作用后删掉而产生的缝隙;至于最后一对调控基因,只要万古霉素或任何其化学类似物出现在周围,便可以根据需要开启前3个基因。

赖特和马歇尔用DNA探针检测其他链霉菌属细菌相同的耐药基因。他们在制造万古霉素的东方型链霉菌中发现了这些基因,还在其他6种制造有化学相关性的抗生素的品系中发现了它们。[61]赖特说:"这才让我们幡然醒悟,如果我们15年前,即当万古霉素正得到广泛应用之时就做这样的实验,我们也许就能非常清楚用药后将会伴随着何种耐药机制。

链霉菌属细菌在土壤中无处不在,赖特不知道他在随便挖的一铲土中还能发现什么。他说,对于拥有价值数百万美元的高科技设备的科学家来说,下一步要做的简单得令人尴尬,需要用到可能是"100年前人们就已经使用过的东西"。无论是出席一个科学会议,还是与孩子们游山玩水,赖特总会带回一个密封的袋子,里面装的是泥土——或来自郁郁葱葱的森林,或来自会议中心外烟头四处散落的花圃。然后,他让他的学生检查链霉菌属细菌的样本,并测试这些细菌是否对21种不同的抗生素易感。赖特同样要求学生们在放假回家的时候,用塑料袋带回一些家乡的土壤。在接下来的两年里,这个实验室积聚了来自各地的土壤,其中包括多伦多、萨斯喀彻温省草原、尼亚加拉果园、加拿大落基山脉。赖特的弟弟是驻守在安大略和马尼托巴交界处的警察,他甚至邮寄北部边界解冻后的土壤给赖特。赖特说:"我们已经有从温哥华到哈利法克斯的泥土。"

学生达科斯塔(Vanessa D'Costa)和麦格兰(Katherine McGran)所做的是实验室较繁重的工作,即从收集的土壤中分离出丝状、形成孢子的链霉菌。他们建立了一个有近500个品系和物种的数据库,包括许多之前未分离到的链霉菌。最令人印象深刻的是,所有的链霉菌都被证明不仅可以抵抗自身特征性抗生素,而且可以耐受其他许多抗生素。无一例外,每种链霉菌都能够分解、使失活、阻止、外排或中和多种抗生素。平均而言,那些细菌能够耐受七八种药物,有些多达14种或15种。总体上,研究人员遇到的情况是它们能耐受所测试的21种抗生素,这里面既有传统抗生素(如四环素、红霉素),也有潜在的新兴药物(如VRE克星喹奴普丁-达福普汀,以及MRSA候选药物替加环素和达托霉素)。[62]更令人惊讶的是,许多链霉菌能够耐受全合成药物,如环丙沙星,以及被大肆吹捧的新的明星药物泰利霉素和利奈唑胺[63]——它们都是那些链霉菌在大自然未曾遇到的化学物质。

2006年,赖特在知名度极高的《科学》(Science)杂志上发表了他的研究小组的研究结果,标题为"抗生素耐药基因采样"。[64]细菌可能耐受十几种合成和半合成药物,许多科学家对此表示惊讶,可赖特说,他预计可能更多。"细菌能以多种方式抵抗抗生素,很多往往无特异性。例如,外排泵可以将任何油性物质排出细胞外。"有趣的是,赖特的团队发现了一些以前未知的耐药机制。超过一半的细菌能够产生一种新型的酶,以破坏喹奴普丁-达福普汀以及治疗结核病的关键药物利福定。还有一些运用以前从未见过的把戏,即将一个糖分子附着到该药物的化学骨架上以阻止其抗菌作用,从而抵抗泰利霉素。

这份报告促使报纸的头条新闻变成了耸人听闻的"超级细菌在土壤中比比皆是",从而更加令人忧心。[65]先不管抗生素的限制使用,我们自身有没有将一直在跟踪的耐药菌带入我们的家庭和医院?远非如此,赖特总结说。"这些基因显然不是直接从链霉菌转移到致病菌。"他解释说。首先,制造抗生素的生物体(如链霉菌)将这些"自杀预防"基因牢固地嵌在它们的主要染色体上。这些基因必须得重新装配成为可动因子,如质粒和转座子,才可以成为细菌王国的基因交换网的一部分。其次,尽管赖特在泥土微生物中发现的耐药基因与很多传染病菌中发现的几乎完全匹配,DNA中细微的变异告诉他,这些基因是通过其他媒介从一群传递到另一群的。

在这样一场交际游戏中,每当基因在微生物之间传递时,细微的变异改变了新宿主DNA的"方言"。具体而言,从细菌到大象,任何生物体的DNA,都具有特征性的"GC含量",即DNA序列中鸟嘌呤脱氧核苷酸(G)和胞嘧啶脱氧核苷酸(C)比例(G、C和腺嘌呤脱氧核苷酸及胸腺嘧啶脱氧核苷酸一起构成整个DNA)。总体来说,细菌界GC含量最高的是链霉菌。链霉菌DNA的核苷酸中,超过70%是由鸟嘌呤和胞嘧啶构成的,包括其耐药基因。而当这些相同的基因出现在致病菌(如肠球菌或葡萄球菌)中时,其GC含量接近50%。这仍然高于这些致病微生物基因原本的GC含量,就葡萄球菌和肠球菌而言,其GC含量均约为37%。因此这也表明,这些基因的传递是经过中间生物体的,它们的GC含量也随之逐渐接近每一个新的宿主。

赖特说:"我们所得到的就像是一个不完整的化石记录,现在,我们以土壤中先天耐药的生物体为起点,再以医院里的耐万古霉素肠球菌为终点。它们拥有相同的耐药基因,但我们知道中间缺少一系列环节,这些环节将它们从开始到结束串联起来。"

从哪里开始寻找那些中间生物体呢?很显然,医疗中抗生素的滥用起着重要作用。此外,农业(尤其是畜牧养殖业)中抗生素的广泛应用,有可能使抗生素直接通过我们的餐盘进入人体。

回到农场

> ### "神奇药物"金霉素让生长率增长了50%
>
> *（《纽约时报》费城特别报道）*
>
> 金霉素，一种金色的化学物质，原本是作为抗生素用于拯救生命，如今却被发现是最强效的促生长物质之一，其效果超出任何已知的维生素。[66]

1950年4月9日，立达实验室的化学家朱克斯（Thomas Jukes）和斯托克斯塔德（Robert Stokstad）公布了他们的一个偶然发现，抗生素可以发挥一种"奇特的"新作用。他们认为，这简直就是一个奇迹，"而且对于资源日益减少、人口不断膨胀的人类世界的生存有着深远影响"。只需将2.3千克未纯化的抗生素添加到1吨动物饲料中，就可以让仔猪的生长速度提高一半。同样的现象也发生在小鸡和小牛身上，并创造了其最快生长速度。

当立达化学家在发酵时产生的废水里提取已广泛用于促进牲畜生长的维生素B_{12}时，抗生素促生长作用的性质已经显现在他们面前。具体来说，他们是从大量的龟裂链霉菌中提取B族维生素，这些金黄色的土壤菌能够分泌金霉素。出乎意料的是，朱克斯和斯托克斯塔德发现，未经处理的废水远比维生素B_{12}单独促进动物生长的效果要好。给动物喂饲纯金霉素甚至会出现更加惊人的结果。立达实验室的另一个科学家达格尔（Benjamin Duggar）两年前才分离出金霉素，并将其发展为广泛应用的广谱抗生素，能够杀灭50多种使人生病的微生物。但是，从美国农户的潜在需求来看，朱克斯和斯托克斯塔德的发现或许能为立达实验室带来更大的收益。

在幼年动物身上应用抗生素不会导致形成更大的成年牲畜。而是通过加速其生长,极大地削减时间,进而节约成本,使它们提早摆到我们的餐桌上。同时,大规模的"仓库农业"的现代趋势使得个体化治疗病畜变得不切实际。随着使用抗生素成本下降到每千克几十美分,在整个牛群、羊群的饲料和饮用水中加入药物似乎更为明智。

朱克斯和斯托克斯塔德在新闻发布会上公布了他们的发现,有人担心抗生素会被食客吃下肚,他们让大家放心,因为那些化学物质会在动物消化过程中被破坏掉。接下来的那个月,藏在《纽约时报》科学栏目里的一则简讯引起了一些人的注意,上面写着:

> 威斯康星州的干酪制造商在大桶牛奶凝固过程中遇到了麻烦。据调查,问题出在曾经使用青霉素或金霉素治疗患乳腺炎的奶牛身上。威斯康星大学的普赖斯(W. V. Price)博士发现,这些药物抑制并扰乱了生产优质干酪所必需的细菌的生长。[67]

根据美国动物健康研究所(代表美国兽药行业的游说团体)的调查数据,如今在美国,牲畜每年消耗的抗生素超过9000吨。[68]另一个消费者权益保护组织,即科学家关怀联盟则估计抗生素的使用量更多,达到近11 000吨,而在这个国家每年用于人类医疗的抗生素仅为1360吨。[69]这个联盟的科学家们特别关注的是喂给动物的仅用于促进生长的亚治疗剂量的抗生素。[70]据他们的估计,在喂养牲畜的抗生素总量中,非治疗性使用占70%,或者说每年超过7700吨。工业的发展使事情变得有所不同,每年有900—1360吨的抗生素用于促进牲畜成长,另有约9000吨的抗生素用于防止牲畜在紧张状态下被感染(仔猪和小牛犊断奶前后,牛羊在处于运输过程中或过度拥挤时,会出现应激反应),以及阻断疾病传播(如出现母鸡咯咯叫、小牛犊流鼻涕或其他一些疾病迹象)。其中,略少于总数一半(约4500吨)的抗生素为离子载体抗生素和砷化物类抗生素,不在人类医疗中使用。其余的5400—6300吨抗生素亦可用于人类,包括四环素类、头孢菌素类、氟喹诺酮类、青霉素类、磺胺类药物等。[71]

在过去的30年中,许多研究已经证实,这种连续的抗生素饲养已在动物的消化道和皮肤,以及畜牧业养殖区与周边地区的空气、土壤、地下水中导致高度耐药微生物的产生。[72]对超市的肉、蛋的检测表明,我们买的包装好的肉和蛋,至少存在一些此类耐药菌群。如此一来,在厨房里,即使是最细致的厨师也可能传播一些看不见的污染物,通过未完全烧熟的汉堡包、排骨或煎蛋卷,偶尔让一些耐药菌到达饭桌上。

沙门菌和弯曲杆菌为最常见的细菌性食物中毒的原因,据估计,每年有300万—400万美国人因此接受治疗,不过许多人所遇到的情况无非是有一两天总往厕所跑,然后就能恢复。当细菌扩散到肠道之外时,情况就变得极其严重了,有效的抗生素可以使病人完全康复,否则病人的器官就会严重受损甚至因此死亡。但在过去的20年中,先后在动物和人身上出现了越来越多的耐药性沙门菌和弯曲杆菌。

CDC流行病学家齐勒(Tom Chiller)说:"沙门菌是个坏消息,耐药性沙门菌是个真正的坏消息。"齐勒是医疗界与美国细菌耐药监测系统的联系人,这个监测系统是美国农业部和FDA兽医部门的合作机构。齐勒报告称,严重的多重耐药性沙门菌感染出现在20世纪90年代,在2000年达到了顶峰,占所有病例的40%左右。从那时起,高度耐药菌株不断增加,可以耐受9种或更多先前有效的药物。更为神秘和危险的是,即使医生使用了有效的抗生素,这些超级细菌往往也会引起更多的侵入性感染、脏器损伤和死亡。[73]

齐勒说："最大的问题是,我们遇到的不断升级的耐药性正对应着我们最重要的两大类抗生素,也是医生面对这些感染时最常用的药物。"第一类是氟喹诺酮类,如环丙沙星(或者叫西普罗);第二类为头孢菌素类。到目前为止,对于严重的沙门菌和弯曲杆菌感染,除非遇到耐药株,否则环丙沙星和其他喹诺酮类是最直接、最有效的治疗手段。然而,在治疗儿童时,医生在默认情况下使用头孢菌素类,因为考虑到氟喹诺酮类药物的毒性,特别是对孩子的骨骼生长、韧带和神经系统有害。

齐勒说："这种耐药性是医生和危重病人不希望看到的。"2003年,相关监测显示:超市货架上被弯曲杆菌属细菌污染的鸡肉和鸡蛋中,环丙沙星耐药菌已上升到15%左右。因此,人们呼吁政府抓紧时间采取行动。这促使FDA于2005年禁止将恩诺沙星(或者说"动物环丙沙星")用于家禽业。美国政府首次撤回牲畜市场抗生素这一举动,标志着时断时续、摇摆不定地反对美国将抗生素(与被广泛用于人类医学的属同一族)用于牲畜行业这一有争议的做法的运动,出现了一个分水岭。

更多关注集中在用大量抗生素喂养牲畜会不会将耐药基因引到人类身上。齐勒称,鉴于沙门菌和弯曲杆菌正在使某些人患病,我们必须假设,数百乃至数百万通常无害的细菌(如肠球菌和肠杆菌)正源源不断地从农场走向餐桌。"它们和我们肠道的其他细菌交换基因的时候,不一定非得使我们生病。"

然而,尽管有逻辑和间接证据支持,牲畜及制药等行业早就指出,除了用试管人工操作,没有人真正记录过来自牛、鸡和猪的细菌将其耐药基因传递给人类病原体。动物健康研究所科研事务副理事长、兽医卡内瓦莱(Richard Carnevale)这样问道:"谁说不可能是用于人类的抗菌药物的大量应用导致了动物耐药性的上升?"卡内瓦莱指出,来自洛玛连达大学的一项研究表明：肉食主义者并不比素食主义者（虽然研究中素食主义志愿者也食用鸡蛋和牛奶）携有更多的耐药微生物。[74]他说，在贴有"不添加抗生素饲养"标签的肉中，人们也发现了耐药性极强的细菌。[75]"你甚至可以在森林中随手捡起的鹿粪中发现耐药微生物。"

齐勒说，研究人员刚刚开始考虑另一个因素（一个也许可以解释这些明显的异常现象的因素），即每年牲畜排泄的大量抗生素的去处问题。例如，研究表明，农场排出的废水将抗生素带入地下水和河流中。[76]他补充说，超市的货架记录表明耐药菌的急剧上升的顺序都是先人后牲畜，而不是反过来，这同样不符合逻辑。他说："据我所知，没有人拿我们喂养它们。"

一些关于牲畜到人耐药性转移的研究提供了有力的旁证。例如，1999—2000年的秋冬季节，根据流行病学家调查，加利福尼亚大学伯克利分校的学生中暴发了高度耐药的尿路感染。DNA图谱显示，尿道感染源于同一菌群，即肠道大肠杆菌独特的亚系。这也就告诉调查人员大肠杆菌都有一个共同的来源。因为患者中几乎没有住在一室或者相互认识的女性，这令调查人员认为感染来源于被污染的食物。当调查人员发现1996—1999年在密歇根州和明尼苏达州由同样的菌群造成尿路感染时，他们才意识到，食物污染并不是孤立的，而可能来自遍布全美的牛肉中的肠道大肠杆菌。[77]

具有讽刺意味的是，证明危险的耐药基因是从牲畜到人体最有力的证据来自早期欧洲努力限制在食用动物中使用抗生素这一举措。早在20世纪60年代，英国医生就游说政府调查：家畜抗生素在诊所和医院日益增多的耐药性沙门菌和弯曲杆菌感染中发挥了什么作用？1969年，斯旺委员会作了报告，结果显示：在被宰杀的动物中，促生长抗生素与不断增加的耐药菌水平，两者存在明显的相关性，而此时人体耐药性沙门菌感染也创了历史纪录。[78]对此,英国政府禁止畜牧业使用人类医疗中的抗生素作为低剂量的"营养"目的。西欧大部分国家纷纷效仿,以维护医用抗生素的有效性。

因此,畜牧业转向一系列因其毒性或吸收性不好而被认为不适合人类使用的后备抗生素。其中最主要的是糖肽类抗生素,包括万古霉素。当时,很少有人能想到,在未来的几十年里,这一类药物将成为医院面临的越来越流行的耐甲氧西林感染的最后希望。令他们极为震惊的是,20世纪80年代末,当欧洲的医生第一次使用万古霉素,他们发现,肠道的普通细菌耐该抗生素的现象已经十分普遍。随后的研究表明,数以百万计的欧洲人携带着VRE,其万古霉素耐药基因与用阿伏霉素喂养的鸡、猪肠道细菌中发现的耐药基因几乎相同,而阿伏霉素是另一种糖肽类抗生素,与万古霉素化学结构类似。

虽然没有人亲眼观察到耐药基因从牲畜传递到人体,证据却是显而易见的。与欧洲相比,在美国和加拿大,有大量其他抗生素可用,那里的农民没有使用阿伏霉素喂养动物,医院外患者体内的VRE依然很少见。感兴趣的微生物学家发现,寄居于欧洲人身上的VRE与寄居于食用动物上的VRE明显不同。这证明耐药基因之匹配近乎完美。换句话说,动物肠道细菌并不直接感染人体,它们只是在经过人体肠道时传播自己的耐药基因。

丹麦于1995年禁止使用阿伏霉素,它也是第一个采取该措施的欧洲国家,该国家禽中耐万古霉素的细菌立即下降,但在猪中情况并没有什么变化。问题原来出在交叉耐药性。在猪的肠道细菌中,万古霉素耐药基因与耐另一种抗生素(泰乐菌素)的基因相邻。当丹麦政府下达禁止将泰乐菌素作为促生长剂的法令时,猪肉制品中耐万古霉素细菌出现了预期的下降。德国、比利时及荷兰紧随其后,于1996年颁布了禁令。在接下来5年中,临床研究显示,欧洲人口中VRE的总患病率减少了一半,从12%降至6%,但再也没有回到应用阿伏霉素前的水平。[79]

1999年,欧盟下令全面停止使用抗生素作为牲畜促生长剂,并在接下来的7年逐步实施这个禁令。这一重大举措的催化剂就是:1999年,德国研究人员测试了喹奴普丁–达福普汀的有效性,它是对付VRE的颇具潜力的新药,他们即刻就在患者和健康志愿者身上遇到了广泛耐药菌。像万古霉素一样,喹奴普丁–达福普汀本是几乎不用于人类医学的药物,而主要作为牲畜促生长剂。[80]

同年,美国CDC科学家的检测结果表明,在杂货店鸡肉中,有近90%的肠球菌对喹奴普丁–达福普汀有耐药性,而在从健康志愿者身上分离到的肠球菌中,这一比例则为12%。[81]研究人员警告说,使用喹奴普丁–达福普汀患者的耐药水平会很快达到在牲畜上看到的耐药水平。2006年,与预测一致,明尼苏达州卫生署研究人员报告,他们从处理过生禽或吃了很多鸡肉的人身上分离出的肠球菌,有40%对喹奴普丁–达福普汀有耐药性。与此相反,他们并没有在对照组65个素食主义者身上发现这样的耐药菌。[82]

如今,加拿大和美国的卫生和农业机构仍在努力限制农用抗生素的使用,以此来平衡经济发展和公众安全。有些人警告说,北美牲畜行业——以低利润大型工厂化养殖为主——面临着禁止将抗生素用作促生长剂的禁令,将比欧洲一般小规模畜牧经营更为艰难。此外,行业团体也已经迅速指出,欧洲由于禁止在健康动物饲料中掺入低剂量的抗生素,导致在出现感染需要治疗时,不得不增加抗生素剂量,而这无形中增加了动物总用药量。

抗生素的利与弊

利维在《抗生素的利与弊》(*The Antibiotic Paradox*)一书中警告说,就其本质而言,抗生素本身播撒下了其毁灭的种子,这本于2001年出版的书相当于他对滥用抗生素之危险的宣言。随着这本书的出版,利维已经成为媒体标志性黑暗和厄运的先知,他的马克思(Groucho Marx)式的胡子和体格以及华丽的领结使他特别容易被公众记住。而他的警告已经得到证实:耐药性的细菌感染,现在以每年数万人的速度吞噬着美国人,而且这是一个生命至上的国家。利维认为,即使谨慎使用可以延长抗生素的有效性,这些药物也并非解决古老的传染病问题的长久之计。

第五章　作战要智取而不是蛮拼

药物简史

公元前2000年——来,吃树根。

1000年——那树根是异端,来,祈祷就可以了。

1850年——祷文是迷信,来,服下这剂药水。

1920年——那药水是骗人的万灵油。来,吃下这粒药丸。

1945年——那药丸没效果。来,用青霉素。

1955年——哎哟,病菌耐药了。来,用四环素。

1957—2007—2042年——天哪,来,服用更强效的抗生素。

20??年——病菌无敌啦!来,还是吃树根吧。

——无名氏

美好的旧时光?

美国内战正打得热火朝天,27岁的凯勒(Valentin Keller)却因健康原因被迫退役了。他是一个来自俄亥俄州的瘦小裁缝,刚刚在联邦军队中服役一年,让他退役的医师写道:"不用拐杖就不能行走,即便就这么走也要忍受剧烈的疼痛。"医师还记录了他呼吸音减弱,原因很有可能是胸膜炎或胸腔积水。同他的很多同伴一样,凯勒并没因枪林弹雨而受伤，却因感染性疾病而残疾。伴随着残疾和无尽的痛苦，他在41岁时死于水肿或充血性心力衰竭，这大概源于他孩童时代受过伤寒或风湿热侵袭。[1]

想要探究人类与病菌斗争过程中产生的难题，我们首先应大胆地提出：公共卫生和抗生素的出现，扰乱了我们和微生物的"天然"关系，在此之前的几个世纪，人类的体质其实更好。今天反对疫苗者指出，疫苗虽然可以使儿童避开过去常见的感染性疾病（如麻疹、流行性腮腺炎和水痘），但相比强健的祖辈，它们却使我们的孩子处在更易患病的状态。即使是医学专家，也对是否要持续延长人们的寿命提出疑问——现代医药确实延长了人们的寿命，但却以降低生命的质量为代价。它赋予我们的不是欣欣向荣的金色年华，只是可悲的、伤痕累累的暗淡生命。在20世纪八九十年代，对生命的延长会给社会带来沉重经济负担的恐惧，激起了经济学家的关注，他们对此做了大量的研究。

在这些经济学家中，领头羊是由诺贝尔奖获得者福格尔（Robert Fogel）和他的女弟子科斯塔（Dora Costa）组成的研究团队。最近10年他们挖掘出了关于19世纪美国人健康状况的所含信息最丰富的资料：联邦军队和内战退伍老兵的医疗记录。其中最令人悲伤的情境或许是入伍体检：联邦军队急需征兵，却不得不将成千上万的青少年拒之门外，因为他们身患重病或残疾。他们体质虚弱，部分原因可追溯至他们的童工时代还没有职业安全法。但更为重要的原因是童年的疾病，如麻疹、伤寒和风湿热[能引起弥漫性胸膜炎、胸膜积水和风湿病（发炎性关节炎）]。

在拥挤不堪的战壕和营地中，那些通过召集令招募（同盟军队和联邦军队都不吹毛求疵：他们甚至接受视力低下和小便失禁者）的士兵遭遇到的更多的是急性致死性疾病。内战的62万名死难者中，有50%死于疾病,最糟糕的莫过于一波又一波麻疹、白喉、伤寒热和链球菌感染的暴发。科斯塔对退伍老兵病历的回顾使幸存者的代价变得清晰而残酷:一个士兵在战争中所经历的每一种发热,在他中年时都会大大增加其患动脉粥样硬化的危险性。感染过伤寒或风湿热而幸存下来的士兵,以后患心脏瓣膜病和关节炎的风险很高。若得过结核病,他们以后更易患慢性呼吸系统疾病。

科斯塔说:"在联邦军队服役过的老兵们到50岁时,已经因慢性疾病而残废了。"她又补充说,从整体健康和活动能力来看,"1890年的那些经历过内战的50岁老兵,他们的身体状况与其今日的后代们在75岁时差不多。"大约有一半的内战老兵在50—65岁时会遭受痛苦的关节炎的折磨,而现在同年龄段的男性的发病率只有10%。这些老兵中,大约1/3有心脏杂音,1/5有心脏瓣膜病、肺部疾病(或两者兼有)——在同年龄段他们的后代中,这些疾病如今只发生在不到5%的人身上。[2]不再是"可悲的伤痕累累",美国老人的健康状况在20世纪已经显著改善,科斯塔如此总结道。

科斯塔进一步观察了分别来自城乡的表兄弟,有了进一步的发现:同是同盟军队士兵,战争幸存率却显著不同。在战时的流行病中,城市男孩比他们的农村表兄弟幸存率更高。但在战后幸存下来的老兵中,在乡村长大的平均寿命会长几年。之所以会出现这两种结果,可能是因为在19世纪拥挤的城市贫民窟中,儿童受到了更严重感染:那些足够幸运活下来并参战的士兵在拥挤的战争条件下,对猖狂肆虐的病菌至少有部分抵抗力;但是在以后的岁月中,伴随他们一生的更大的感染负担会给他们造成影响。最近几个研究已经确认了这里面存在直接关联;一个人遭受的感染越多,中年时发生关节炎、心脏病、中风,甚至癌症的概率就越大。[3]两者的联系是:炎症会在感染停止后长期存在。

　　和一般意义上的"坏事"所不同的是,炎症仅表明免疫系统处于高度警觉的状态——武装起来并时刻为抵御下一个入侵者做好准备。但是就像神经过敏的警察一样,这些相同的炎症细胞和化学因子有攻击邻居,即正常组织的倾向。损伤的结果以许多不同的形式呈现,从炎症性风湿病到动脉粥样硬化的血管壁斑块等。[4]

　　至于那些视常规感染为"自然"的人,他们其实错误地将注意力集中在了人类5000年文明历史的一小部分上。正如在第一章中提到的,文明聚集和迁移的新动态孕育了那些可以削弱甚至杀死宿主的微生物。在25万年中,我们这个物种基本没有人与人之间传播的疾病,现在就来看一下亚马孙盆地石器时代最后一个游牧部落在文明开化前的情况。

　　对于亚马孙河人(如努卡克人),通过照片和体格检查,可以证实他们身体健康。然而,一旦他们走出雨林,数周之内他们的身体就垮了。[5]人类学家对努卡克人极易生病的体质表示震惊,他们不仅在与村民的接触中会患上严重的感染病,甚至接触了固定居民点周围土壤里看似无害的微生物也会受到感染。这种对感染性疾病的极端易感性,不仅仅是因为他们对文明时代的病菌没有尽早接触。最近的研究表明,在一种极少有致死性感染存在的环境中,自然选择倾向于一种温和的或者耐受的免疫反应,因为它使妇女流产的风险减至原先的1/16。[6]毕竟,一个发育的胚胎是一个完全的"外来"入侵物,它需要免疫系统具有强大的耐受力,才会妊娠成功。

　　与之相反,生活在感染横行的社区,使得那些对残忍而强大的炎症反应有遗传准备的婴儿更容易存活。随之而来的流产风险的提高,是为了让孩子有更大的概率幸存到成年以后;从这点来说,流产率的提高只不过是一个小代价。[7]用这种方法,人类大约5000年的文明和伴随而来的瘟疫,以极具侵略性的方式"培育"了免疫系统,它是一种内在的、可被大大小小的感染加强的攻击性系统。

　　公共卫生设施、抗生素和童年的疫苗以一种粗暴的方式,部分地恢复了人类未开化前的健康状态,因为它们大大减轻了人一生中得疾病相关炎症的负荷。但是,它们并没有改变人体有侵略倾向的免疫系统的遗传情况。至于公共卫生设施和抗生素,它们将生活中无害的、可缓解免疫反应的微生物,连同那些致病的、引起炎症反应的微生物一并清除。这个结果看上去好像是免疫系统对过敏原潜在威胁的攻击重新进行了定位,但也有可能针对的是机体自身的健康组织。

　　然而,今天问题的挑战性不在于是否要抛弃公共卫生设施和抗生素,而在于如何既保留它们的有效作用,又纠正其不良反应。鉴于其应用会带来不可避免的耐药性,关于抗生素的难题确实非常棘手。事实上,因细菌对其生产的最新抗生素产生耐性,许多制药公司吃了大苦头,已经选择放弃与细菌的战争。为了挽回制药公司,美国感染病学会的医生和科学家一直在游说美国政府慷慨提供研究许可和税额减免,让制药公司重新研发抗生素,虽然这类生意风险不小。"谁想投资数百万研发一种新药,而它的广泛应用必然会造成它的无效?"感染病学会会长布莱泽(Martin Blaser)反问道。药物抗性带来了我们目前的危机,所以对于高涨的抗生素研发热情是否会产生更多的相同问题,这个质疑是非常合理恰当的。从过去50年有效抗生素的滥用,到重新思考我们该如何研制并应用这些充满魔力的药物,我们从中吸取足够多的教训了吗?

坚守抗生素:少即是多

当医生和患者都为更新、更有效的抗生素吵吵闹闹时,一种情况渐渐明了,即我们一直在不负责任地应用现有的抗生素。例如,我们知道用得越少,抗生素有效的持续时间就越长。然而,近20年来,对医生应控制"抗生素滥用"的严重警告却收效甚微。争论的一个关键点在于,对于健康而易感人群,是否有必要长年累月固执地应用预防性抗生素。众所周知,这种预防措施能让病人(甚至与其共同居住者)身上的微生物产生耐药性。[8]1999年,美国儿科学会开始积极地劝说它的会员,不要对易患耳部感染的婴儿和学龄前儿童常规应用阿莫西林。然而,皮肤科医生为缓解青少年经久不愈的粉刺而在处方中开长效抗生素依然很常见,而且妇产科医生对于妇女易发的尿路感染也采取同样的做法。[9]

抗生素在治疗非细菌性疾病(如哮喘、风湿性关节炎,甚至是强迫性神经症)方面的抗炎作用,使其日益增长的应用人气一路飙升。[10]20世纪90年代,随着几类抗生素(包括四环素、大环内酯类抗生素)的发现,它们不知怎么地就能抑制免疫系统淋巴细胞的炎症活动,抗生素在此方面的应用从而有了大的飞跃。[11]但是因为抗生素不能从根本上治愈这些疾病,它们的有效性依赖于持续的、甚至是一辈子的应用。

继而,心脏病医师对应用抗生素来治疗动脉粥样硬化表现出了极大的兴趣,而我们目前认为它们是炎症性疾病。这种炎症可能由微量细菌引发,这些细菌从口或呼吸道周边最终扩散至血管壁内层黏膜上。[12]为什么一部分人的免疫系统会忽略这些在其他方面无害的细菌,而一部分人却发生炎症然后导致动脉硬化,目前尚不知晓。不管怎样,20世纪90年代,许多心脏病医师怀着治愈心脏病的希冀,开始对他们的患者应用抗生素。[13]这种做法在2005年基本上被禁止了,当时有两大研究表明抗生素既不能消除细菌也不能降低患心脏病的风险。[14]然而,这些研究保留了"长期应用高效抗生素就能产生预期效果"的可能性。如果发现了一种有效的疗法——几个公司正用其利润率做赌注寻找——结果可能是单单美国就会有数以百万计的中年男女使用抗生素。[15]

关注细菌耐药性的科学家警告说,日益普遍的抗生素应用将带来可怕的后果。然而,很多医生对限制抗生素的使用表示不满。在短时间内,一边是能够迅速应对病人的粉刺(它们妨碍病人的社交),或是能够降低心脏病病人发病的风险,另一边是有潜在危险的耐药性,医生往往都会倾向于前者,直到某种无法阻止的细菌感染使医生开始失去病人。当然,现在仅仅在美国,每年死于这样的细菌感染的人已超过14 000人。[16]

医生们常因滥用抗生素而被责怪,他们可能会觉得很冤枉,因为在每年卖出的成吨抗生素中,医生处方所占的比例还不到一半。"即使我们大量减少处方中的抗生素,考虑到动物喂养所需抗生素的剂量,我们仍有可能面临耐药的问题。"美国家庭医生学会会长金(Jim King)坚持这么认为,他同时也担任田纳西州赛尔默地区一家私人诊所的医生。最近有研究支持他的观点,这些研究表明:对牲畜进行大规模的抗生素喂养会形成耐药菌,这些细菌可以通过肉和蛋直接被人类食用,也可以经由从农场流出的废水和雨水流入河流与蓄水池,最终被人类饮用。[17]然而,毋庸置疑的是,当我们把抗生素作为浓缩药物吞下或输入时,它们会影响我们的身体——更明确地说是影响我们体内的寄生微生物。在这方面,专家已经详列了几种有效的方式,医生可以用它们来帮助患者减少对抗生素的使用:

● **不开不必要的处方。**在处理不需要用抗生素治疗的病毒类感染时,今天的医生所开抗生素绝对比10年前要少。但处方中非必需的抗生素仍占我们实际服用抗生素的1/3左右。[18]在一系列调查中,医生称他们开非必需抗生素的主要原因是"患者坚持要用"。[19]胡乱地开个药方,而不对患者解释抗生素仅对活生物体(如细菌)有效,对引起包括普通感冒和流感在内的大多数呼吸道感染的病毒无效,医生发现这样更节省时间。而"患者坚持要用",这荒诞的理由掩盖了医生对自己做法的默许。"有时开患者想要的处方更省事,"金承认,"虽然不对,但确实更省事。"

● **使患者更快脱离抗生素。**2006年,阿姆斯特丹的一个医疗团队发现了之前治疗细菌性肺炎的"标准"药方——服用10天的阿莫西林——其中有长达7天是不必要的。他们发现3天的药效就足以清除感染,同时也消除了一个疑虑:因用药时间过短会遗存顽固病菌,从而引发再次感染时的耐药性。[20]也许让人更惊讶的是,直到现在也没人对用抗生素治疗细菌性肺炎和其他许多常见细菌感染的疗程长度提出疑问。"其中许多疗程长度仅是流传下来的惯例,而不是有证据证明了的。"凯斯西储大学的东斯基说。好消息是,荷兰的研究团队已经初步形成了至少12个相似的重新评价标准。东斯基说:"目前在所有已知的研究中,使用短疗程抗生素的患者的疗效并不差。"他还补充说,也许新的实践指南被广泛接受要经过几年的时间,所以患者现在就自己着手处理此类情况是不明智的:一些重度感染如果不充分治疗,就会以更严重的方式卷土重来。

● **用破坏性小的药物。**"处方上为治疗感染而开的抗生素可渗透至体内任何一个组织,这些抗生素能选出耐药的细菌并改变我们体内的微生物环境,这些改变可能是永久性的。"美国感染病学会会员、纽约大学医学中心医学主任布莱泽警告我们。此方面最可怕的元凶是所谓的广谱抗生素,因其有治愈几乎所有细菌感染的能力,它们被制药公司吹捧很长一段时间了。而窄谱抗生素[诸如历史悠久的青霉素和红霉素(大环内酯类)]则不会干扰更多的体内微生物,所以不大会滋生耐药性,它们可以消除病菌(如引起脓毒性咽喉炎的化脓性链球菌),同时对其他菌群没有影响。不幸的是,由于药物的使用越来越方便,以及制药公司的推广越来越疯狂,不管是哪种令人烦恼的药,如今的医生们使用的剂量比10—15年前都可能大得多。[21]耐药性研究专家认为,这种令人恐慌的趋势抵消了医生总体上在处方中开更少的抗生素的益处。

金补充道,问题的死结是要花时间和精力识别出引起感染的特定细菌,并确定其药物敏感性。他还解释说:"在繁忙的私人诊所中,让我们进行培养并识别引起感染的每一个微生物是行不通的。"例如,从口腔棉签或尿液标本中培养微生物,一般要花24—48小时,而测试出其药物敏感性则需要再加一天的时间。

"那样做是不可能的,"金说,"作为一个医生,我会根据我的经验而挑选一种抗生素,从而把工作完成。"他又补充道,理想情况下,负责任的医生会在处方中开最可能清除这种特定感染类型的窄谱抗生素,如果患者在一两天内感觉没有好转才会换另外一种有更强大杀伤力的抗生素。他还坦诚地说道:"有种做法更容易,即直接开广谱抗生素,这样就不必操心使用更多的抗生素治疗了。"

这种"先开枪后瞄准"的习惯在医院变得更加合理,因为医院中很多生命的拯救依赖于有效抗生素的快速应用。但是急救护理中广谱抗生素的应用引来更为严重的危害——医院中的超级细菌有可能趁此机会侵入机体而扰乱体内的正常菌群。鉴于这些原因,耐药性研究专家们一致认为快速精准诊断学的发展将成为实施处方改革的关键。

瞄准敌人

2005年秋,佛罗里达大学产科医生爱德华兹(Rodney Edwards)给了他分娩室的护士一个新玩具:一个基因放大装置,它检测脱氧核糖核酸(DNA)指纹的速度比法医实验室的装置还快。"那些护士喜欢它。"爱德华兹兴奋地说。护理人员有任何需要时,即可用它快速检测待产女性产道中是否存在无乳链球菌(或称 B 群链球菌)。它们是正常肠道菌群的一部分,也是20%—40%女性正常阴道菌群的一部分。除了对即将出生的新生儿,它对一般人群是无害的。大约有1%的被 B 群链球菌感染的婴儿会进一步患上危及生命的菌血症或脑脊液感染。所以在孕妇怀孕的第35周和第37周,妇产科医生会将阴道拭子送到实验室并培养3天,为她们做常规检验(是否存在该菌),检验结果呈阳性者会在待产和分娩时应用抗生素。

问题是很多孕妇最后进产室时并没有 B 群链球菌的检测结果,原因多是早产、细菌培养结果滞后或丢失,或缺乏基本的产前检查。因此,助产师必须将原本不需要的抗生素强加于千百万的产妇,以此来预防**多数**孕妇根本不在意的细菌。此举会波及新生儿,并会使孕妇和婴儿都面临着被医院内耐药菌感染的危险。

爱德华兹在2005年和2006年提供给护士的基因放大装置可以使上述情况得到好转。护士用拭子在孕妇阴道外侧轻轻擦拭;之后将拭子底端的标本插入一个套管中;预量管中的"试剂1"倒入"1号"孔,"试剂2"倒入"2号"孔;接下来,将标本送入基因放大器桌面4个机位中的一个,就像录音机装磁带那样。整个标本从收集到处理所用的总时间是2分钟,出结果仅需1小时。

"我确实认为这将成为未来的检测手段,虽然它并不能保护每一个人。"爱德华兹说。他正在为西菲尔德公司测试"基因专家"系统——一台价值4万美元的实验性 DNA 分析仪。尽管在理论上,这种仪器可以放大并检测到许多细菌及其耐药基因,但目前只有两个这样的实时聚合酶链反应(或称快速基因扩增)检测方法得到了 FDA 的许可。爱德华兹的这个检测法是在2006年年中得到许可证书的。另一个获批的,则是对金黄色葡萄球菌的时长两小时的检测,这使得快速诊断的结果增加了药物敏感性一项,从而使快速诊断迈出了重要的一步。它不仅让医生得以知晓患者体内是否有金黄色葡萄球菌感染,而且能发现其是否耐甲氧西林,因为在许多医疗中心,有一半以上的葡萄球菌是耐甲氧西林的。如果医生用传统方法检测是否具有耐药性(如100多年前巴斯德所做的那样,通过细菌培养检测对不同抗生素的耐药性和敏感性状况),需要花费3天的时间——在这3天里,医生必须用当时最有效的抗生素来对抗所有可能感染的细菌。

许多医疗专家称:诸如"基因专家"之类的仪器之所以是一个"突破",与其说是因为它们有检测DNA指纹的能力,倒不如说是因为它们使用起来很方便。[22]最近几年大概有12种基因检测方法获得了FDA的许可。但是至今,这些方法都需要进行复杂繁琐的实验室操作,结果出来也需要半天甚至更长时间。"如果想让更多的医生,尤其是社区医生用诊断指导治疗,我们必须将这个过程简化,以使得即便在特别忙的一天,医生要在实验过程中接电话,实验仍能继续进行。同时,实验要快速出结果,否则医生不会愿意做这类麻烦事。"CDC的微生物诊断专家凯里(Roberta Carey)说。

作为家庭医生,金也认为:"我希望能够立刻给患者治疗,而不是一两天之后。"目前,像西菲尔德公司的"基因专家"这样的检测仪器,若用在医院外,价格还太昂贵,并且一般的医生只有一种实用的诊断:链球菌快速检验(用于检测咽拭子标本中化脓性链球菌是否存在,只需10分钟左右)。它检测的不是DNA,而是细菌表面光滑荚膜的大分子标记。但即便是十分小心地使用这一检测方法,也不可避免有潜在的漏洞——抗生素用药过量,进而引起医生所辖片区的细菌耐药性。

从最近一个活生生试验的结果中我们可以看出,这个方法造成的漏洞有多大。在试验中,法国研究人员选定几个目标城镇,然后用大量的宣传活动来教育幼儿园教师、家长和医生要慎重地使用抗生素,特别不要因喉咙感染而用这些药,除非有快速抗原检测确认了化脓性链球菌(它是唯一常见的引起喉咙疼的细菌,绝大部分的喉咙疼都是由病毒引起的)的存在。

在为期4个月的教育活动结束时,社区所用抗生素下降了近20%。此外,研究人员还发现另一种感染喉咙的细菌,即肺炎链球菌的耐药性也大大下降,肺炎链球菌还是肺炎、脑膜炎和慢性耳朵感染的主要原因。在那些准确、可靠地应用链球菌测试的社区中,开抗生素的处方减少,幼儿携带的肺炎链球菌菌株耐药性的比例从超过1/2下降至1/3多一点。[23]

遗憾的是,只有少数医生使用10分钟链球菌测试之类的快速抗原检测,因为这些测试的有效性往往取决于细菌表面包裹的比较大且复杂的抗原。许多细菌表面缺乏这样的标记分子。

无论是检测抗原,还是检测标记性基因,一个更大问题是它们不会告诉医生引发问题的**其他**可能因素,康涅狄格州新伦敦的制药业巨头辉瑞制药公司临床研发负责人邓恩(Michael Dunne)这样称。"当你忽略其他细菌、根据检测结果来进行治疗时,患者就可能因其他原因而死亡。"他解释说。例如,一个感染葡萄球菌的伤口,也可能同时感染了化脓性链球菌或者铜绿假单胞菌,如果不注意的话,这两种细菌都可以引起致死性败血症。

然而,邓恩说他希望让辉瑞公司的抗生素研制进入一个新的方向,从广谱抗生素转变到类似于"狙击手的子弹",从而使它可以清除某种特定的细菌。他还补充说,除非医生能扫描出相当大范围的微生物并对它们的药物敏感性进行精准的诊断,否则这是很难实现的。

另一个邓恩(是的,两个邓恩名字和兴趣都惊人的一致)是华盛顿大学分子微生物学家,他在《临床微生物学杂志》(*Journal of Clinical Microbiology*)2003年的一期中描述过这样一种仪器。[24]我们的这位二号邓恩撰写了一部显然是科幻的未来主义作品,其中描述了莱恩(Jeffrey Lane)的一个典型的工作日早晨,他在2025年的时候已经从医学院毕业3年了。患者是一个抱怨说咽喉吞咽时疼痛、头疼和恶心反胃的16岁男孩,莱恩在他的喉咙擦拭得到咽拭子。咽拭子擦过这个年轻男子的扁桃体后,莱恩将拭子头端插入到"我的微生物"感染疾病诊断单元的底部,与《星际迷航》(*Star Trek*)中虚构的"识骨寻踪"的麦考伊(Leonard McCoy)博士所用的仪器看起来并无多大差别。在处理单元中,莱恩将拭子滑入可供使用的5个诊断盒中的某个,这是专门为诊断上呼吸道感染准备的。诊断盒内的每一个区室都孵育着特定的基因探针,针对的是150多种常见的可引起感染的细菌、病毒和真菌,以及几千种毒素基因和耐药基因。另一个掌上型仪器的区室中有蛋白质和其他分子的分子探针,以检测这些耐药基因和毒素基因是否活化并产生药物失活酶和毒素,这是细菌参与、促发了疾病(而没有袖手旁观)的标志。患者离开医生办公室还不到15分钟,仪器已经显示出化脓性链球菌特定的十几种DNA和RNA序列,并且可以确定是否耐青霉素、甲氧西林、头孢菌素类、大环内酯类等抗生素。这些信息指导莱恩在开处方时做出是否要开过去常用药β-内酰胺-β-内酰胺酶抑制剂的决定。

自邓恩的文章发表后,研究人员已经测试了这个诊断仪器的3个原型,并且有一个即将上市。生物恐怖主义的威胁催生了第一种DNA微阵列,由加利福尼亚州利弗莫尔的劳伦斯·利弗莫尔国家实验室的科学家研制。它能在6小时内同时检测18种致死性病菌和病毒的存在,包括从炭疽杆菌到鼠疫杆菌的11种细菌。[25]这个微阵列显示目标细菌内16S rRNA基因序列(这是微生物学家常用来对不明微生物混合样品进行分类的种系特有标志,见第二章)。"这是2002年一个值得铭记的事件,"劳伦斯·利弗莫尔国家实验室生物信息专家斯莱扎克(Tom Slezak)说,"但是现在我们所能知道的只有16S rRNA的分析,而在一些情况下并不能用它们可靠地鉴别出种系。"他还补充说,临床应用的另一个更大的障碍是价格太昂贵,每进行一次微阵列的检测要花几百美元。[26]但是,这个原型仍然是很重要的,DNA微阵列检测价格也已连年下跌,同时更好的靶基因已经被识别并有待于加入第二代检测技术中。

第二个原型是与邓恩的"我的微生物"类似的诊断盒,由新泽西医学和牙科大学在2004年推出,旨在检测大多数耐药且有致死性的葡萄球菌菌株。这个仪器能在一份患者标本中检测6种细菌基因的存在。前3种能确认金黄色葡萄球菌的存在,其他分别可检测是否抗甲氧西林、万古霉素和杀白细胞素。检验结果在3小时内通过一列不同颜色信号显示出来。问题是:闪烁的光并不能告诉研究人员耐药基因是来自金黄色葡萄球菌,还是来自标本中同时存在的非致病性细菌。比如说,耐甲氧西林的基因可出现在皮肤上的化脓性葡萄球菌中,而耐万古霉素的基因常见于肠道肠球菌的医院感染菌株中。[27]

2005年,圣迭戈的一家名为"GeneOhm"的生物技术公司开始对耐甲氧西林金黄色葡萄球菌诊断进行第二代测试,使"哪个病菌有哪个基因"这一问题得到了巧妙解答。历时2小时的耐甲氧西林金黄色葡萄球菌分析包含两个相关的基因探针,其中一个与耐甲氧西林相关的基因杂交,另一个与金黄色葡萄球菌种属特异的基因杂交。[28]因为探针两端相似,现在只能达到这样的效果:它必须在(同一个病菌的)同一条染色体上找到两个靶基因才能显示阳性结果。[29]经过成功的临床试验,这个仪器在2007年得到了FDA的许可证书,看起来前途光明。[30]

"我相信我们即将在诊断学中有所突破,"辉瑞公司的邓恩说,"我们希望能找到不仅对菌株、甚至可能对特定微生物种类起效的药物。当我们试图根除患者咽喉部的化脓性链球菌时,却把其他所有有益的链球菌一并清除了,这种事将会成为过去。"

带开关的药物

然而,若药物的伤害作用至少能部分地受到控制,也许有办法让医生们使用广谱抗生素。芬兰制药公司瑞米迪咨询已经研发出了一种"肠道保护"酶。结肠是绝大多数自然菌的驻留地,这种酶能在胆囊把残余的抗生素分泌到结肠之前使其失去活性。在动物和患者身上进行的早期实验表明,在活体组织中,这种去活性的酶可以保护正常的肠道菌群,免遭药物"误杀",与此同时它不会削弱药效,药物仍然可以有效杀灭特定细菌,从而预防靶细菌产生耐药性。[31]目前,该公司已经有青霉素、广谱头孢菌素类抗生素和碳青霉烯类抗生素的灭活酶,这些抗生素几乎占了抗生素处方中的一半。然而,灭活酶的效果仅限于静脉注射的抗生素,这也就意味着,疗效对于住院患者很好,却无法帮助谨遵医嘱、口服药物的患者。

对于通过肠道吸收的口服抗生素来说,它们面临着相反的挑战:在它们被吸收前要保持其失活状态。实现这个想法的药物被称为"前体药物",我们熟悉的非抗生素类药物有左旋多巴(用来治疗帕金森病的药物),它在进入大脑后才开始起效;还有肿瘤的化疗药物,也是到达肿瘤部位才开始变得有毒性。一些最初的前体抗生素在20世纪90年代初诞生,当时的生化学家们开始摆弄强效的新型头孢菌素类抗生素,想通过提高其吸收率从而使患者可以服用片剂而不用注射。这些化学家发现,在一种较大分子的头孢菌素中添加少量某种化合物(一种酯类),

可大大提高头孢菌素类抗生素的吸收率。进一步的加工处理产生了酯类，这种酯类在药物进入肠道组织时很容易解离掉，从而不干扰药物活性。[32]

偶然的不良反应是一般药物不会产生的肠道不适，这是由于抗生素破坏了消化道菌群，引起了腹泻。一些前体抗生素被证明有主要通过尿液排泄的优先渠道而不是通过肠道排泄，因此这些抗生素在进入和排出机体时都会避开肠道。抗生素在尿液中的富集也会提高治疗尿路感染时的疗效。[33]

前体抗生素在欧洲已经变得普及，有研究证明：前体抗生素匹美西林和巴氨西林对口腔、咽喉及消化道的固有细菌几乎没有影响。[34]匹美西林在瑞典、丹麦和挪威使用得特别普遍，在这些国家因其耐药性发生率低，被作为治疗尿路感染的首选抗生素（慢性尿路感染是折磨妇女的世界性问题）。但是前体抗生素还没被引入美国，那里很少有医生听说过这样的抗生素。

默默抵抗

尽管最小化地使用抗生素会减缓病菌耐药性的发展，但不会扭转我们现在面临的危险局面。过去曾有这样一种幻想，当细菌不需要对抗抗生素的时候，就会自动丢弃它们的耐药基因，如今看来真是无稽之谈。我们现在了解到，即使是体内那些几个月乃至几年没接触过抗生素的耐药细菌，都可以轻而易举地击败它们不耐药的同类。

尽管希望将耐药性恢复到青霉素出现以前的水平显得天真幼稚，但是某天，我们也许会有这种技术，即在逐个进行基因筛选和逐个进行感染分析的基础上，选择性地消灭细菌耐药性。一个有研究前景的途径是"催吐"质粒，即用化学制品或通过其他方法促使细菌吐出这些环状的可交换DNA,而这些环状DNA常负载着细菌耐药基因。消除多级耐药细菌质粒的尝试始于20世纪70年代,那时微生物学家才开始了解这些"耐药因子"的本质。在实验室中,研究者们发现,通过用毒性化学物处理细菌,有时能清除一个菌群的耐药性,这些毒性化学物包括吖啶类染料、腐蚀性洗涤剂或者致癌性溴化物。

在当时,这些毒性化学物看起来完全不能用来治疗患者。但是今天,作为人类最后撒手锏的一些抗生素,它们严重的不良反应已促使科学家们对那些可消除质粒的化学物刮目相看。[35]例如,在处理耐万古霉素肠球菌或多重耐药的假单胞菌和不动杆菌过程中,抗生素亚胺培南引起的偶然性癫痫,现在被视为它的"正常"不良反应。不幸的是,没有一种"清除剂"对所有或至少多数种类的质粒有效,而许多细菌则同时携带几种质粒。

"细菌如何将自己聚集的质粒传给子细胞?"回答了这个问题,我们便有可能找到一个更安全、更有效的方法,来杀灭细菌。同所有细胞一样,细菌通过分裂增殖,与植物和动物的更庞大、更复杂的细胞分裂相比,细菌的分裂要简单得多。结果是质粒有自己独立复制和遗传给子代的遗传机制。此外,它们必须牢牢控制分裂过程,以保证总会有足够多的质粒分配到子代中,同时又不能过量,以使每一个细菌中的质粒不至于过多。

赫根勒特尔(Paul Hergenrother)是伊利诺伊大学一个身材瘦高的化学"神童",在他看来,质粒复制过程的复杂性让科学家有很多机会对它加以诱导——使质粒误以为已有太多质粒进入(从而停止复制),或者直接夺走质粒复制分配进入子代的能力。[36]2004年,赫根勒特尔研究组实现了第一个方法,他们用一个类药小分子阿普拉霉素来模拟"质粒太多"的信号。在大肠杆菌细胞内加入这种分子,耐药质粒就会停止复制,并且在以后的每代中,子代所遗传得到的质粒会越来越少。到大约250代之后(大肠杆菌平均每20分钟复制一代),赫根勒特尔得到的克隆子变得几乎没有质粒,并且对3天前还没接触过的抗生素非常敏感。[37]很明显,如果医生打算用此法结合抗生素,那么还需要一种更快速的"质粒清除剂"。但是,赫根勒特尔的成功至少已在这方面迈出了关键的一步。

另一个解决办法是找到细菌的一些基因,这些基因控制着质粒负载的耐药基因是表达还是沉默。在治疗特定类型的细菌感染中,这种"诱导的耐药性"是令人头疼的问题,因为在患者治疗过程中,只有当细菌的耐药基因表达时,在实验室中才可测试到这种细菌对特定药物的敏感性。例如,在英国的布里斯托尔大学,分子生物学家恩内(Virve Enne)一直在研究能在通常情况下控制整个大肠杆菌抗性质粒表达的"开关"。[38]当"开关"被激活时,这种抗性质粒会使大肠杆菌不受四环素、氨苄西林、链霉素和磺胺类抗生素的影响,而以上4种抗生素在医学中用得最广。到2007年年初,恩内将"控制性开关"存在的可能范围缩小到几组基因中的一组。一旦她分离出来这组基因,她就能破解是什么信号使这个基因开始表达,并且届时她将知道如何阻止这些信号。

当然,质粒并不是耐药基因唯一的贮藏室。一些耐药基因通过质粒进入细菌,却能最终整合到细菌的主染色体上。还有一些通过突变或由噬菌体(细菌感染病毒时)及转座子(一种跳跃基因)插入到染色体中。对于这样的情况,最大的希望在于至少有一种方法能直接使基因沉默(反义基因技术)。这些技术涉及人工构建反义DNA片段,它能阻止相应基因的活性。20世纪90年代初命运多舛的莎弗番茄(转基因延熟番茄)是这项技术最广为人知的应用。遗传工程学家通过插入反义基因,部分地阻止催熟激素,从而创造出了这种延熟番茄,这样一来,农民可以直接在番茄已成熟时摘下它们,而不用担心这些番茄会在运往市场过程中腐烂掉(与此同时,这还增加了番茄的香味)。[39]尽管稍稍增加的香味不足以抵消消费者对用基因工程生产的"科学怪果"所产生的不安,但它却是对反义科学之力量的伟大证明。

在莎弗番茄初次亮相的同时,塔夫茨的利维的团队开始构建反义基因以阻断耐多重抗生素基因,这些基因在多种密切相关的病原体中都可以找到,如沙门菌(引起食物中毒)、志贺菌(诱发细菌性痢疾)、耶尔森鼠疫杆菌(引发一种瘟疫)和十几种医院里常见的病原体(如肠杆菌、柠檬酸杆菌、沙雷菌和克雷伯菌)。耐多重抗生素基因控制着一整套耐药基因的表达,整套耐药基因表达后对数十种抗生素(从较早的四环素和氨苄西林到现如今的宠儿诺氟沙星)有抵抗力。利维和他的同事们将反义的耐多重抗生素基因放入质粒,然后导入到大肠杆菌中,经过1分钟的热气流(42℃)或电脉冲处理后,挑选出体内含植入反义基因的大肠杆菌。[40]虽然我们可以断定这不是治愈细菌引起感染的实用方法,但是它却开启了新的研究前景。

有了利维的示范,其他科学家也实现了相同的技术操作,成功地在试管培养菌中挑选出逆转耐抗生素的反义基因表达的分子,一个实验逆转的是耐万古霉素,[41]另一个实验逆转的是耐丁胺卡那霉素(一种毒性相当强的药物,多用于严重的医院感染,这类感染往往对除该药物外的所有抗生素有耐药性)。[42]随着质粒清除技术的发展,这些尝试的成功还取决于找到使患者体内病菌就范的实用方法。乐观地说,微生物学家正在寻找使反义基因进入细菌体内的其他方法。例如,他们也许能把那些反义基因包装成噬菌体或包裹到脂滴内部,从而很容易地穿过细菌的细胞壁。

耐药性转移

尽管抗生素的耐药性大多是由它在处方药中的应用导致的,但是有证据显示耐药细菌和耐药基因进入人体的方式是通过肉类、蛋类和从牲畜蓄养区流出的污水。一个由北美科学家、医生和消费者组成的新联盟,一直强烈要求美国和加拿大停止为加速牲畜生长而添加、应用抗生素。2005 年,欧盟通过了一条类似的禁令。但是,即使完全停止使用那些促生长抗生素,治疗和预防牲畜和禽类的易发感染,仍然会使我们处于超量应用抗生素的状态。兽药工业的说客已经明确指出,在一些情况下,欧盟关于促生长抗生素的禁令实际上已经导致了动物疾病的增加,治病用抗生素的量也随之增加。[43]

来自圭尔夫大学的兽医和食品安全专家麦克尤恩(Scott McEwen)敦促加拿大管理部门采取一种双赢的折中办法。作为一名加拿大卫生部(相当于美国的 FDA)的顾问,麦克尤恩早已越过了工业游说团和消费者这两者之间的藩篱。他说:"对于我来说,在很多情况下,来自欧洲的重要消息一直是,我们可以大量减少动物体内的细菌耐药性,而不会对农民的生产力产生大的负面影响。"举个例子,麦克尤恩指出,如果不对快要成熟和屠宰的动物使用抗生素,可能会使它们重新感染上一些危险性较小的细菌,但不会明显改变它们的生长速率和对疾病的易感性。相反,如果农民把小猪与生养它们的母猪分开,并把小猪单独放在一起进行大规模日常饲养,此时如果没有给整批小猪喂抗生素进行预防,小猪很有可能暴发呼吸道感染和胃肠道感染。

同时,麦克尤恩指出,离子载体——它在北美牲畜的"营养性"抗生素应用中占据了几乎 1/2——在人类临床中尚无应用,它们也没有与重要的抗生素的交叉耐药性相关联。"为什么不用它们?"他反问道,这反映出了欧洲农场对废弃这些离子载体的疑惑。"但是如果有人试图提议说，我们应该用头孢菌素或氟喹诺酮作为生长促进剂，那就是愚蠢的。我们已经见证了这类抗生素的耐药性发展之快，而且对人类健康有显而易见的负面影响。"麦克尤恩说，目前可见的最好的折中办法可能是美国快餐巨头麦当劳在2003年通过的方针。麦当劳提出，一种抗生素，无论它是否被广泛应用，无论它的使用目的是否仅仅在于促进动物生长，只要它属于人类的临床应用，就应该被禁止使用；这个新要求，同样适用于它的全球肉类供应商。[44]

麦克尤恩总结说："与人类临床中的应用类似，限制兽用抗生素在疾病的预防和治疗方面的使用，是十分困难的。"很显然，没人会置生病的动物于不顾，不管是出于对动物的遭遇表示同情还是因为厌恶吃有病的动物的肉。他说："于是，除了那些疗效不显著的药物（如我们所看到的阿伏霉素和万古霉素），你会渐渐地同意这项提议，应限制一些药物在人类中的应用，还要限制另一些药物在动物中的应用。"麦克尤恩还总结说，在任何一个解决方案中，持续的检测都必须是重要的组成部分，它包括：兽医和农民给牲畜应用的抗生素的记录数据；受污染肉类和蛋类食品中的细菌所表现出来的耐药基因的信息收集；以及临床医生遇到的病人常用药物的耐药性分析。"现在，丹麦有一个用来检测的黄金标准，"他说，"在一种高度协调的报告机制下，就算猪或其他动物也只能在有处方时才能用药，而相关信息也会被收集起来为国家所用。"然而，麦克尤恩承认，这个方法在加拿大和美国是行不通的。考虑到两国的畜牧业规模较大，以及实际运用中会产生混杂不一的处方、非处方兽用药物等现象，目前要在加拿大和美国实行这种机制，在费用和可行性上仍然存在着问题。"也许有朝一日这种机制会得到实现。"麦克尤恩乐观地认为。到了那个时候，加拿大政府可能会有一套标准的检测系统，它主要用于对农场和兽医诊所进行监控，趁着牲畜还没有变成人们的盘中餐,提供耐药性的早期警告。

麦克尤恩补充道,如果将整体牲畜管理退回到传统农场形式,也许我们会有更大的进步。一直以来的研究表明,小型家庭式农场养出来的动物使用的抗生素较少,携带的耐药细菌也较少。然而,这种旧式的方法不能像工厂式农场那样削减成本。麦克尤恩承认:"几乎没有消费者愿意支付额外的费用。"他同时指出,解决问题的最终办法或许在于找到抗生素的有效**替代者**。在这方面,人类正在临床实践中探寻新型的治疗方法,而农业可能从中获益。

抗生素之外:新的杀灭途径

在化学药品的喧嚣声中,噬菌体走的是另一条路:它们模拟生物体可谓惟妙惟肖。在电子显微镜下观察时,大多数噬菌体都类似于身材瘦长的有头蜘蛛,或者说是像一个登月者。当一个噬菌体带有关节的"腿"收缩时,它们把病毒的"尾部"带到细菌的细胞壁并与之接触,通过注入噬菌体基因到细菌中,从而将细菌转化为噬菌体的生产工厂。相比之下,感染植物和动物的病毒类似于只有蛋白质外壳包裹着基因的小球,它们吸附在细胞表面,然后被细胞误吸收。

噬菌体的结构更加复杂是不足为奇的,因为与地球上的其他生命相比,噬菌体与细菌的战斗要早得多,可能要早上数十亿年。这种长时间的进化也许可以解释噬菌体成为世界上最有辨别能力的病毒的原因。许多感染并不是发生在特定种类的细菌身上,而是发生在一些特定菌株上。在遗传学建立之前,噬菌体的辨别能力使微生物学家有了识别和分辨细菌菌株的简便方法。例如,20世纪50年代的婴儿杀手——金黄色葡萄球菌80/81型菌株,就是因在一个有上百型噬菌体的面板上,对噬菌体80型和81型有易感性而得名。

现在,像《连线》(Wired)杂志头条"贪婪的苏维埃病毒如何拯救世界"(副标题:它们把耐药细菌当早餐)这样的新闻报道使得噬菌体扬名天下。[45]发现和应用噬菌体的传奇式历史,催生了许多书写噬菌体的杂志文章、电视纪录片和书籍,从拉德斯基(Peter Radetsky)1996年发表在《发现》(Discover)杂志上的《美好病毒》(The Good Virus),到豪斯勒(Thomas Hausler)2006年出版的《病毒与超级细菌的对决》(Viruses vs. Superbugs),可谓琳琅满目。[46]

噬菌体应用于医疗的历史始于1916年,那时法裔加拿大微生物学家德雷勒(Félix d'Herelle)首次从粪便和污水中分离出噬菌体,对它们进行研究,证明了噬菌体仅能在细菌体内生长,并在此生长过程中有效地杀死细菌。同年,德雷勒研究出了用噬菌体治疗细菌性痢疾的方法。在西方处处碰壁后,德雷勒于1933年离开耶鲁大学,去帮助他一个学生、苏联微生物学家埃利亚瓦(George Eliava)。在斯大林(Joseph Stalin)的慷慨支持下,他们在格鲁吉亚的第比利斯建立起噬菌体研究所。虽然埃利亚瓦后来失宠,还死在了一个克格勃行刑队的手里,但是噬菌体治疗依旧能够在铁幕背后繁荣,因为它成了抗生素的廉价替代品。即使在今天,俄罗斯人和格鲁吉亚人还能够在柜台方便地买到治疗胃不适、尿路感染等各种常见疾病的噬菌体药物。与此同时,第比利斯的埃利亚瓦研究所依旧是噬菌体研究治疗的世界中心。但是,苏联再也没有对噬菌体治疗的科学研究投入大量资金,1991年苏联的解体更使埃利亚瓦研究所处于穷困潦倒的境地。因此,即使从最乐观的角度看,噬菌体治疗实际疗效的严格证据还是缺乏的。

再次向西方介绍噬菌体治疗价值主要应归功于格鲁吉亚分子生物学家苏拉克韦利泽(Alexander "Sandro" Sulakvelidze)。1993年,他以研究员身份来到马里兰大学医学院。那时,苏拉克韦利泽的研究负责人莫里斯(Glenn Morris)正在巴尔的摩的附属医院里试图控制不断暴发的耐万古霉素肠球菌。"你为什么不试试用噬菌体呢?"苏拉克韦利泽提议说。[47]

作为治疗方法,噬菌体听起来是完美的:目标较小,不干扰体内正常的微生物,并且对机体细胞完全无害。此外,任何受污染的下水道水流都可以提供无尽的供应,从而筛检理想噬菌体或治疗任何已知感染的噬菌体。到1996年,莫里斯和苏拉克韦利泽从巴尔的摩港收集到了实验用的噬菌体,并且在医学会议上展示了他们试管实验的发现。

至少,他们的思维激发了人们的兴趣。到2002年,20多个生物技术开发公司已争先恐后地将噬菌体治疗应用于临床试验,其疯狂可以与媒体报道的话外音"被斯大林遗忘的治疗方法"匹配。[48]在那些几乎不可治愈的细菌感染患者中,噬菌体治疗发展得异常迅猛,在媒体中也激起更多关于人们急切渴望到第比利斯寻找西方没有的治疗方法的报道。2003年,纽瓦克《明星纪事报》(Star-Ledger)特写了斯麦利(Kevin Smeallie)的故事,这个37岁的美国人被一种能够抵抗所有抗生素的细菌感染了窦道,因而极其痛苦、受尽折磨。斯麦利在网络上搜索"抗生素替代者",这指引他去埃利亚瓦研究所寻求帮助。在那儿,他在手术室中接受了噬菌体生物真皮的外科移植。然而,早在一个月前,手术室天花板上的顶灯就已经在手术时脱落了。"一个参加手术的医生手疾眼快,阻止了一场灾难的发生,"《明星纪事报》记者纳特(Amy Ellis Nutt)这样报道,"然后这个医生举着灯照明以完成手术。"在接下来的一个月里,斯麦利的痛苦得到了缓解,然而在他回国后,他的感染又复发了。[49]这篇文章结尾说这位美国工程师又用了一种新的抗生素,并打算再去一趟第比利斯。(那时他被诊断出患一种免疫缺陷病,使他易患慢性感染。[50])

并不是只有斯麦利一个人顽固地坚持着噬菌体治疗的信念。在西方噬菌体治疗热潮后的十几年,关于该治疗的科普文章仍然远远多于学术文献。时至今日,曾经蜂拥而上追求噬菌体治疗法的医药公司,也减少到只有五六个,而且没有一个达到临床试验阶段。2006 年年末,由莫里斯和苏拉克韦利泽创办的因特拉利提克斯公司推出的噬菌体产品,首次获得了 FDA 的许可,该噬菌体产品是一种以肉类中的李斯特菌为靶目标的食品添加剂。

为什么此过程远远落后于之前的期望? 首先,一些科学家对噬菌体所谓的"完全无害"的特征嗤之以鼻。尽管噬菌体普遍存在是客观事实(舔一下嘴唇,你就可以收集上百万个),但是要用来治疗,它们必须被纯化并浓缩到比自然界中发现的任何物质都要高的比例。尽管对人体细胞无害,如此高浓缩的一堆病毒是否会引发危险的免疫反应? 一些小的安全实验提示不会。[51] 但是仍存在其他潜在的危害。

"几乎每一种由病原微生物产生的毒素都来源于噬菌体传递的某个基因。"菲谢蒂(Vincent Fischetti)解释说,他从 20 世纪 60 年代开始一直研究感染细菌的病毒。"噬菌体是这样做的,它们从一个宿主到另一个宿主的过程中,获得基因并将基因储存。"涉及白喉、霍乱、食肉链球菌以及出血性大肠杆菌感染的毒素,所有这些都由噬菌体编码,噬菌体将那些曾经无害的微生物转化成了致命杀手。

苏拉克韦利泽和其他很多噬菌体治疗的倡导者巧妙地回避了噬菌体的这个危害。"我们通过检测噬菌体的基因组去发现存在的毒素基因以及其他我们不想转移的基因,然后我们就可以不用那些基因。"他说。一桶污水中都会有数百万可用的噬菌体,这项任务看起来相当简单。但是这并不能防止"最理想的"噬菌体获得新的可疑基因,尤其是当噬菌体在对抗超级细菌(负载着有极大危害的基因)时。苏拉克韦利泽补充说,为减少这种危险性,研究者必须严格挑选那些几乎不可能将它们自己整合到宿主基因组的噬菌体。

菲谢蒂警告我们,问题在于,我们在充分理解噬菌体基因重组机制的道路上还有很长一段要走。例如,菲谢蒂和他的同事布劳迪(Thomas Broudy)最近证明,编码毒素的噬菌体在试管试验中和在动物体内的表现有着很大的差别。在试管中放入化脓性链球菌非毒素菌株和携带有噬菌体编码毒素的菌株,没发生什么。但是,如果将两者放入小鼠咽喉部位,或者放入人类咽喉细胞的微环境中,此时,毒素编码噬菌体就会偶然性地跃入非毒素菌株中,从而将它转化成致命菌。[52] 尽管对驾驭噬菌体技术有着强烈的兴趣,菲谢蒂对噬菌体在人体的应用仍持保留态度。"当你将这些病毒高度浓缩,并用它们来控制致命生物时,我们并不知道将会发生什么。"他这样认为。

除了安全问题之外,噬菌体治疗还面临着实际应用中的障碍。因为机体免疫系统会将噬菌体认作病毒,很快将其从体内清除干净。曾有报道,一些早期的苏联研究者在这个问题上取得过一些进展,通过一组特定的噬菌体,他们对动物反复接种,直到挑选出一些虽不明原因,但能在血液中生存数天的噬菌体。然而,在已知的以致病菌为靶目标的噬菌体中,这种能够逃避免疫的噬菌体还没有被分离出来。因此,东欧用噬菌体治疗部分疾病的成功案例,仅限于不需要机体吸收而起作用的疗法,如肠道冲洗疗法(治疗志贺菌或沙门菌感染的腹泻),以及用带有噬菌体的绷带包扎伤口或处理黏膜感染(如斯麦利的窦道感染)。

还有一个大问题:细菌能够对噬菌体迅速产生抵抗,这一点可以从两者悠久的历史合理推断出。所以,这些病毒必须打包成复合噬菌体式的"混合物",这使得它们的特异性减少(潜在地增加了对微生物的间接危害),而安全性检测的难度则大大增加。最后,噬菌体治疗没法获得专利。某个公司也许会获得一项噬菌体混合物的专利,但却没有办法阻止另一个公司调合成稍有不同的另一种混合物。"没有专利,很难找到人投资数百万来开发和研究它们,"菲谢蒂说,"从这个方面讲,噬菌体治疗目前看来像是一种欠缺考虑的鲁莽行为。"

关于噬菌体治疗最刺耳的批评可能出现在2004年。那一年制药业巨头惠氏公司的抗细菌研究负责人普罗让(Steven Projan)注意到:一个世纪以来,噬菌体治疗的动物性实验研究带来的仅仅是一篇毫无益处的论文。"此时无声胜有声,"普罗让在科学杂志《自然生物技术》(Nature Biotechnology)中写道,"实际上就个人而言,之前那些从噬菌体治疗中'受益'的患者的逸闻趣事是好笑又可悲的——出于很明显的原因,我们从未接到过那些感染未治愈的患者的来信。"[53]伴随而来的是,诸如苦杏仁苷治愈癌症之类的治疗热潮变得风靡一时,而当看到互联网上那些引诱患者的广告(即去第比利斯数量渐增的噬菌体治疗中心进行SPA疗法,或者去墨西哥蒂华纳"即将开业"的卫星诊所接受治疗)时就更是如此。[54]

尽管如此,即使像普罗让这样的批评家和像菲谢蒂这样的谨慎的支持者,都一致相信噬菌体研究最终会带来对抗细菌感染的新的重要手段。作为药物研发者,普罗让看到了噬菌体引导之研究潜力:他指出,噬菌体通过刺破胞壁保护物而感染细菌。为什么不利用它们寻找新的抗微生物药物呢?蒙特利尔的噬菌体科技公司正在此想法上寻找突破,该公司研究人员分析了金黄色葡萄球菌感染的噬菌体基因组,研究了噬菌体用来攻击微生物基因和蛋白质复制机制的蛋白质。[55]

同时,一旦噬菌体在细菌中完成复制,便会迫使受感染的细菌产生一些酶,洛克菲勒大学的菲谢蒂实验室已经将这些酶分离出来。这些酶能使细菌"剖腹自尽",细菌裂解后释放出子代噬菌体,从而开始新一轮感染。菲谢蒂已经发现,这些"细胞溶素"在杀死体外细菌时也有着良好的成效。"如果它们接触细菌,细菌就会死亡。"他说。更妙的是,菲谢蒂分离出来的大多数细胞溶素已被证明是由噬菌体产生、具有高度靶向性的物质。到目前为止,他已经分离出了有效对抗炭疽的细胞溶素及6种致病性链球菌的细胞溶素。[56]而且,他已经证明它们不仅仅是在试管中有效,还可以用来清除实验室小鼠呼吸道的肺炎链球菌(人类大部分的耳朵感染和细菌性肺炎都可归结为该类型菌株)。他说:"单单杀灭肺炎链球菌这一项,就可以拯救许多老人和小孩的生命,同时也有助于预防中耳炎。"也许最重要的一点是,菲谢蒂的肺炎链球菌细胞溶素不会接触到唾液链球菌和前庭链球菌之类的"有益"球菌,这些球菌能够帮助机体清除它们那些令人厌烦的近亲菌株。

用噬菌体细胞溶素代替整个病毒,也避免了基因交换和免疫反应的危险。同时,免疫系统不会从机体内清除细胞溶素之类的小分子,因此它们能够像传统抗生素一样在组织中停留。菲谢蒂近10年一直在研究细胞溶素,他说很少看到耐细胞溶素的细菌。"我们曾经努力诱导过。"他说。他们先将细菌暴露在低浓度的细胞溶素中,然后挑选出因耐性而生存下来的那部分,以此诱导出耐细胞溶素的细菌。"但是,永远不要低估细菌,"他警告说,"也许细菌对细胞溶素产生耐性比对传统的抗生素产生耐性要难,但耐性终究是会产生的。"

至于将来能否发明细胞溶素类抗生素的问题,菲谢蒂对此很有信心,因为近年来人体临床试验方面的投资者越来越多,拥有一些投资者是很有希望的。对菲谢蒂有利的是,他持有20多项分子方面的专利,其中有一项专利涵盖面非常广泛:该专利涉及应用任一种噬菌体细胞溶素酶来预防感染,即通过消除那些麻烦多多的微生物在人类皮肤、黏膜或肠道的"殖民统治"来预防感染。[57]

对于噬菌体整体来说，菲谢蒂预测最有前途的用途可能在于根除体外的耐药细菌，这在医院和护理院将得到实现。在因特拉利提克斯公司，研究者们正在研发一种主要针对李斯特菌、负载着噬菌体的清洁产品。苏拉克韦利泽认为，含噬菌体的喷雾剂是最理想的，它可以应用于食品加工厂，特别是用在空调系统和排水沟等细菌聚集地带的除污工作中。"即使是高浓度的化学品也常常无法清除这些地方的细菌，"他解释说，"李斯特菌非常顽固，难以清除。"在这种情况下，整体的噬菌体可能拥有比它的化学性细胞溶素更具决定性的优势，因为只要有细菌可以感染，病毒就能够持续存在并繁殖。

因特拉利提克斯公司已经获得了政府的安全许可，可以测试家禽处理厂一种抗李斯特菌的清洁产品，并且它已经同美国农业研究局合作，就被李斯特菌和沙门菌污染的产品，对噬菌体喷雾剂和洗涤剂进行测试，研究结果呈现出不同的情况。[58]而其他研究团队已经开始试图用噬菌体来减少细菌对肉类的污染，其中最成功的是通过向生牛肉、禽肉和猪肉表面喷施含有噬菌体的水雾来减少细菌；然而，给待宰杀的动物喂食噬菌体的试验却不那么成功。[59]

蚕蛾茧和蛙黏液

在西方科学重新发现噬菌体治疗的同时，有关另一个"天然"细菌杀手的报道也充斥着各科学期刊。那就是由小氨基酸链组成的抗菌肽，它们像蛋白质一样，只是小一点。在1981年以前，它们一直都被眼泪、黏液和其他体液中许多更加复杂的杀菌化学物质所掩盖，从而被人们忽略。就在那年，瑞典微生物学家博曼（Hans Boman）从大蚕蛾的休眠蛹中分离出两种抗菌肽（AMPs）。他将它们命名为"天蚕素"，以示敬意。[60]博曼的天蚕素有广谱的杀菌能力，并且被证明对非细菌生物（或真核生物)的细胞完全无害。这个令人激动的发现,有助于解释昆虫和其他无脊椎动物如何能在没有抗体、T细胞和B细胞(它们看似赋予了高等动物更强大的"适应性"免疫应答系统)的情况下抵抗感染。4年之后,加利福尼亚大学洛杉矶分校病理学家莱勒(Robert Lehrer)发现,人类及几乎所有的多细胞生命都产生抗菌肽。具体来说,他发现抗菌肽在吞噬细菌的免疫细胞中成团聚集,这些细胞被称为嗜中性粒细胞。他把这种人类的抗菌肽称为"防御素"。[61]

就在第二年(1986年),美国国立卫生研究院的一位研究员产生了可以尝试一下用抗菌肽作为抵御细菌的药物的想法。这多亏了他的好心肠,因为他一直有一个好习惯,就是在取完实验蛙、蟾的卵后,为它们进行缝合,而不是丢弃不管。这位扎斯罗夫(Michael Zasloff)当时正在用非洲爪蟾易得的脂肪和透明卵研究基因表达。在将雌爪蟾麻醉并进行手术取卵后,他花几秒钟的时间简单地进行了切口缝合,然后将它们和其他几只雌爪蟾一起扔到黑暗的水塘中。一天,当他从水中捞出几只年老死亡的爪蟾时,对过去那些切口部位的愈合状况产生了好奇。让扎斯罗夫目瞪口呆的是,尽管他没有对解剖刀进行灭菌,也没有对水塘进行常规定期的清洁,爪蟾皮肤上的切口却已经完美愈合了,甚至连一点轻微的炎症迹象都没有。扎斯罗夫由此怀疑,两栖动物黏滑的皮肤中一定含有一种特殊的物质,同博曼的天蚕素和莱勒的防御素一样有效。

他将几只死爪蟾的皮混合在一起,分离出两种抗菌肽,他声称:与任何已知科学研究中的物质相比,这两种抗菌肽有更广谱、更高效的抗菌活性。他将它们称为"爪蟾抗菌肽",原文在希伯来语中有"盾"的意思;在一片欢呼声中,他于1987年公布了这个发现。[62]如同噬菌体治疗一样,抗菌肽很快获得了媒体的青睐。接踵而至的自然是充斥着溢美之词的新闻报道,如《纽约时报》的编辑发表了一篇社论描述扎斯罗夫的工作,将他与青霉素的发现者弗莱明,以及弗洛里和钱恩(他们两人花费近10年的时间将青霉素转化为有效的抗生素)相提并论。"扎斯罗夫博士借助于现代生物技术的强大力量,单枪匹马,在短短一年内便完成了所有的操作步骤。"编辑是这样写的,并注明了在抗生素耐药性越来越严重的时刻,这个发现来得太及时了。社论的结尾是这样说的,"即使其实验室的预期目标仅有部分实现,扎斯罗夫博士也将发明出继青霉素之后新的完美继任者。"[63]

进一步的研究揭示了抗菌肽是如何施展它们的选择性杀伤作用的:它们负载着适量的正电荷,细菌胞膜表面有负电荷,而动物细胞表面并没有相对的电荷存在,因此它们只能黏附在细菌表面。一旦结合到细菌表面,抗菌肽肽链以改变形状的方式穿过细胞膜,以此在细胞膜上打孔,细菌便会因渗漏细胞液以及细胞外环境中的水分进入细胞而死亡。

扎斯罗夫那时也认为自己发现了细菌的真正致命之处。他宣称:"尽管有着古老的起源,抗菌肽依然是有效的防御武器,也挫败了人们长期以来认同的一种观点,即细菌、真菌和病毒能够而且也终会对所有可以想象到的物质产生耐药性。"[64]如果病菌想要抵抗这些抗菌肽,至少看起来它们要在细胞膜的物质结构上做根本性的改变,从而改变细胞膜的电荷,而扎斯罗夫和其他同道都认为这几乎是不可能的。这种傲慢简直是在蔑视上帝。但扎斯罗夫的研究看起来反而支持了这一说法。[65]

扎斯罗夫和他的投资者们迅速成立了一个私人公司,以便为临床试验提供资助。作为医院的儿科医生,同时又是一个研究人员,扎斯罗夫对利用抗菌肽治疗年幼的囊性纤维化患者的研究有着特别浓厚的兴趣。1997年,那时他尚在宾夕法尼亚大学,已经帮助证明了此疾病的产生应当是,或至少部分是因为肺部缺乏防御素。[66]与此同时,扎斯罗夫早期的报告催生了其他许多抗菌肽的研究和专利申请,在一个极度渴望新抗生素的世界,每种抗菌肽分子都有数十亿美元的潜在价值!

到了1998年,扎斯罗夫已经在1000多个志愿者身上进行了试验,用爪蟾抗菌肽治疗脓疱病(一种细菌性皮肤感染),以及糖尿病性皮肤溃疡;不管哪种情况,都证明抗菌肽在缓解和预防感染方面有一定的疗效。[67]那样的疗效已经足够令制药业巨头史克必成产生兴趣,这家公司想开发扎斯罗夫的AMP膏状抗生素(以新药Locilex的名义推出)。但第二年春天,向市场冲击的进程遭遇到了毁灭性的搁浅,那时FDA的顾问董事会再三考虑了最后的提案,最终宣布尽管对Locilex的安全性很满意,但其疗效还需要更多的研究。[68]

这个决定在先前充满希望的糖尿病人看来犹如晴天霹雳,同时令史克必成也失去了兴趣。但是,关于抗菌肽的研究仍在快速推进。事实上,扎斯罗夫对抗菌肽的安全性如此有信心,以至于提出要研发另一种产品——鲨鱼AMP角鲨胺——一种食欲抑制剂。在实验室小鼠身上,他意外发现这种多肽能促使动物停止摄食。[69]到2001年,新发现的抗菌肽数量已接近500种,成千上万的相关文章出现在科技刊物中。就在同一年,施纳耶森(Michael Shnayerson)和普洛特金(Mark Plotkin)出版了一本名为《内在杀手》(*The Killers Within*)的书,声称耐药细菌的灭亡指日可待。在这本书的结语中,这些备受尊敬的科学记者将拯救现代医药的希望寄托在抗菌肽和同等重要的噬菌体治疗上。

给抗菌肽热潮泼上一盆冷水的是两位进化生物学家。2003年6月,加拿大麦吉尔大学的贝尔(Graham Bell)和巴黎大学的古永(Pierre-Henri Gouyon)在《微生物学》(*Microbiology*)杂志上发表了一篇名为《我们正在武装敌人》(Arming the Enemy)的评论文章。[70]尽管安全的抗菌肽药物可能在短期内出现，他们还是警告说如果这些药物的应用产生了耐药性，则结果一定是灭顶之灾。"当然，任一种抗生素耐药性的进化都会使它在治疗疾病方面的作用减弱，"他们这样写道，"耐药性的进化也将使作为抗生素生产者的机体失去一部分抗菌的武器。一般而言这不用大惊小怪；然而在抗菌肽这件事情上，**我们自己就是生产者。**"理论上，对抗菌肽的耐药性可以创造出一些细菌，来对抗一些化学物质，而这些化学物质正是人类机体抵御细菌进攻的第一道防线。于是潜在的不良反应是：小伤口经久不愈；正常空气中的微生物就可以引起眼部感染和肺部疾病。即使是最无害的人体寄生菌，也会变成侵入性的威胁。

对于抗菌肽新药领域的很多支持者而言，贝尔和古永的忠告无疑是当头棒喝，继而引起了他们的愤怒。首次在科学期刊上对此进行回应的是扎斯罗夫，他认为耐药性的可能是"难以置信的"，并且称贝尔和古永的逻辑是"根本性的错误"。[71]他认为，细菌已经花了千百万年时间来对这些化学物质产生耐药性，但是并没有成功。扎斯罗夫以个人间学术商榷的形式向贝尔发起挑战，将任意剂量的培西加南(一种被测试得最多的爪蟾抗菌肽)以任意时长作用于任意微生物。"我打赌这种多肽不会诱导出耐药性。"他告诉记者。贝尔接受了挑战，并且这两个研究者一致同意会在发表结果时共同署名。

在贝尔实验室，24种在培西加南影响下生长的细菌菌株，有22种最终对药物耐受。[72]在诱导细菌产生耐药性方面，一个进化生物学家怎么会击败像扎斯罗夫这样的微生物学家呢？贝尔和一个名叫佩龙(Gabriel Perron)的大学生，用一种由来已久的方法挑选并培养出了这些耐药的微生物。他们在一开始让他们的菌株(12种大肠杆菌和12种假单胞菌)在肉汤中生长，并在肉汤中放入极低剂量的培西加南，以保证有一些菌株能幸存下来。每天早上,佩龙负责分离出幸存的菌株,并将它们转移到一个新的试管中。同时,他每隔几天将培西加南剂量翻番。通过这种方式,极少的生存性变异有时间累积新的变异,从而增加可能出现的耐药性。尽管实验室培养过程十分费力,但一个细菌在人体内(或其他被抗生素污染的环境中)进行扩散和复制时,同样经历这个过程并不是不可能的。

到底是什么突变使得用抗菌肽培养的细菌生存下来,作为一个进化生物学家而不是遗传学家,贝尔将解决这个问题的任务留给了别的学者。他的观点很明确:尽管细菌在自然界中也许不会对抗菌肽产生耐药性,但以更高的浓度和更久的时间使用这些化学药品——正如一个人在治疗感染时一样——会从根本上改变进化压力。至于扎斯罗夫,虽然他之前坚信那是一种不会使细菌产生耐药性的药物,从而在这项事业上花了将近20年的时间,但最后还是用非凡的坦率态度接受了这个结果。

"如果在试管中会发生,那么在真实的世界也非常有可能发生。"他在结果公布的前夕宣称。[73]与此同时,贝尔和扎斯罗夫一道阐述了这样一个观点,即他们的结果不应该使人们对抗菌肽研究失去信心,反而应该成为一个警钟,警示研究者在处理许多即将应用于临床和动物的抗菌肽药物时要更加小心。同时,在检测耐药性方面要更加严格,并且他们力劝科学家们要进一步检测交叉耐药的危险性:也就是说,更加彻底地检测来自野生动物(如昆虫、鱼类、蛙类)的抗菌肽是否会与来自人、人类的宠物及牲畜的抗菌肽产生交叉耐药现象。这种交叉耐药,即使是关联甚微的真菌和细菌(完全不同的两个生命领域)的交叉耐药,很久以来一直是传统抗生素的一个难题所在。

一个更加安全、更有前景的尝试也许是旨在提高机体自身的抗菌肽水平的治疗。扎斯罗夫和贝尔都支持这个方法,此方法导致耐药性的概率很小,因为机体会在运用抗菌肽的同时,也运用其他防御性物质,如抗体和抗菌酶。用这种方法治疗的第一例动物实验,是瑞典和孟加拉国的研究者最近用丁酸钠(丁酸钠是正常情况下在结肠微量存在的一种脂肪酸盐)治疗遭志贺菌感染的兔子。丁酸钠内部及本身没有抗生素的性质。然而,它能促进肠道内"cathelicidin"的生产,这是一种潜在的抗菌肽,能预防细菌黏附在肠道脆弱的黏膜上皮细胞上。在这个兔子实验中,那些被施用了丁酸钠的兔子在当天就开始从志贺菌痢疾中恢复,而给予安慰剂的对照组情况则明显恶化。[74]

　　在一个与人类免疫细胞相关的研究中,加利福尼亚大学洛杉矶分校的莫德林(Robert Modlin)发现,维生素D能激发防御素,并提高其防御能力,从而清除细胞培养过程中遇到的结核杆菌。[75]这个发现或许可以解释20世纪初在结核病疗养院实施的"阳光疗法"的有利方面,因为阳光能刺激皮肤细胞产生维生素D。莫德林团队也展示了有非洲血统的人的血清,这是一个对结核杆菌有着特别易感性的种群,其血清中维生素D和抗菌肽的水平都很低,这很有可能是因为黑色皮肤对阳光的遮挡作用。莫德林已经提出将他的试管试验发现应用到临床试验上,以证明补充便宜的维生素D是否会提高深色人种抵抗结核杆菌的能力。鉴于最近出现了尚无法治愈、超级耐药的结核杆菌,这个发现绝非小事。[76]

　　与此同时,尽管有新出现的争议性问题,但将抗菌肽研发成抗菌药物的热情仍在持续。如果对人类的抗菌肽交叉耐药性的担心被证明是多余的,那么抗菌肽很有可能是安全的,并且可以大大延长抗生物质的黄金时代。但是贝尔和佩龙的百日实验提醒我们:任何能杀死细菌的物质都会不可避免地促进细菌耐药性的发生和扩散。鉴于这个残酷的现实,即使人类非常慎重地应用已有的手段并快速研发新型抗生物质,它们能做的也仅仅是延缓下一轮细菌耐药性的到来。倘若我们还想有更多希望,那实在是太鲁莽、太天真了。

终有一天,超级细菌这个杀手会成为我们关注的焦点,而一个听起来极其天真、但却不断发展的科学共识正在形成:是时候了,我们要超越之前与微生物不断白热化的战火,在这永远是细菌的世界中寻找一个维持停战的方法。这已经不再仅仅是天马行空的想象,这方面的研究已经开始有结果了。

第六章 疫苗:取代抗生素的新武器

居住在我们身上的微小生物群体,事实上就是我们生活环境的一部分。我们需要接纳它们的存在。但是"接纳"并不意味着被动消极或者逆来顺受:就像利用环境中的其他东西一样,我们同样可以利用这些微小生物体来造福人类。

——微生物学家罗斯伯里,1962 年

被缴械的细菌

没有任何一个科学家乐意做这样的一类实验,即将细菌注射到小鼠皮下使之产生一个恶心的脓肿,但是这样做的目的却是伟大的。在葡萄球菌与人类且战且停的漫长的共生状态中,因为细菌感染引起的组织破坏夺去了无数条生命,幸存的不少人也因此而终身残疾。虽不至于赶尽杀绝,这种令人恶心的实验却能够使这些狡猾的细菌缴械投降。

2004 年秋,诺维克(Richard Novick)几乎已经要揭开这些细菌生物戏法的谜底了。花白的头发,沙砾般粗糙的声音,这就是诺维克,一个经历过微生物与人类漫长拉锯战的老兵。他将自己 20 多年的宝贵光阴都奉献给了纽约大学来破译金黄色葡萄球菌的秘密:它如何实现"双重人格"之间的转换。在过去的某一天,金黄色葡萄球菌在一个人的皮肤或者黏膜表面居住下来,最初它是完全无害的;紧接着,它就出乎意料地攻破了人体所有防御屏障,并引起危及生命的菌血症及器官损伤。葡萄球菌是如何利用自身一套系统,调动100多个基因,产生致使细胞破裂、血流阻塞及器官损伤的毒素? 这就是诺维克所要阐明的问题之一。

有理论称,较抗生素而言,阻断葡萄球菌由无害转向有害这一过程的药物不易诱导耐药菌株的出现,因为这种药物将消灭细菌的任务留给了人体各式各样的免疫反应。同时,它对那些与人体共生,但表现良好而对人体有益的菌落完全无害。[1]

这一对抗细菌性疾病新方法背后的主要原则就是著名的科赫法则的现代引申。经典的科赫法则在100多年前主要应用于医学中确定导致某一疾病的侵染病原微生物。现代分子水平上的研究将更加精细化:是何种因素促使一个特定的菌株或菌种致病?

葡萄球菌组织协调发起进攻的原理令人印象深刻,诺维克根据这一点设计并改进了他的毒力阻断药物。金黄色葡萄球菌就如同战场上一个精明的将军,懂得如何精确把握战机。它不会过早发动袭击,不会在它还没有克隆出足够的军队进行抵抗时引起机体的免疫反应。但它也不会在亮出自己的武器前,冒着被发现和被击溃的危险潜伏太久。那么,葡萄球菌是如何"预知"它何时积蓄起足够的实力可以进行反击了呢?

诺维克了解到,葡萄球菌可以像其他细菌一样,通过一些小分子[例如自身诱导产生的肽(AIP)],粗略估计种群的数目。一小群细菌释放这些小肽分子,而一旦其规模达到一定的大小和密度,这些信号肽就开始累积。事实上,细菌通过这些信号肽的累积得知自己是否已经达到了"法定人数",是否已经拥有可以集体行动的数目了。诺维克推测,如果阻断这一信号,那么就可以迫使葡萄球菌不亮出它的武器了。

诺维克喜出望外地发现,只要我们耍弄一个小伎俩,葡萄球菌就会自己将武器收回去。诺维克和他的学生们的研究表明，不同菌株的金黄色葡萄球菌会产生1种自身诱导性信号肽（一共有4种，命名为AIP-1到AIP-4）。[2]若给予一种葡萄球菌不同菌种的信号分子，那么它的毒力开关就有可能被有效卡死在"关闭"一档上。

因此，2004年秋，诺维克和他的学生们将产生AIP-1的金黄色葡萄球菌注入6只裸鼠体内，其中3只裸鼠同时给予AIP-2小肽分子的刺激。在接下来的一周中，仅接受AIP-1金黄色葡萄球菌的小鼠在注射部位产生了一个大疖，继而破溃成为一个开放的脓肿。与之相反，3只接受不匹配的短肽分子的裸鼠仅仅产生了一些小水疱并很快塌陷痊愈。[3]"我们所做的仅仅是将平衡稍稍朝有利于机体免疫系统的方向倾斜，"诺维克说，"不产生毒素的葡萄球菌并非不能致病，它们可能无法隔绝或杀死那些过来清除它们的中性粒细胞。"

诺维克现在已经跨越了小鼠实验，而将其毒力阻断药物进一步作用于人类细胞系和从医院病人肺部组织中提取的致死性葡萄球菌菌株上。在中风或心力衰竭后需要使用呼吸机辅助的病人中，大约每4个人中就有1个死于重症细菌性肺炎。[4]注射恰当的毒力阻断肽分子能够阻止这些死亡吗？"从原则上说，这是一个很好的主意。"诺维克说。但是仍然有很多问题亟待解决，首先就是这些化学物质究竟经过多长时间才能发挥作用。[5]诺维克和他的团队正在着手解决这些问题。

同时，在北部320千米外的哈佛医学院，吉尔摩（Michael Gilmore）也寻找着一些能够驯化微生物的方法。他挑战的对象是耐万古霉素肠球菌（VRE）。VRE是一类院内感染的超级细菌，其中很多菌株能产生名为"细胞溶素"的毒素，这种毒素能摧毁其他众多细胞，包括人血细胞甚至于其他一些肠道寄生菌。毁灭性的生存方式连同惊人的抗生素耐药性，使得VRE成为一个真正可怕的对手。"相比于我们肠道内携带的普通肠球菌,产细胞溶素的院内菌株的致死性要高上百倍。"吉尔摩说。

和葡萄球菌一样,VRE并不会轻易展现自己的武器。吉尔摩及其合作者发现,当VRE接近猎物时,它就会加倍产生细胞溶素,这些细胞溶素就像化学雷达,通知细菌时机到了。但此时VRE仍将其细胞溶素量保持在低水平,并将其拆分成两部分:一个长链分子和一个短链分子。两个分子必须同时结合在人类细胞上才能发挥溶细胞作用。"有一个奇妙的技巧,"吉尔摩说,"当这两个亚单位在周围找不到靶细胞时,它们就会相互结合在一起。但一旦找到了目标,长链亚单位的结合速度要比短链亚单位快得多。"所以,当"短"细胞溶素的量突然产生一个峰值时,VRE便会得知猎物已经进入了攻击范围。VRE会立即相应地产生成百倍的毒素。[6]

VRE这一巧妙的变化使得细菌自身能够保存好弹药以备不时之需,这就为吉尔摩提供了研发毒力阻断药物的想法。他阐述道:"不论是杀伤人体细胞还是为粪肠球菌传导信号使之全力产生细胞溶素,其短亚单位都是必需的。"吉尔摩和他的同事已经设计出一些化学抑制剂,能够快速紧密与这种致命的短肽链结合,从而使得VRE无法识别人类细胞以避免其杀伤作用。和诺维克的干扰葡萄球菌的AIP一样,吉尔摩的药物同样不会杀灭其靶细胞。它只是牵制住了VRE最危险的武器之一,这对保护病人肠道内无害的或潜在保护性的定植肠球菌尤为重要。"如今,我们只是用抗生素将细菌一扫而空,"吉尔摩说,"这正是这些耐药毒力菌株出现的诱因。"[7]

链球菌为抗感染治疗提供了第三个重要的非致命性靶点。无乳链球菌(B群链球菌)能引起新生儿致死性感染,而化脓性链球菌则能够导致脓毒性咽喉炎以及所谓的食肉性细菌皮肤感染(即坏死性筋膜炎)。在加利福尼亚大学圣迭戈分校,儿科医师涅泽(Victor Nizet)发现了一些有趣的靶点，阻断这些靶点能够相应阻断B群链球菌及化脓性链球菌的毒力。B群链球菌某个基因的活动能够为细菌生产"剑和盾"，涅泽以此为出发点开展研究。链球菌的"盾"包含有一种色素，使之避开免疫吞噬细胞的杀伤作用；而"剑"则是一种毒素，这种毒素可以将免疫细胞攻击得千疮百孔。[8]

对于化脓性链球菌而言，涅泽和他的学生们破译了产生它的臭名昭著的毒素（链球菌溶素）的生化步骤。他们同时发现，该链球菌能产生一种新奇的酶，可溶解免疫细胞产生的网状陷阱，从而使得这些细菌能够逃脱。[9]上述以及其他一些毒力因子正是涅泽的研究所致力于的靶标，他希望，这会成为新一代抗生素的原型。

大多数关于如何"削弱"（而非杀死）细菌的研究目前依然停留在实验室阶段。马萨诸塞州生物科技公司Genzyme可能会成为第一个将这种药品引进市场的公司。Genzyme推出的药物Tolevamer就是一种黏性分子，它可以结合在迄今为止最危险的超级细菌——艰难梭菌的高毒性新菌株——产生的肠毒素上。一旦医生能够阻断这些毒素，那么他们就能安全地停用常用抗生素——这些抗生素常常使得艰难梭菌缩回到它耐药的芽孢中去。这就使得患者肠道的正常微生物菌群得以反弹到可以永久性地将这些制造麻烦的细菌排挤出去的水平。

这种毒素结合药物在胃肠道感染的治疗中由来已久，可回溯到活性炭和铋（抗酸药碱式水杨酸铋里的活性成分）的使用。在本质上，Tolevamer是这些非处方药物的一个更强效及特异性的版本。它同样远远优于现今的艰难梭菌标准治疗流程——将（肠道）菌群全部铲除的抗生素治疗，而这正是触发大多数艰难梭菌感染的原因。

2007年年初，超过60家医疗机构在实验基础上使用小剂量的Tolevamer。在早期试验中，Tolevamer在治疗艰难梭菌腹泻及结肠炎上显示出与抗生素万古霉素旗鼓相当的作用,在预防感染复发上略微优于后者。[10]在这些早期试验证明药物的安全性后,参与的医疗中心现在使用了比之前高一些的剂量,希望收到更好的疗效。[11]

疫苗——凡事预则立

就如同药物结合毒素能够把细菌解除武装一样,正确的疫苗能够激发免疫系统产生抗体,从而达到相同的效果。药物中一些最古老但同时又是最有效的疫苗正是这样命中它们的毒力靶标的。以破伤风疫苗为例,它诱导产生的抗体能够中和强大的破伤风痉挛毒素。白喉疫苗则能抵抗白喉杆菌产生的致死性细菌毒素——仅用8微克就能杀死一个健康成人。若针对细菌毒素的疫苗得到广泛使用,那么便可以带来一个额外的好处:一些更加"温和"的菌株会崛起,它们不会白费力气产生武器去抵抗一个已经免疫的宿主。这种情况在一些广泛接种白喉疫苗的国家已经出现。[12]

除了作为削弱细菌的一种方式,疫苗最有希望减轻伴随我们一生的重担——疾病相关性炎症及抗生素的持续使用。疫苗被证明诱导耐药性产生的可能性远远小于抗生素,因为它们并不是作用于某一特异性结构(如细胞壁)或者分子(如核糖体RNA),而是启动免疫系统使之利用多种多样的攻击迅速清除某特定细菌。

当今在疫苗可预防疾病的名册中,涵盖了一打以上的病毒感染疾病及半打细菌感染疾病,后者包括破伤风、白喉、百日咳及细菌性脑膜炎。就最新的来说,自肺炎链球菌疫苗于2000年被引进美国,美国肺炎球菌性肺炎及脑膜炎的发病率大幅下降,从20世纪90年代的每年超过60 000例降至2002年的每年37 000例,并仍呈下降趋势。[13]另一个额外的好处是,疫苗在其不能预防的肺炎球菌身上造成了突然的耐药性减退。这是因为疫苗预防的7种肺炎链球菌菌株中的5种已经造成了80%的耐药性感染。[14]

显而易见的是，我们离拥有一种能医治所有给我们带来痛苦的细菌性疾病的疫苗还有很大距离。"很久以前，我们发明了所有简单的疫苗。"夏恩菲尔德说，他在20世纪50年代一直与医院保育室的葡萄球菌做斗争，最终使得他进入疫苗研究这一行业。他告诉我们有一些细菌是能够逃避疫苗的简单追捕的，因为进入机体的细菌数不胜数，对免疫系统分别呈现出不同的表面结构，就像是戴了不同的面具一样。另一些细菌即使引起了活跃的感染，也以某种方式避免激发持久性的免疫，尤其是那些将自己的表面蛋白质藏匿在多糖荚膜内的细菌，因为蛋白质是迄今能够引起最强烈且最持久免疫反应的抗原。

所有这些因素以及其他更多的原因使得这些追求免疫学"圣杯"——一种有效的葡萄球菌疫苗——的人仿佛置身于炼狱之中。通过几十年的共同努力，夏恩菲尔德和加利福尼亚州奥克兰市凯泽永久医疗集团疫苗研究中心的同事几乎达到了这个目的。在20世纪90年代，他们开发了StaphVAX（金黄色葡萄球菌多糖共轭疫苗），这种疫苗将金黄色葡萄球菌表面多糖荚膜的片段与经设计以激发强烈免疫反应的蛋白质结合在一起。2002年，他们公布了涉及1800多名透析患者的StaphVAX试验结果，这些受试对象都是致命性金黄色葡萄球菌菌血症感染的高危人群。[15]疫苗使得病人金黄色葡萄球菌感染的风险降低一半，但局部免疫仅持续9个月，随即免疫保护急剧衰弱。就高危人群（如透析病人）而言，该水平的保护作用非常值得每年进行一两次注射，但是对于我们来说，这显然不是一种实用的金黄色葡萄球菌疫苗。

21世纪免疫学和基因工程的进步带来了新的希望。值得一提的是，对潜在有害细菌的基因测序开启了一条新的途径，来寻找能够发挥疫苗最大保护作用的理想的化学物质。以芝加哥大学为例,微生物学家施内温德(Olaf Schneewind)和研究生斯特兰杰-琼斯(Yukiko Stranger-Jones)正在使用名为"反向疫苗学"的技术生产一种疫苗,以对抗北美最危险同时又最普遍的细菌——耐甲氧西林金黄色葡萄球菌(MRSA)。

在传统的疫苗设计中,研究人员把微生物用生化方法解构后,将其中多种多样的小片段分别组合,来寻找哪种搭配能够引起实验动物最强烈的保护性免疫反应。与之相反,反向疫苗学利用电脑程序开展对靶标的搜寻。斯特兰杰-琼斯利用这种方法扫描8株不同的MRSA的基因组以找到它们共同的基序,从这些共同基序中,她识别出19个潜在的疫苗靶标——编码共同的表面蛋白质的基因。在分离到这些蛋白质后,她继而将它们分别注射到小鼠体内以观察这些蛋白质能在多大程度上保护动物免受随后金黄色葡萄球菌活菌的感染。前四位的候选者包括两种协助金黄色葡萄球菌从红细胞摄取铁的蛋白质及两种帮助其黏附至人类组织的蛋白质。这些蛋白质仅分别诱导了小鼠较弱的免疫保护。但当她把四者同时都注射至小鼠体内,小鼠对两个MRSA毒力菌株具有完全免疫作用,并且对其他三个菌株产生了局部免疫。[16]"这只是个开始。"她说。2007年年初,斯特兰杰-琼斯回到她的金黄色葡萄球菌基因组研究,以找到其他共有的靶标来增加疫苗的威力。[17]

加利福尼亚州的Cerus制药公司从另一方面入手——将能够感染细胞但不能进行胞内复制的活菌塞入疫苗内,这种技术被证实能为抵抗一些胞内寄生菌疾病(如结核、斑疹伤寒、布鲁菌病及李斯特菌病)带来突破。为了与胞内感染斗争,免疫系统不得不产生针对已受感染细胞的抗体而非针对细菌本身的抗体。而被放弃的细胞则将一小部分细菌的蛋白质表达在自己的表面,将自身改造得更易被摧毁以协助免疫系统完成这一过程。出于这个原因,包含被减毒的感染性细菌的疫苗比包含死菌或者活菌部分成分的疫苗（仅停留在胞外）在抵抗胞内寄生菌时效果更好。不幸的是，减毒活疫苗具有一定的风险，特别是对于免疫受损的人群，不论是他们自身接受疫苗还是与其他已免疫人群接触。 Cerus 的微生物学家杜本斯基（Tom Dubensky）想出了一个有效中和胞内病原体的解决方法——以引起食物中毒的单核细胞增生李斯特菌为例。他敲除了该细菌的一些DNA修复所必需的基因，再用紫外线照射这种处理过的细菌。结果是：被处理过的李斯特菌除了丧失复制功能外，其他一切正常。[18]

上述这些途径以及其他一些新方法带给当时的人们新的希望：也许某一天抗生素将把对抗感染性疾病的胜利旗帜传递给疫苗。然而，塔夫茨大学的利维警告道：只将一种新型疫苗交给市场是不够的。可以肯定的是，疫苗很少会像抗生素一样引起耐药性，这也就意味着细菌不会出现突变株或者获得新的基因而使得疫苗无效。然而，这些疫苗仅以某种细菌部分菌株（而非全部菌株）的抗原为靶点，结果促使那些被排除在疫苗之外的细菌得以崛起。在2000年引进的针对7种最常见的肺炎链球菌（共有上百种）的疫苗，就是这样一个很好的例子。[19]"要想在这场游戏中保持领先，"利维说，"需要国家和国际卫生机构采取措施，即持续不断地监控国家和社区中最活跃的细菌菌株，并且疫苗生产者需要相应地定期更新疫苗，以适应任何改变。"

当能被疫苗预防的疾病由平常走向稀有，考虑到暴露于已感染的家人或朋友后获得的自然免疫作用，卫生部门官员需要修正强化注射剂量的推荐量。以最近又卷土重来的百日咳为例，部分原因是成人仅在他们童年时期遇到过病原体并获得免疫，而现在他们的免疫力已经衰退。现在很清楚的是，要想获得百日咳的持久性免疫，必须在青少年后期加强注射一次，有时可能需要在成年中期到晚期再注射一次。[20]

最后,利维警告道,微生物学家必须保持警觉,监控任何对人体内正常菌群也有作用的疫苗。"不论何时,只要我们将一种生物从它的栖息地剔除,我们就不得不记住,其他一些东西便会取代这种生物的位置。"他解释说。利维以b型流感嗜血杆菌(Hib,我们鼻腔和咽喉的老主顾)疫苗作为一个典型的例子。在有效的疫苗被引入(对于幼儿,是1987年;对于婴儿,则是1990年)之前,Hib是造成细菌性脑膜炎的头号元凶,在美国一年内便引起了近20 000例感染,并导致近1000人死亡。[21]而Hib疫苗则将感染率和死亡率锐减了80%以上。[22]

在庆祝这个好消息的同时,一些谨慎的微生物学家(例如利维)坐等着接下来由谁接替Hib的位置。肺炎链球菌及金黄色葡萄球菌并不是个令人愉快的选择。接替Hib浮出水面的是一系列的非b型嗜血杆菌,通常导致成人患上鼻窦炎。"所以我们最终用一种困扰生命的疾病替换了一种威胁生命的疾病,"利维说,"这不是一个坏交易,但我们不会总是如此幸运。"

驯化和部署

比起听天由命,利维和其他众多科学家对于如何先发制人地使用我们自主选择甚至制造的菌株或物种,以替代人体内倾向于制造麻烦的细菌更感兴趣。

我们可以称它为益生菌、竞争排除法或细菌替代性疗法——这个审慎地改善体内寄居微生物种类的概念,其历史可追溯至梅奇尼科夫(Elie Metchnikoff),他是一位19世纪的微生物学家,他错误地将肠道菌群视为完完全全的寄生物。虽然梅奇尼科夫广泛宣传了一个误导性信息,即通过外科途径切除我们的结肠来摆脱结肠内有毒的细菌,但是他提倡日常摄取发酵饮品及包含乳酸菌的奶酪又恰巧是正确的。梅奇尼科夫相信这些"好的"细菌会和我们体内土生土长的细菌进行战斗。我们现在认识到乳酸菌能和肠道内细菌协同作战并击退潜在的侵略者,如轮状病毒、李斯特菌、沙门菌和其他一些胃肠道内的微生物。[23]

有关现代益生菌研究最透彻的是针对鼠李糖乳杆菌中一个顽固菌株的相关研究,为了纪念它的开发人员、塔夫茨大学的戈尔巴奇(Sherwood Gorbach)和戈尔丁(Barry Goldin),将它命名为乳酸杆菌 GG(LGG)。20世纪60年代初,戈尔巴奇与乳制品加工业进行合作,以鉴定出有助于牛奶消化的最有益健康的细菌。他对寻找一些能够取代人类结肠中永久定居细菌的菌株和物种特别感兴趣。但是在近20年的研究后,戈尔巴奇最终没有找到任何能够坚强定植下来的细菌,不论是用美国、欧洲还是亚洲的乳制品培养。虽然很多食品中的活菌都在胃酸的沐浴下丧生,但很多牛奶消化细菌还是存活下来并到达结肠。尽管如此,它们仍然在一两天内就消失了。

接下来,在1983年,戈尔丁加入了戈尔巴奇的实验室团队,这两人决定放弃关于乳制品的研究,代之以在人类消化道中寻找有益的乳酸杆菌。他们新的研究方向需要戈尔丁哄骗与他合作的科学家同事、家人以及朋友捐赠出大便样品。[24]

当戈尔巴奇和戈尔丁开始分析这些排泄物时,他们制定了一个清单,列出感兴趣的性状。他们一致同意,理想的益生菌补充物,应该能够经受住胃酸的破坏和肠道中胆汁的溶解,可以强有力地黏附在一列实验室培养的肠细胞上,同时有能力在充满正常肠道寄生菌(如大肠杆菌)或其他一些更危险的胃肠道细菌(如沙门菌)的环境下挤出一条生路。

1985年春,他们分离出一种细菌,在全部3项检测中得分相当不错:这就是LGG,如今在Culturelle公司作为营养补充品出售。在该菌株被发现后近20年的时间里,戈尔巴奇、戈尔丁和其他许多人已经发表了100多篇阐述其优点的科学论文,其中最清楚的是关于LGG如何帮助预防及缓解胃肠炎——因胃肠道微生物的感染或者抗生素引发的菌群紊乱而造成的肠道刺激及炎症。[25]

除了肠道,益生菌同时被证明可以抵抗常见的阴道感染和尿路感染,并减少性传播疾病的机会。20世纪70年代初,加拿大泌尿科医师布鲁斯(Andrew Bruce)证实阴道及尿道易反复感染的女性,其阴道中往往有易位的大肠杆菌;与此同时,那些几乎没有此类感染的女性阴道菌群中包括一群特定的乳酸杆菌。这些乳酸杆菌似乎能够强有力地阻止来自临近肠道闯入者的侵略。[26]各种各样的后续研究也确认,由乳酸杆菌占主导地位的阴道往往是健康的。[27]

20世纪80年代,西安大略大学的里德(Gregor Reid)将布鲁斯的研究又推进了一步,在阴道中找到与LGG等效的细菌。与戈尔巴奇和戈尔丁一样,里德发现乳制品中的乳酸杆菌(如嗜酸乳杆菌)和LGG一样,并不能在他所希望的地方定植下来。[28]他开始收集近几年内从未有阴道和尿道感染的女性的阴道拭子。在成百个可能的候选者中,他辨认出两个在实验室中能够有力击退肠道细菌的菌株。鼠李糖乳杆菌G-1和发酵乳杆菌RC-14在充足的过氧化氢和多种生物表面活性剂(润滑分子,使得其他细菌难以黏附)参与的情况下击退了潜在的竞争者。这两种乳酸杆菌有一个额外的优点,即不受杀精子剂的干扰。杀精子剂有一种令人讨厌的作用,即能够破坏阴道里的细菌使阴道更易感染。[29]

为了测试他的益生菌,100多名女性吞服了含有益生菌的胶囊或塞入了阴道栓剂,里德追踪了这些女性的健康情况。经过这两种处理方法后,益生菌中所包含的细菌都到达了女性阴道中,并成为优势寄生菌,所以乳酸杆菌的恢复与抗感染具有相关性。[30]而在一项涉及40名患细菌性阴道炎的女性的研究中,益生菌被证实比标准治疗中使用的抗生素"甲硝唑"效果更好。20名摄取益生菌的患病女性中，有18名因为阴道菌群恢复正常而使得阴道炎被治愈，治愈率达90%。相对应的是，甲硝唑仅治愈一半多一点，20名中仅11名痊愈。[31]里德在2006年发表了这一小样本的临床试验结果。同年，他的益生菌以FemDophilus的名称在美国及加拿大的保健食品商店首次亮相。[32]

　　遗憾的是，在维生素专柜和药店的柜台上，每一种经过科学测试的益生菌都伴随着几十种功能相似、效果可疑且某些时候作用对象有误的产品。[33]其中大部分可能是无害的，但一些则含有耐抗生素的细菌，这给微生物学家带来了一个大烦恼，因为他们了解这些耐药基因可以轻易由某个益生菌传播给人体肠道内的菌群，继而到致病的细菌。但一些益生菌公司着实太离谱，过分鼓吹其产品对抗生素的耐受性。

药用益生菌

　　20世纪80年代初，鲁斯（Kristian Roos）作为一名年轻的医生，常常被瑞典哥德堡大学医院中的情况弄得很困惑，很多患者被顽固的反复感染的脓毒性咽喉炎所困扰。这些患者一年内在他的门诊就诊多次，大多数人表现为扁桃体通红、喉咙散布一些白色斑点。鲁斯知道，我们周围有近1/4的人咽喉内藏匿着化脓性链球菌，尽管它们在抗生素及时作用后数量会大幅下降而不会引起活动性感染。这种顽固感染解释了为什么一些人一直倾向于持续感染。但令人不解的是，为什么偏偏是这些人而非其他人成了顽固的携带者？

　　是因为化脓性链球菌在易患扁桃体炎人群的咽喉内比在健康人群咽喉内面临较少的竞争吗？1985年，鲁斯掌舵哥德堡伦比医院耳鼻喉门诊，在这里他有了更好的机会去回答这个问题。在伦比，鲁斯能够接触到更多的感兴趣的常规病例，而且临床中的常规健康检查使得他有机会得到健康人及患者的咽喉拭子。

可以肯定的是,鲁斯发现,虽然多数人的咽喉中有大量无害的α链球菌,但那些携带化脓性链球菌的人却趋向于不含或仅含少量该菌。或许这些"好"链球菌仅仅是简单地约束它们爱滋事的兄弟。一个家庭的遭遇支持了鲁斯的这种预感。在家里最小的孩子患上慢性化脓性链球菌皮肤感染后,他的母亲开始受到反复发作的脓毒性咽喉炎的折磨。菌株分型显示两人感染的是同一亚型的细菌,但是男孩却从未发展为扁桃体炎。鲁斯发现了其中的区别,男孩的咽喉中有大量的α链球菌,但他的母亲则完全没有这类细菌。[34]

鲁斯和他的几个同事开始着手研究健康人咽喉内生长的各种链球菌。到了1995年,他们已经将其中一些细菌打包进了一种咽喉喷雾剂中。在一次预实验中,脓毒性咽喉炎患者在结束抗生素治疗后,每天分别使用益生菌混合物和安慰剂(盐水喷雾剂),持续1周。接下来的9周中,使用益生菌的51人中仅1人再次患链球菌扁桃体炎;相比之下,使用安慰剂的61名患者中则有14名复发,治愈率与前者相比较有10倍之差。[35]在一次涉及342名患者、时间超过10周的更大规模的研究中,结果虽不那么显眼,但仍然重要:接受α链球菌活菌喷雾的患者中,只有不到20%的人的扁桃体炎再次复发,但接受生理盐水喷雾的则有30%复发。在研究结束之际,那些使用益生菌的患者,其化脓性链球菌隐形携带率是接受安慰剂治疗的患者的一半。[36]

正当鲁斯期待有一个药物公司能开发他的益生菌咽喉喷雾剂时,他开始思索困扰众多学步儿童的反复发作的耳部感染是否也是由于缺少某种保护性细菌。一些迷了路的咽喉细菌跑到了儿童的中耳鼓室中,便会造成中耳感染。当了解到一些咽喉细菌比其他细菌引起更多的耳部问题,鲁斯开始寻找健康儿童咽喉上部的寄生物。在研究过程中,他的研究团队共收集了近600种α链球菌,他们测试了这些链球菌对儿童耳部感染最常出现的4种细菌——肺炎链球菌、流感嗜血杆菌,以及相对出现较少的化脓性链球菌和卡他莫拉菌——的抑制作用并对其进行分级。

鲁斯于1996年将5种最具护耳作用的细菌打包放入鼻喷雾剂中,然后将这种喷雾剂交给了有慢性感染史的学步儿童的家长。在108例调查中,有一半儿童接受每天一次的益生菌喷雾,持续10天;另一半则接受盐水喷雾。3个月后,近一半接受益生菌的儿童无耳部感染,而接受空白对照喷雾的一组中仅有不足1/4的儿童无感染。[37]

虽然出了斯堪的纳维亚,几乎没有人听说过鲁斯关于脓毒性咽喉炎的研究。但顽固的耐药菌所致的耳部感染数量增多,使得鲁斯关于鼻部"细菌喷雾"的研究结果成为《英国医学杂志》2001年1月的国际头条。[38]在一年前,美国儿科学院几乎已经放弃了使用抗生素治疗耳部感染。研究确认使用抗生素治疗几乎毫无帮助,而且明显使得婴幼儿易罹患耐抗生素细菌造成的呼吸道及肠道感染。[39]

尽管如此,鲁斯仍然找不到任何对开发他的保护耳部益生菌感兴趣的公司。他承认问题可能出在利润上。和Culturelle及FemDophilus不同,益生菌喷雾剂并非"营养补充品"。作为医学用途的药品,它需要通过一系列资费不菲的临床检测的挑战以证明其安全性和有效性。面对这种需要上百万美元的投资,投资者会期望自己独享这种治疗的权益。"但即使我们能够获得这种特定的生物混合体的专利,"鲁斯说,"其他人会很容易跟上,在人咽喉中找到的成百个保护性菌株中挑选整合出一种稍稍不同的混合物。"

另一方面,过去的几年中将益生菌用于预防和治疗艰难梭菌结肠炎的方案出现了。尽管这种治疗在欧洲及澳大利亚被越来越多地使用,但直到2001年,美国的胃肠病学家还在把这种治疗斥为江湖骗术。[40]

随着人类迎来艰难梭菌强毒株的致命性增强,2006年,对30多例临床试验的安慰剂对照组(其中多数为欧洲人)进行的再次分析,肯定了至少两种商用益生菌(乳酸杆菌GG及"面包酵母"啤酒酵母菌)在进行抗生素治疗时或一个疗程结束后即刻开始使用,有助于阻止艰难梭菌感染。用啤酒酵母菌治疗正受艰难梭菌所致疾病之苦的患者也被证实有效,可减少几乎一半的复发率(在接受了抗生素甲硝唑或万古霉素的标准治疗之后)。

在随后一系列成功的动物实验中,我们发现了几种同样作用但是几乎毫无毒性的艰难梭菌菌株,它们可能成为治愈艰难梭菌结肠炎更加有效的益生菌。这些无危险的艰难梭菌来自西北大学微生物学家格丁(Dale Gerding)收集的5000多个菌株。格丁曾经在2005年鉴定出造成整个北美地区及英国医院内患者死亡的新的强毒株。格丁根据菌株在院内患者(**无**腹泻或结肠炎,但周围患者均有此两种症状)粪便中出现的频率,在他的样品中挑选了3个无毒菌株。2002年,格丁证明,仓鼠预防接种3个无害菌株中的任一个后,注射毒株,保护率达90%以上。[41]因为艰难梭菌并不会取代肠道内的永久寄生菌,所以不太可能是因为这些无害的菌株与有毒菌株相互竞争。格丁相信,更可能是它们充当了活疫苗的角色,产生了保护性抗体对抗随后的感染。自2006年以来,格丁与ViroPharma生物医药公司(位于宾夕法尼亚州的埃克斯顿)合作在患者中检测他的保护性菌株。[42]

以毒攻毒

当艾兴瓦尔德和夏恩菲尔德在20世纪50年代开启了一个具有争议性的领域"竞争性排斥"时,他们大胆地在婴儿体内接种了声名狼藉的金黄色葡萄球菌的一个相对无害的菌株。如今已毋庸置疑,他们的金黄色葡萄球菌502A已经获得了巨大的成功。仅仅在随后的医院育婴室金黄色葡萄球菌80/81有毒及耐药菌株猖獗的过程中,502A就挽救了几十甚至上百个新生儿的生命。[43]

直到20世纪90年代初,仍有少数医生在使用502A对抗金黄色葡萄球菌持续且致命的感染。免疫学家斯蒂尔(Russell Steele)在1978年到达小石城的阿肯色大学医学院后,重新发现了502A。"免疫学家在当时就如同稀有的鸟类一样,"他回忆道,"大众认为你应当最早知道为什么人会生病。所以当地的皮肤科医师把手里最困难的病例都交给了我。"这些疑难杂症包括有一家人被金黄色葡萄球菌皮肤感染所致的黄色的疖子和发炎的红色脓肿困扰了数月之久(有时甚至持续数年)。斯蒂尔通过查找医学文献找到了夏恩菲尔德,后者鼓励他向位于马里兰州罗克维尔的美国菌种保藏中心索要了一小瓶502A。

与夏恩菲尔德的新生儿的"处女地"不同,斯蒂尔的患者都已被金黄色葡萄球菌顽强地定植。因此,他在治疗伊始先使用了一连串的口服抗生素、处方药膏,并且每天两次用强效消毒剂六氯酚洗浴。接下来,他将一份足量的502A细菌肉汤培养液喷入患者鼻腔内。为了衡量治疗疗效,斯蒂尔将20位接受502A鼻腔喷雾的患者的结果和20位同样经历过抗感染治疗但仅接受无菌水的患者的结果进行比较。6个月后,32个家庭仍接受研究(一些家庭搬走,另一些使用了针对其他不相关情况的抗生素)。17个接受502A治疗的家庭中,有15个检测到已顽强定植的502A菌株,并且未出现疖、皮疹及脓肿的复发。与之相反,在对照组的15个家庭中,有11个再次遭受金黄色葡萄球菌皮肤感染。[44]

1992年,斯蒂尔带着他特殊的治疗方法,离开小石城转而加入路易斯安那州立大学医学院,并在其位于新奥尔良的附属儿童医院行医,小石城的皮肤科医师失去了这位优秀的后援。几年后,皮肤科医师再一次叩响了他的大门,这次是为了寻求帮助,因为学龄儿童和高中运动员出现了令人讨厌的耐甲氧西林金黄色葡萄球菌的感染。当斯蒂尔把502A菌株的故事讲给他们听的时候,他们看起来是如此热切。但是谈话迅速传到了医院律师们的耳朵里。"接下来我所知道的就是,医院行政部门告知我正有可能将医院置于危险之中。"斯蒂尔回忆说。

不可否认的是,有意将金黄色葡萄球菌预先接种到人体内,即使这是一种无危险的细菌,也令律师们,还有其他人担忧。"我并不认为在这个星球上存在着一株使得我能够放心用在患者身上的金黄色葡萄球菌,"金黄色葡萄球菌致病因子研究领域中的国际一流专家、哥伦比亚大学微生物学家洛伊(Frank Lowy)这样说道,"我们不得不铭记,金黄色葡萄球菌的军械库中有着太多潜在的武器。即使是502A菌株,也表现出其致病能力。"洛伊主张,一种更安全的途径可能是在那些危险性较小的葡萄球菌(如无所不在的表皮寄生菌表皮葡萄球菌及沃氏葡萄球菌)中发现潜在的竞争性细菌。

就在新奥尔良医院的律师企图扼杀斯蒂尔将葡萄球菌喷入患者鼻内的计划之时,来自休斯敦贝勒医学院的微生物学家赫尔(Richard Hull)对自己大胆的想法——将大肠杆菌置入患者膀胱——产生的结果感到难以置信。在当时,一位来自美国国立卫生研究院(NIH)的访客到了贝勒,他想要投资一项有利于美国残疾人的研究项目。赫尔想到了他作为顾问的邻近的康复研究院中的脊柱受损的患者。对于大多数腰部以下截瘫患者而言,他们经常经历膀胱和肾脏感染,一些甚至威胁到生命。问题就在于他们不得不使用留置式导尿管,这种导管将细菌引入了尿道中。更糟糕的是,这些感染治疗中涉及的抗生素的反复使用最终孕育出了细菌的多重耐药性。

赫尔曾经考虑过如何去阻止这种感染。他回忆道，虽然膀胱通常保持一种无菌状态，但一些人将细菌带入其中后却并未患病，这些无害细菌似乎有阻断其他生物驻扎在膀胱的能力。如此这般，赫尔提出一个点子，找到一种相对安全的生物，有意将它引入一位瘫痪患者的膀胱中。"她问我，'不良反应是什么？'"赫尔记起他与NIH的授权主管的讨论内容，"我说，'好吧，在极少数情况下，它可能引发严重的感染甚至导致死亡。'我想这计划可能就此夭折了。"但出乎赫尔意料的是，她回答道："行啊，我们可以让计划运转起来。"对瘫痪患者体内高度耐药菌感染的一种解决方案的需要就是这样：孤注一掷。[45]

在赫尔的脑中，已经有一种特定的细菌可以用于他的益生菌治疗。自20世纪80年代以来，他一直在与瑞典妇科医生斯万堡（Catharina Svanborg）合作。斯万堡分离出了一株大肠杆菌，该菌年复一年出现在一个尿道及肾脏状态都相当良好的女孩的尿液里。"在美国，医生从不会去了解一种不引起感染的细菌，"赫尔解释道，"但在瑞典，每月一次的尿液采样是常规预防性措施的一部分。"

赫尔对该菌进行了研究，将它命名为大肠杆菌83972，在实验室培养并像梳篦一般对它的基因进行筛选，以确保它没有装备像"爪钩"那样的分子，使得某些大肠杆菌严重损害膀胱。[46]在20世纪90年代末进行的两次预实验中，休斯敦康复中心的泌尿科医师们在监督下将大肠杆菌83972引进57名瘫痪成年人的膀胱中。在采用这种益生菌疗法之前，所有患者都被反复的尿路感染所困扰。一年之后，除了两名患者，其他接受治疗的人均摆脱了感染。这两例例外均感染了除益生菌大肠杆菌之外的另一种微生物，导致了一种单纯且易治愈的尿路感染。[47]

休斯敦的两家医疗中心依然在实验流程的指导下使用赫尔的益生菌。同时，赫尔和他的学生们已经开始测试另一种可能更有效的方法：

在导尿管插入患者体内之前,将其浸入益生菌菌液中,让保护性的生物膜覆盖在导管表面。[48]赫尔更是雄心勃勃地想开始使用一种经基因工程改造过的大肠杆菌83972,一个消除了任何潜在致病能力的菌种。赫尔还去除了能帮助大肠杆菌83972附着在肾脏和膀胱黏膜上的基因。[49]赫尔相信在本质上这种基因删除将能保证细菌永不"黏附"在它不该存在的地方,但同时不危及其在膀胱中保持自由悬浮状态的能力。

赫尔的团队一面在实验室里改进他们的发明,一面忍不住要更进一步:将一个简单的、不可转移的抗性质粒导入大肠杆菌中。环状的抗性基因可以允许这些益生菌在抗生素的治疗中存活下来,瘫痪患者经常需要抗生素治疗一些不相关的感染。赫尔尚未将基因增强后的菌株应用在患者身上,这个提议对于他的上级来说仍然太冒险了。然而,在渴望通过基因工程构建一种更合适的细菌的道路上,赫尔绝非一人独行。

口腔的超级英雄

1976年夏,距离口腔微生物学家希尔曼(Jeffrey Hillman)离开研究生院进入新近雇用他的波士顿福赛思学院已经两个月了。在这个夏天的一个上午,在一些被他涂满牙菌的培养皿里,他看到了白色海洋中的两个红色斑点。培养皿的琼脂中添加了酸碱度(pH)指示剂,在酸性环境下显现出白色,在这种情况下,只有一种可能,即这是由变异链球菌产生的乳酸(导致龋病的主犯)造成的。尽管这些牙菌中控制它们产生侵蚀牙釉质的化学物质的基因已经被破坏,还是有一些细菌经受住基因损坏的打击,顽强地存活下来并大量繁殖。基因的损坏并没有使得这些突变株的生长有丝毫的减慢。这对希尔曼来说是一个充满希望的消息,他进一步证明他的这些耐酸突变株能够在生物矿物(即羟磷灰石）制成的假牙上茁壮成长，同时不导致龋洞。[50]

　　"在当时，全世界的科学家们都在研究人类是如何被变异链球菌感染的，"希尔曼回忆说，"以及我们是否有可能将某人口腔中的细菌用其他菌株替代。"研究表明，我们当中大多数人从母亲那里继承到了变异链球菌，其中一些菌株能制造出更易产生龋洞的酸。[51]再者，一旦变异链球菌的某一菌株寄生下来，便很难被驱逐来给其他细菌腾出位子。"我们当时试了各种疯狂的东西。"希尔曼谈到了当时在接种他的实验菌株之前，他和同事们为了根除志愿者口腔中的变异链球菌而采用的各种战术。"有一次我们把碘涂在他们的牙齿上，后来又尝试把涂满抗生素的小盘子试装在牙齿上。"但是不论希尔曼等人如何成功地将一个人原有的变异链球菌击退，或者多么迅速地用不产酸的菌种去重新构筑一个人的牙齿，这种转变从未持续超过几个月。"令人惊讶的是，一个人土生土长的菌株总能卷土重来。"希尔曼说。

　　直至1982年，希尔曼觉察到他已经厌倦了这些治标不治本的方法，那时他灵机一动，希望发现一种细菌来为他做这份令人惊讶的工作。一旦发现一种极具侵略性的细菌，他可以敲除细菌原有的使之具有产酸能力的基因来达到目的。希尔曼和实验室两个伙伴耗时一年收集了福赛思学院里学生和职工的唾液，结果是他们得到了上百个有细微差别的变异链球菌亚种。他们将这些细菌"摩肩接踵"地接种在培养皿中以检测其消灭其他细菌的能力。当他们看到一个针尖大小的菌落在它周围布满其他变异链球菌的"草坪"上清扫出一个完美的圆形时，他们知道自己已经找到理想的候选者了。分析显示该菌株产生出大量全新的细菌素（或者称之为天然的抗生素）。[52]

　　希尔曼和他的两位实验伙伴在1985年成为第一批受试者，他们用棉拭子将超级细菌株涂在自己的牙齿上。超级细菌迅速取得了3个人牙齿上的永久居住权,同时驱逐了土著的变异链球菌。[53]6个小鼠实验肯定了他们的发现:一旦引进这种细菌,它们会始终如一地将动物土生土长的变异链球菌强行驱赶出去。然而,希尔曼简单将操控细菌产酸能力的基因敲除的计划碰到了一个小障碍:这种突变是致命性的。一些变异链球菌——包括这株超级细菌——使用乳酸作为处理代谢废物的手段,没有乳酸,这些废物会累积起来导致中毒。

希尔曼最终解决了这个难题,他插入了一段生产乙醇的基因拷贝,这就允许细菌可以通过另一条途径降解代谢废物。希尔曼说:"我们最后得到的菌株与原菌株几不可辨,除了两个基因的修饰,而这些修改我们能逐字逐句说得一清二楚。"对小鼠的研究显示,新的变异链球菌在高糖饮食(这种糖浓度下牙齿通常已被破坏)中可保持牙齿几乎没有龋洞。对潜在安全问题尤为重要的是,希尔曼证明在整个研究结束十多年后,原先寄生在他和他的那些合作者口腔里的菌种都未传播到他们家人身上。[54]

1998年,希尔曼将研究结果进行了汇总,并且和FDA接洽,要求得到将基因工程改造后的变异链球菌用于志愿者的许可。"幸运的是,我面前并没有什么大的困难。"他说。起初,FDA监管人员要求希尔曼削弱他的菌株来保证细菌万一造成麻烦能够被清除。"当我们问会造成什么麻烦时,他们也不知道,"希尔曼回忆说,"我猜我们开创了经基因改造后生物评估的先例。"

希尔曼敲除了更多的基因,这次使得他的细菌只能在每天两次补充食物中鲜有的氨基酸后才能存活。为了使细菌活下来,志愿者需要每天用含有这种营养素的漱口水漱口。"一旦我们证明了它是安全的,他们就很可能允许我们使用功能健全的细菌。"希尔曼说。

希尔曼信心满满,认为已解决了所有可能的安全隐患。2004年3

月,他再一次与FDA审查员碰头,并成立了一个生物技术公司为必要的临床试验提供财政支持。出乎他意料的是,他了解到他的这株变异链球菌被划归到潜在的生物武器中。评审委员会提出了要求:希尔曼可以开展一个安全的小试验,人数为10人,但这些人必须都是没有牙齿的,即他们满口都是假牙,假牙在经过一周的测试后将会被放入漂白剂中以除去细菌。在志愿者招募工作开始进行时,FDA附加了其他一些规定:志愿者家中没有儿童;他们的配偶也必须是全口义齿佩戴者;志愿者及配偶必须强壮健康且年龄不超过55岁。"我们筛选了1000多名潜在的志愿者,其中有两人完全符合要求。"希尔曼说。只有两个人的微型试验在2006年顺利进行,为期7天的试验结束后,结果表明没有任何不良反应且细菌被完全清除。

直到2007年年中,希尔曼还在等候一项针对有齿人群的试验许可。但是当FDA将"暂缓"命令给予了这个第一个创造出用于人体的、用设计师名字冠名的菌落的人时,科学期刊上已经刊满了那些期望能更进一步的科研工作者的早期实验。全世界的微生物学家把来自不同生物的基因混合配对,创造出转基因的实验室微生物,它们除了铲除在人体内造成问题的自己的孪生兄弟之外,还有潜力做更多的事情。一个欧洲团队已经在10位患者上进行了转基因细菌的安全测试,为了防止这些细菌意外脱逃,这些患者被隔离在医院的负压病房内。

转基因益生菌

当一位43岁的荷兰农夫正准备收拾行李离开医院时,护士追上了他。"他3天之后感觉好多了,而且他已经准备好回家了,"佩普兰博斯基(Maikel Peppelenbosch),一位在荷兰格罗宁根大学医学中心工作的比利时分子生物学家回忆道,"我们不得不向他解释说,不论现在感觉有多好，他都不能离开。"3天前，2003年一个春日的早晨，这位中年农夫服下了一把胶囊，每次10粒，每天两次，每粒胶囊中约含100亿个生产干酪用的乳酸杆菌。这个小小的动作将这个荷兰人载入史册，他是第一个人工定植转基因细菌的人。他所吞食的活菌携带并将表达具有免疫抑制作用的人类细胞因子白介素10(IL-10)的基因。[55]

研究人员早已知道不能产生IL-10的实验动物可患严重的肠道发炎紊乱，就如同使这位荷兰农夫长达20年处于衰弱状态的克罗恩病一般。IL-10缺陷鼠类的免疫系统，就像那位克罗恩病患者的免疫系统一样，失去了对消化道正常菌落的耐受能力，结果造成了极度痛苦、有时甚至危及生命的炎症和肠溃疡。然而，所有引入IL-10作为一种治疗性药物的尝试都非常困难。将足量的免疫抑制药物摄入到急需此物的肠道是很难做到的，更棘手的是这种药物不能作用于身体其他部位，因为过量会导致这些部位危险的免疫抑制作用。

1999年，比利时分子生物学家施泰德勒(Lothar Steidler)想出了一个新颖的解决办法。他截取了人类IL-10生成基因并将它整合入一株活体培养的乳酸杆菌的染色体中，该乳酸杆菌在伴随人的粪便被排出前能够在消化道中逗留12—24小时。这段时间对于机体的肠道器官接受一天两次的抑制性细胞因子已经足够了，且又不至于冒造成整个人体免疫抑制的危险。

在同一年，施泰德勒使用转基因手段治疗小鼠的"克罗恩病"同样取得了成功。[56]但与此同时，有许许多多的致力于"调制"转基因的实验菌株、期待它们有朝一日可携带药物或疫苗抗原进入患者体内的青年科学家，施泰德勒只是其中的一个。基于安全考虑，这些研究者必须将经基因工程改造后的"弗兰克细菌"置于严密的生物监控下，这同样适于任何被接种过的实验动物。和FDA一样，欧洲的卫生机构刚刚开始设法应对在人身上使用这些经基因改造的细菌可能产生的负面后果。产生强效免疫抑制剂（如IL-10）的细菌尤为危险。即使转基因本身被证明是无害的，一旦细菌将其新基因传递给致病微生物，将会带来一场灾难，因为这会使致病微生物拥有抑制任何抗感染免疫反应的能力。

施泰德勒再一次展现出他的聪明才智。当他赋予乳酸杆菌产生IL-10的能力时，他同时将人类基因的终止信号整合入细菌现有控制胸腺嘧啶脱氧核苷表达的基因中。所以他同希尔曼一样，最终得到了一种在没有人为养分支持的情况下无法长时间生存的细菌。同时令施泰德勒青睐的是，乳酸杆菌并不是人体正常微生物群落中的一员。当摄取乳制品后，人类肠道中的乳酸杆菌会在一两天后消失。最终，施泰德勒的基因工程改造保证，即使一个转基因的乳酸杆菌确实将它的IL-10基因与其他微生物分享，接受者唯一能够接受外来DNA、将其整合入基因组的地方，就位于它们表达胸腺嘧啶脱氧核苷基因的中间。所以，同样的，它们也成为营养残疾者。

对施泰德勒的基因改造的灵巧手法感到印象深刻的人中就包括了佩普兰博斯基。这两个年轻的比利时人当时都服务于同一实验平台，即在根特的佛兰德斯生物科技研究所完成他们各自的博士后研究项目。施泰德勒随后去了爱尔兰，在科克大学担任教授一职。而佩普兰博斯基则前往荷兰，在格罗宁根大学医学中心领导他自己的实验室。"当我了解到施泰德勒在爱尔兰无法取得临床试验许可时，我希望利用荷兰监管机构的授权搏一搏。"佩普兰博斯基说。

"幸运的是，施泰德勒把细菌设计得相当好，"他补充说，"通常取得监管部门的批准需要一个漫长的过程，但我们没有接到一个正式的控诉。"在向荷兰卫生监管部门申报后，不到8个月，佩普兰博斯基被授权可以进行一项涉及10位克罗恩病患者的安全性试验，这10位患者对传统治疗手段(如类固醇治疗)都没有反应。"最后,这些患者只能选择肠段切除。"他说。佩普兰博斯基具有重大历史意义的试验的基金支持来自布罗德(Eli Broad)的私人捐款。布罗德是美国一个身家亿万的商人,而他的儿子长期受到克罗恩病的折磨。

所以,在两年半的时间里,阿姆斯特丹大学医学中心的医师们让10位患者循环通过该中心的单人生物危害隔离病房。佩普兰博斯基声称,如同第一个接受这种研究的那个43岁的农夫一样,大多数患者的反应症状都显著减轻。"但这项试验并不是为了证明其有效性,而是为了显示其安全性,"他又马上补充道,"我们甚至没有使用安慰剂作为参照。"研究者认为让这些孤注一掷的病患志愿者冒风险接受一个虚假治疗,且除此之外还要忍受12天的隔离生活,实在是太不公平了。

但是作为一个安全性测试,这项试验显示出极大的成功。[57]转基因的乳酸杆菌没有显示出不良反应,并且在他们吞下为时1周的疗程中最后一枚胶囊后的24小时内,乳酸杆菌就在他们的粪便中完全消失了。但如预料的一样,在志愿者回到家后的几周之内,旧的症状又回来了,这促使几个志愿者恳求继续这种非传统的治疗方法。"我们当然不能这样做,"佩普兰博斯基解释说,"监管当局是正确的,我们必须得小心谨慎。"他仍然希望这10位患者,加上另外50位,可以被授权参加2008年夏天一项已经计划好的跟进试验。"既然安全性试验证明生物防护是可行的,"他说,"我们期望政府监管员能够允许进行下一项基于门诊部门的试验。"截至2007年年中,研究者们还在等待着消息。

同时,施泰德勒和佩普兰博斯基正在致力于一项更具有靶向性的转基因益生菌的部署。他们的想法是把产生抗体的基因连接在各种各样用于生产药物的细菌上,那些抗体可以使得改造过的细菌黏附在人体特定的组织上。举例来说,在一种抗肿瘤的益生菌中转入抗体基因后，让它黏附在肿瘤细胞的表面。

与此同时，在世界上各个实验室内，科学家们正在动物体内测试其他一些转基因益生菌。其中包括几种不同的阴道细菌，它们可以分泌杀灭HIV药物。以加拿大的里德（Gregor Reid）为例，为了强化他在阴道中提取的益生菌路氏乳杆菌，里德与美国及澳大利亚的研究者合作，将该菌与人类基因及重组基因联合起来，调制出一种由3种蛋白质构成的"鸡尾酒"，能够阻断HIV结合、融合进而进入其通常能摧毁的免疫细胞这一过程。[58]与临床试验更贴近的是一种正在加利福尼亚州圣克拉拉的沃塞尔生物治疗公司开发的抗HIV的乳酸杆菌。支持这一创造的点子可以追溯至20世纪90年代中期、斯坦福大学的内科学家李（Peter Lee）在实验室的一个宁静的瞬间。李回忆起他关于阻断病毒进入人体途径的白日梦。"我当时的想法是，"他说，"试图利用寄居在我们黏膜上的细菌。"[59]因为病毒大多数情况下总是经由这些潮湿的半透膜进入人体。

在将近一年的时间里，李四处搜寻科学文献并询问有关同仁，以努力发掘出相关的研究。令他吃惊的是，他居然一个都没有找到。"但是我想得越多，它就显得越有道理。如果我们的共生菌已经形成了一道保护性屏障，为什么不操纵它们来更有效地对抗病毒呢？"

而李的发现也正是匹兹堡大学研究性妇产科医师希利尔（Sharon Hillier）已发表的工作。因为在一些社区中安全套太昂贵或从文化上不被接纳，希利尔和非洲的同事们合作开发出一些成本虽低，但却可保护妇女免受HIV感染的方法。首先，她找到了一些拥有健康阴道微生物群落的女性，也就是说，她们的阴道内富含乳酸杆菌；这些女性被HIV感染的可能性仅为缺少这些保护性细菌的女性的一半。[60]她同时开始一一测试不同菌种的乳酸杆菌，以找到那些可能具有最佳保护性的细菌。结果,最佳候选者是那些可以产生高水平的抑制病毒的过氧化氢,同时形成天然的将细菌"胶合"在阴道表面的生物膜的妇女。

李开始和希利尔商讨利用基因工程手段改造希利尔的抗HIV阴道细菌。1998年,李成立了沃塞尔公司来实现他的梦想。李在沃塞尔的科研团队将人类细胞蛋白CD4(HIV的分子靶标)的基因连接在阴道细菌简氏乳杆菌上,以强化该细菌。当与人类细胞共培养时,这种转基因细菌完全阻断了一个实验室株系HIV的感染,并且将一株从患者身上分离的HIV的感染性降低了一半。[61]2006年,李的团队宣布他们已经构建了一种在他们眼里可以成为一个更强的抗HIV的战士:一株转基因的简氏乳杆菌,能产生破坏病毒的蛋白质,从而保护猴子免受HIV感染。[62]编码这种蛋白质的基因——蓝藻抗病毒蛋白N——是从一种闪闪发亮的蓝细菌,即椭孢念珠藻中分离出来的。[63]2007年年初,沃塞尔的科研团队就在测试他们新的阻断HIV的细菌在动物体内阻断HIV感染的能力。同时,李继续兼顾他在沃塞尔的科研团队及在斯坦福大学的科研,此时他梦想在斯坦福能够构建某种可以阻断导致白血病的病毒的微生物。

当希尔曼和李奋战在基因改造人体的本土细菌以求增强其能力的一线时,其他人则在继续实践着创造转基因活疫苗的想法。这些未来的疫苗可以包含寄居在人体的无害的菌群,它们被加以改造以表达一些危险病原体的抗原或分子标记。理论上说,一旦这样的细菌在我们体内定居下来,它就能够诱导我们的免疫系统产生抵抗那些新来的坏细菌的抗体。

洛克菲勒大学的菲谢蒂是率先将这样的转基因活疫苗付诸行动的人之一。1995年,菲谢蒂创造了一株口腔细菌,即格氏链球菌,能将化脓性链球菌的标志性抗原点缀在自己的表面。[64]与此相似,纽约州立大学的生物学家也已制造出一株格氏链球菌，带着牙龈卟啉菌（破坏骨质的牙周炎的元凶）的抗原。[65]而在法国的巴斯德研究所，免疫学家则从酸奶植物乳杆菌中研制出一些活疫苗，包括一种表达部分破伤风毒素的疫苗及另一种可以通过预防接种来抵抗幽门螺杆菌（引起胃溃疡）的疫苗。[66]还有一些科学家也研发了转基因细菌以免疫人体抵抗霍乱弧菌、沙门菌、志贺菌、李斯特菌、分枝杆菌、鼠疫耶尔森菌及炭疽杆菌，甚至是恶性肿瘤——所有这些在实验动物的测试中都显示了适当的结果。[67]

另外一些科研工作者仍然在构建转基因细菌，以刺激免疫系统产生对抗机体自身生成的物质的抗体。以瑞典的科学家们为例，他们已制造出酸奶中约氏乳杆菌的转基因版本，这些转基因细菌表面携带着引发人类超敏反应的IgE抗体。当该细菌被注入动物体内后，诱导动物的免疫系统分泌一种不同种类的抗体（IgG）以清除抗体IgE。[68]

"细菌载体是一个强有力的工具，它使得我们可以有效传递疫苗抗原，"德国免疫学家梅金娜（Eva Medina）于2001年撰写了一篇关于这个快速发展的新领域的综述，"这个系统的开发几乎具有无限的可能。"[69]

并非每个人都是如此满腔热情。"通过基因改造改进益生菌的前景必须严肃衡量，即关于这些无害的、有益的微生物变成可怕的病原体的潜在可能性。"刚从西安大略大学退休的遗传学家卡明斯（Joe Cummins）如此主张。卡明斯称，在所有最大的威胁中，有一个就是被引进人体的细菌可以轻易从一个人转移到另一个人。当谈及预防危险细菌的时候，这种独立的传播可能带来巨大的益处；但同时它使得对于安全方面的保证也更加困难，因为这些活疫苗既可以使免疫系统更健康，也可以使免疫系统受损。[70]

卡明斯指出了另一个危险之处：一种居住在口腔、咽喉乃至肠道的活疫苗可能造成意想不到的后果：诱导耐受而不是抗病反应。"一旦一种细菌变成了我们体内环境永久的组成部分，免疫系统就会将它认作自己的一部分，"他争辩道，"那样的话它将不再诱导产生抗致病菌的抗体。"卡明斯引用了最近免疫学家的发现：任何一种抗原的反复提呈都将**关闭**机体的免疫应答，至少当它发生在危险信号（如组织损伤）缺失时。大概这也是我们的机体如何建立起对食物、消化道和上呼吸道细菌的耐受的机制。

对于针对免疫系统自身的信号分子和抗体的活疫苗，卡明斯予以了特别关注。"经验告诉我们，干扰免疫系统可招致令人讨厌的意外。"他警告道。他引用了一个最近的案例，当一位澳大利亚的研究者将编码鼠卵细胞蛋白的一个基因插入一株无害的鼠痘病毒后，这株病毒出乎意料地转变为致死性病原体。这位科学家本来试图创造一种鼠类避孕药物，但给小鼠接种重组的病毒后，却使其免疫系统严重受损。[71]

家畜的益生菌

就如同新一代的疫苗和益生菌能指引人类医学走向一个全新的方向一样，它们也给家畜提供了一种方式摆脱单调的抗生素治疗。1998年春，在得克萨斯州的卡城，农业研究服务署（ARS）的"食品和饲料"团队似乎击出了一记众人皆知的全垒打。该实验室研制出了一种便于使用的益生菌喷雾剂，能够预防新孵出的雏鸡感染沙门菌——一种常常污染未煮熟的鸡蛋和鸡肉的危险的食源性细菌。尼斯比特（David Nisbet）和他在ARS的同事从健康母鸡的消化道中分离出29种无害且顽强的细菌，农夫只需将这种混合细菌喷雾剂在短时间内喷洒在几百只小鸡身上即可。另一项实验证明，这些细菌能够保护99%以上的小鸡免受沙门菌感染，在促进小鸡快速增重方面亦不亚于促生长抗生素。[72]

研究人员给他们的产品起名为Preempt，FDA在1998年3月给它的批文占据了全美新闻的头条（"细菌赶走了家禽中的病原体"），还有农民们向成群的家禽喷洒这种液体的画面。MS生物科学公司对此十分满意，将它描述为"新一代用以增强机体抵抗力、抵抗疾病药物中的领头羊"。共同发明人德洛克（John DeLoach）对记者补充说，这种喷雾剂的广泛使用有朝一日会把鸡蛋和生鸡肉中危险病原体的量减少到不值一提的程度。[73]

但是媒体的狂欢迅速消失了，一开始对Preempt如潮水一般的需求缩减成了一点点来自有机农业从业者的长期订单。2002年，MS生物科学公司迅速将该产品从北美市场下架。发生了什么？1999年加盟美国农业部ARS"益生菌"项目团队的微生物学家卡拉韦（Todd Callaway）说："产品本身是成功的，但它并不像抗生素那样廉价。就每只家禽而言，使用Preempt的成本是1美分，而要达到同样的促生长效果，使用抗生素的成本是0.3美分。"至于Preempt的降低沙门菌感染的优点，事实上沙门菌并不会像使人患病一样使鸡患病，并且没有人愿意因为收到了免受这种危险的食源性病原体污染的鸡和鸡蛋，而付给使用Preempt的农夫更多的钱。[74]

ARS的团队一点儿也不感到沮丧，他们开始研制应用于小猪的Preempt，来减少猪肉中沙门菌及其他危险的人类病原体。[75]但这次科研工作者的首要目标是找到一种可以为农夫赚钱的产品，同时能够减少可感染人类的细菌作为给消费者的免费红利。他们找到了一个可抵抗新生动物腹泻症的益生菌，这种疾病迄今为止或许是现代养猪业最大的克星，由10多株产毒性大肠杆菌导致。这些引起新生动物腹泻症的大肠杆菌菌株对消费者没有危险，但它们每年可杀死上百万只小猪。[76]幼小的动物在它们刚刚离开母亲进入拥挤的幼崽培育舍的应激阶段，最易感染患病。

"这件事情令人悲哀，"福斯特(Francis Forst)说，他监管着拉马尔的密苏里育种中心每年约25万只猪的饲养，"患有新生动物腹泻症的小猪吃得不多，也长不大，它们就是躺在那里，毛乱蓬蓬、皮肤苍白并且尾部红肿，就像小孩得了那种最糟糕的尿布疹一样。"福斯特称，在疾病暴发的时候，一个农夫损失20%的小猪是完全正常的，而剩下来的小猪生长缓慢并且从未达到正常体重。"没有哪种抗生素能很好地抵挡这种病。"他加了一句。事实上，抗生素倾向于使产毒性大肠杆菌更加致命。[77]

福斯特非常渴望能够加入ARS的现场试验，他发现，使用一个标准化的泵瓶将益生菌喷到小猪口腔里，工人能够很容易地在一天之内给750多只刚断奶的小猪预防接种。除了预防新生动物腹泻症外，他说，这种配方还治好了许多已被感染的小猪。"变化大得惊人，"他回忆道，"你可以眼见着那些猪从皮肤苍白变成健康的粉红色，站起来到处蹦蹦跳跳，长得又肥又大。"

密苏里育种中心的下一个结果就是利润情况：死亡率下降了2.5%。可能这听起来并不多，但福斯特将这个数字乘以另外的50美元——这代表了他的这种操作所带来的每只额外生存下来的猪的市场价。在福斯特参加益生菌现场试验的那一年，市场价值总计达312 000美元左右。

接下来ARS团队希望在新生猪崽中试验这些益生菌，它们中有很多同样患有新生动物腹泻症。"在小猪刚出生24小时内接种益生菌，也增加了我们将适宜的细菌永久性定植在动物体内的机会。"该研究的领头人哈维(Roger Harvey)说。像福斯特这样的猪养殖户喜欢这个点子，因为很容易就能将益生菌加入"宝宝预防接种"日程和新生猪崽接受的矿物质补给品中。"我们已经把它们放到了一起，"福斯特说，"在哈维的产品上再加一种喷雾剂易如反掌。"

同时,MS生物科学公司正在欧洲寻找对Preempt有兴趣的人,在那里农业用抗生素已经被禁止了。"不论你是养殖小鸡、小猪还是小牛,在有害的细菌定植之前用有益的细菌取代它总是对你有好处的,"卡拉韦总结道,"但是只要有抗生素可供使用,家畜上市的成本就会降低,你不能责怪农夫选择廉价产品的想法。"

第二次新石器革命

自从塞麦尔维斯和李斯特开始对双手及外科器械进行杀菌后,环境中的微生物几乎就被一律视为对我们健康有威胁。如今,我们的饮用水里含有氯,清洁产品中含有杀菌剂,做一顿饭简直就是对食物和厨房表面的灭菌。我们企图生活在经过灭菌的环境里,但在对抗传染性疾病的战斗中仅取得了部分胜利,还剥夺了无害的细菌为我们带来的免疫耐受的好处。

"不论何时只要你制造了一个无菌的表面,你都会成为任何落在上面的东西的受害者,"洛克菲勒大学微生物学家塞勒(David Thaler)说,"这就好比犁出一块地却不在上面种植任何东西,只是靠随便什么落在上面并恰巧生根发芽的种子生活一样。"[78]

在科学界中,塞勒以其关于细胞发育及物种进化中涉及的基因改变的想法而为人所知。[79]但是近几年,他那聪明才智的探索方向集中在他认为是我们自身种群**下一次**重大飞跃性的进步上:对我们处理细菌界方式的全面批判与革新。他把这称作是"微生物新石器革命"的黎明时分。因为就像由石器时代的狩猎—采集者转向现代人类通过耕作取得食物一样,塞勒将我们由猎杀微生物转向旨在驯化细菌并有意将精心挑选的物种和菌株播种在环境中,视作"第二次新石器革命"。

　　"在新石器革命的未来,我们将不会再给皮肤、空气及门把手这样的外表面灭菌,"塞勒说,"这样做的愚蠢程度会被认为不亚于我们现在打算给肠道灭菌。"他又补充道:"'洁净'所要求的目标不再是"99.9%无菌。"相反,"洁净"将指有益细菌达到完美平衡。我们将不再把手、脸和身体浸润在抗菌液中,而是使用能促进健康的益生菌混合物清洗。洗衣清洁剂将包含变成孢子或经冷冻干燥的细菌,它们"复苏"后保持衣物洁净如新。我们会购买融合有从世界上足部味道最清新者身上分离的微生物的鞋垫。我们不再做给公共盥洗室消毒的无用功,保洁人员将在卫生间和门把手上喷洒顽强守卫领土的"好"细菌。地铁吊环会被缠绕上浸透细菌的挂带,可以杀死接触到的感冒和流感病毒。医院最终能够彻底摆脱致死性、耐药性微生物的困扰,代之以增强患者免疫系统并有助于抵抗疾病的菌株。

　　横亘在我们的现状与塞勒勾画的未来之间的是艰巨的科研工作。他说:"作为开始,我们需要列一张我们周围微生物环境的清单,既包括个人的也包括世界的。"作为未来设想的一个跳跃式的开端,过去10年中有许多伟大的进步:我们已经有了关于我们体内正常菌群更全面的统计数据,同时我们对于大多数表现良好的"房客"和少数积习难改的"麻烦制造者"的主要区别有了更深入的了解。我们同时也开始理解是什么使得一株(或一种)细菌排除其竞争者。

　　但最重要的是,我们每次研究的是一两个我们的细菌朋友及敌人,而不是它们自然状态下动态的、多种多样的群落。举例来说,我们现在知道口气清新的口腔、能够抵抗疾病的咽喉,以及健康的人、猪和鸡的消化道,其中到底是什么细菌混合物占主导地位。我们有没有准备好采取下一个步骤,比如说准备提供一种完美的微生物混合体,或一卷金黄色葡萄球菌无法渗透的绷带,或一块对沙门菌态度冷淡的砧板?

　　即使我们已测量过微生物环境的广阔程度,任务仍不会结束。就如同其他生态系统一样,微生物群落演变且经受着分裂。塞勒预见到未来我们将不断地监控这些肉眼不可见的动态过程。在外界环境中,这种监控可能会是现今正在发展中的侦查生物恐怖分子威胁之技术的延伸。在个人层面,塞勒预想医生会使用相当于高倍显微镜的仪器进行生理检查,以确保所有需要的微生物都待在恰当的地方并保持最理想的平衡状态。"同样值得一问的是,"他说,"要怎么做才能识别并培养有益的'伤寒玛丽'。"他这里指的是这样一些人:他们不仅能从自身体内的健康菌群受益,而且将它们传播给其他人。

　　回到饮食这个话题上来,这是我们人类在驯化微生物之蹒跚学步的过程中留下的第一个脚印,科学家们已经准备好发问:现在是否已经到了这样一个时刻,即超出制造酸奶及奶酪,在产品中添加此类微生物,曾几何时,它们遍布于我们悬挂在椽梁上的肉以及我们草草堆放在地窖、储藏室中的农作物。

　　"将细菌有意放回到肉类及其他产品中的想法使得食品安全及检验服务部门瞪大了眼睛,充满了惊恐,"ARS微生物学家卡拉韦说,"但事实是,大自然不会憎恶无菌空间,它**喜欢**无菌空间,因为这给了坏蛋们可乘之机。"卡拉韦说,如果食品安全及检验服务部门的工作人员能够克服他们的禁忌,那么这类产品就有用武之地了,并且人们能生产出含有"永不腐坏的生物"(如产酸的乳酸杆菌)的喷雾剂。

　　"人类生活在一个充满生机的世界里,"塞勒总结道,"当人们试图将自己置身于一个周围无菌的环境中时,他们的机体功能是不会处于最佳状态的。学会如何亲近并且个性化地生活在这个不断持续发展的充满生气的世界上,我们将做得更好。"

第七章　修复患者

机体对抗细菌的武器库是如此强大，并且与如此之多纷繁复杂的防御机制都有关联，以至于对我们的威胁更多是来自于自身而非外界入侵者。我们处在爆炸性装置中，我们正在被摧毁。

——内科医生、免疫学家托马斯(Lewis Thomas)，1978年

内有恶魔

直到今天，熟透的南瓜味道仍能使特雷西(Kevin Tracey)回忆起1985年5月的那个夜晚，一个严重烫伤的小女孩被送到纽约医院急诊室，那时正是特雷西做神经外科住院医师的第二年。11个月大的贾尼丝(Janice)全身大面积烫伤(超过体表总面积75%)。就在几分钟前，当贾尼丝的祖母从炉子上提着滚烫的开水转身时，小家伙正在祖母两条腿之间爬行。在特雷西给这个被严重烫伤的孩子做了检查之后，护士给她涂上了厚厚一层磺胺嘧啶银抗生素药膏(烧伤宁)。这种夹杂着苦辣甜的药膏味成为特雷西关于那个夜晚以及接下来混乱不堪的几个月的心情写照。[1]

特雷西知道贾尼丝生存的机会很渺茫，因为即使再厚的抗生素药膏也不能替代她失去的皮肤——这是她身体防御大量肉眼看不见的细

菌的屏障,现在她正被这些细菌所包围。一旦这些细菌侵入皮肤和黏膜层,结果可能是全身性的炎症(或称败血症)。而在20世纪80年代,人们对败血症的了解非常有限,当时的人们认为这是由细菌毒素引起的。当出现其中两种严重情形中的任意一种时,败血症常常会导致死亡。而贾尼丝将会遭受这两种痛苦。

在贾尼丝住院的第四天,血管突然变得极为通透,使得管内液体大量外渗至周围组织中,导致她的血压骤降至0。她正处于败血症休克中。特雷西和一群医护人员连续工作了12小时,通过使用血管收缩药物和大量静脉补充液来维持这个小女孩的生命。与此同时,这些医护人员明白,如果她的休克症状再持续半天的话,那么他们的努力对于挽救这个小女孩的器官和四肢都将是于事无补的。他们只是不知道这种状况能否或者何时才能解决。

第五天上午9点,贾尼丝的血压如其下降时那样迅速地上升,并保持稳定。她的手指和脚趾都保住了,但可能造成了肺、肾以及其他器官的损害。在接下来的3周里,贾尼丝渐渐从危机中恢复过来。她还在医院里与家人一起庆祝了自己的第一个生日,有着五彩的气球和巧克力蛋糕。

第二天,贾尼丝在护士的怀里刚刚吃完午餐奶,她的眼球突然开始上翻,心脏监护器上的图像变成了一条直线。特雷西回想起了那种超现实主义般的经历:回应护士的呼喊,施行心肺复苏术(CPR),并且协助另一名心外科医生,试图使小女孩的心脏重新恢复跳动,然而这些努力都无济于事。从败血症休克中活下来的小贾尼丝最终死于该病的一个更为隐蔽的"兄弟",即重症败血症造成的器官衰竭。

但是原因何在? 即使到了今天,人们也无法理解为什么重症败血症或败血症休克会在一部分病人身上发生而在另外一部分病人身上却不发生。或许，显而易见的答案就是无处不在的细菌感染。在其他病例中，像小贾尼丝一样，细菌导致的症状是如此隐蔽，以至于它们从未在血、尿化验以及尸检的器官组织中呈现。

"这次经历令我如此沮丧与困扰，以至于它改变了我的职业生涯，"特雷西说，"我放弃了做一名神经外科医生，而选择了研究败血症。"尽管死亡证明上很少使用这个名称，但在美国每年约有25万人死于败血症。它经常表现为严重创伤、手术或慢性疾病的"并发症"。[2]"直到现在，无论何时当你听说有人死于细菌感染，"特雷西说，"其真正的原因几乎都可归于败血症。"

在所有的人群中，最危险的是那些被严重烧伤、免疫力低下、得了糖尿病或瘫痪了的病人。在后两种患者中，循环功能低下和开放性溃疡创伤会导致细菌性的血液感染。例如，演员里夫（Christopher Reeve）是一名瘫痪患者，最后因为褥疮感染而死于败血症。对于长期卧床和坐轮椅的患者来说，褥疮是很普遍的。据专家估计，每年有数以百万计的人在患癌症、心脏病之类重症的最后阶段都是死于败血症。

尽管在无菌部位任何一种细菌的出现都有可能引发败血症，但某些种类的细菌与败血症的关系更为密切。其中最臭名昭著的就是USA300毒性耐甲氧西林金黄色葡萄球菌，2003年，这种细菌导致21岁的大学橄榄球明星兰内蒂死亡，同年冬季，又致使在约翰斯·霍普金斯医院接受MRSA肺炎治疗的两位巴尔的摩年轻女性大腿被截肢；这3人都是败血症休克的受害者。"中毒性休克"链球菌同样因能够引发败血症而被人们熟知，并在1990年导致布偶秀大师亨森（Jim Henson）死亡。

然而，经过25年的研究，特雷西却发现败血症的致死性伤害不是由**细菌**引起，至少不是由其直接引起的。在贾尼丝死后的那个秋天，特雷西开始与洛克菲勒大学（与纽约医院的烧伤病房相毗邻）的免疫学家切拉米(Anthony Cerami)和博伊特勒(Bruce Beutler)合作。切拉米过去一直研究免疫系统的信号分子(或称细胞因子),它能导致慢性感染或者癌症晚期病人体重严重下降或患上消耗性疾病。这种细胞因子就是为人们所熟知的肿瘤坏死因子(TNF),它是肿瘤杀伤性免疫细胞(如巨噬细胞)的主要武器。实验结果表明,巨噬细胞同样使用TNF来杀死细菌和已被感染的细胞。在一项分支研究中,博伊特勒想探究假使他给小鼠注射TNF抑制性抗体后,马上给其注射致休克剂量的"内毒素"将会有什么后果,这种内毒素是90%细菌的细胞表面都存在的一种分子。实验结果是所有的小鼠都存活了下来。[3]这个小小的实验引发了一个重要的科学问题:致死性败血症的幕后凶手有没有可能是TNF而不是细菌毒素?

答案是肯定的,而且特雷西提供了证据:首先,他给实验动物只注射了TNF,结果引发了败血症休克。[4]随后他又证明,在给动物注射细菌之前给其注射TNF抑制性抗体,则会阻止休克的发生。[5]这个实验的结论颠覆了医学界对于败血症的理解:**致死性败血症源自人体自身的免疫系统,而不是细菌。**

例如,所谓的细菌内毒素被证明是一种内在的化学物质,即脂多糖。它作为一种条形码表达于大部分细菌表面,当其出现在体内时,则会向免疫系统发出警报。我们现在知道,细菌杀伤性免疫细胞(如巨噬细胞和中性粒细胞)会通过释放TNF和其他生化武器来回应这种红色警报。当细菌经受住了免疫系统早期对它们的清除工作,麻烦也就随之而来了。

这些细菌非常顽固,即使数量很少,也能将免疫系统搅乱成一种自我毁灭的狂乱状态。相同的炎症聚集加速了免疫细胞和抗体聚集到炎症反应的具体部位,随着炎症席卷全身,血管不加选择地开放直至循环系统衰竭,内脏器官和四肢由于缺氧开始坏死,感染最终成为致命性损伤。

特雷西里程碑式的文章分别在1986年和1987年在顶级期刊《科学》和《自然》(Nature)上发表。20世纪90年代初,生物技术公司急不可耐地将TNF抗体治疗理论应用到人体试验上,结果一败涂地。"在休克启动之后再试图拮抗TNF,为时已晚,"特雷西在事后说,"一旦大剂量的TNF被释放,其造成的损伤将很难被逆转。"考虑到人体免疫系统反应的复杂性,特雷西和其他研究者也怀疑除了TNF之外,可能还有其他许多分子也在不同的病人和败血症休克快速级联反应中的不同节点扮演了关键角色。尽管研究者还在继续探究这些谜题,那些由于败血症的潜在治疗方法而兴起的企业的惨淡景象,依然警示着投资者:他们想要给市场带来新的治疗方法时,需要小心谨慎。

对于特雷西来说,他将研究兴趣转移到研究最终导致了小贾尼丝死亡的症状不明显的重症败血症的治疗方法上来。他怀疑重症败血症的慢性器官衰竭是由于正常屏障在全身范围内逐渐衰竭导致的。"在重症败血症中,尽管没有看到与败血症休克有关的主要脏器的损害,但是细胞液在外渗,胆汁与血液混合,氧与水在肺中混合,"他说,"很有可能当这些屏障开始在细胞水平衰竭时,器官自身的衰竭也就快了。"他又补充说,患有重症败血症的病人和实验动物,其血液中的TNF相对来说属于无毒剂量范畴,同急性休克症状中出现的高剂量水平完全不同。这种区别导致使用抗TNF药物治疗重症败血症只会让情况更糟糕。

1994年,特雷西开始认真研究重症败血症,那时他已成为纽约曼哈西特的范恩斯坦医学研究所的资深科学家。他和他的学生在寻找该综合征缓慢进展的过程中释放的细胞因子(不包括TNF)。特别令人关注的是,他们分离出一种名为高迁移率蛋白B1(HMGB1)的分子——这似乎是一个不太理想的候选者，因为它几乎存在于所有正常的细胞中。但进一步的研究表明，死于重症败血症的病人，其血液中HMGB1的含量普遍很高。特雷西实验团队也证实，用单克隆抗体阻断HMGB1，甚至能够让处于疾病晚期阶段的实验动物的病情发生逆转。[6]

特雷西和许多免疫学家现在认为，重症败血症和败血症休克是两种不同的综合征，它们都是免疫系统"受挫"后表现出的症状。若巨噬细胞和其他细菌杀伤性细胞不能在感染早期杀灭细菌，它们就会开始过度表达生化物质以进行"武装"召唤。如果过量表达的物质是TNF，那么就会快速导致败血症休克；如果是HMGB1的话，免疫系统则会启动对重症败血症的缓慢清除。

特雷西说，考虑到重症败血症比败血症休克进行得更加缓慢，抗HMGB1的治疗恰恰是在抗TNF治疗失败的地方起作用的。尽管现在清楚的是必须在败血症休克启动之**前**，给予抗TNF治疗，但是在重症败血症开始36小时后，才给予实验动物HMGB1抗体，并将它们成功救活。2007年，马里兰一个名为"医学免疫"的生物制药公司与特雷西自己开的名为"紧急治疗"的公司展开了合作，将抗HMGB1抗体应用于临床病人试验。

2000年，特雷西的兴趣又发生了转变。这次是一个更早的干预时间点——这有可能阻止免疫系统沿**任何一条**错误之路走下去。他和他的学生明白，迷走神经控制着人体的关键机能（如呼吸和心率），同时也有调节炎症反应的功能。他们发现，通过电刺激迷走神经，能够挽救得了败血症的实验动物。[7]有意义的是，迷走神经的刺激并不抑制免疫系统的抗菌能力。它只是防止其转向自我毁损式的灾难。在接下来的4年中，特雷西和他的同事精确地梳理出迷走神经是如何释放乙酰胆碱（亦可调节器官功能的神经递质）的，从而在某种程度上，通过参与调节免疫细胞来抑制炎症细胞因子(如TNF和HMGB1)的过量产生。[8]

"也许我们能够为病人发明一种类似于起搏器的装置来抑制TNF和HMGB1。"谈到这种新理念潜在的应用价值时,特雷西这样说。同样,特雷西在范恩斯坦学会的同事们证实,通过使用药物或用小剂量尼古丁模拟乙酰胆碱神经递质的作用,来刺激迷走神经,可以控制小鼠的败血症。[9]不过,基于这些研究的应用治疗还有很长的路要走,尤其是考虑到生物技术公司现在对于任何一种抗败血症治疗的投资都很谨慎。即便如此,许多像特雷西一样的免疫学家对于他们终将找到治愈败血症的办法充满信心。"我们不由得想起在20世纪80年代,对于得了败血症的动物,你无能为力,"他说,"现在我们有许多方法可以挽救败血症动物,历史也支持这种可能性,那就是如果你真正明白了如何去挽救一个动物,你最终就能够拯救病人。"

特雷西说,更有意义的是,我们对于引起败血症原因的新的理解帮助我们拓宽了抗感染治疗的新策略,即除了关注杀菌治疗外,还包括纠正机体对于外界入侵反应的治疗。"古希腊人是正确的,"他说,"2000多年来,他们的医学理论重视平衡体液,坚信如果机体处于一种平衡状态,病人就会康复。19世纪,由于疾病微生物学说的出现,这些理论就被颠覆了。"尽管微生物学说带给我们许多救命药品,但免疫系统本身也会有害这一发现又将关注点带回到病人的整体调整上来。

尽管全世界都在期待抗败血症治疗,但许多急救护理医生通过支持性治疗的改进,如快速补液、更强效的缩血管药物甚至是严格控制血糖水平,使更多的病人挺过了败血症休克的危机。[10]现在几乎有2/3的败血症病人能够存活,相对于25年前只有一半病人可以存活,存活率已大幅提升。然而让人担忧的是,这不足以对抗不断上升的死亡人数。根据美国疾病预防和控制中心最近的评估,在美国,败血症年发病人数已从1979年的164 000人上升至2000年的660 000人——每10万个美国人中，发病人数从83人上升至超过240人。[11]更糟糕的是，这种上升幅度是被低估了，因为它只计入了那些实验室确认其血液中有细菌的病人。但急诊护理医生深知，潜藏在败血症背后的感染通常未被发现。

匹兹堡大学的安格斯（Derek Angus）研究证实，败血症的发病总人数——不计入细菌培养阳性的病例——在1999年有近百万人，且以每年超过6%的速率上升。[12]"美国重症败血症不断上升的趋势给我们敲响了警钟。"安格斯提醒道。增长的部分原因是人口的老龄化，因为85岁以上的老人比85岁以下的老人罹患败血症的风险更高。但过去的50年也使"典型"的人体发生了变化。

增强人体仿生装置

如今美国的外科手术每年会植入上千万人造器官到人体上，从骨折后的钢钉和血管支架到关节置换器和机械心脏瓣膜。另一方面，每年有超过150万人体植入物被感染。[13]

在医学移植的早期阶段，外科医生认为他们对植入的装置已进行了彻底消毒，并且为保险起见，通常给病人使用一到两天的抗生素。但是仿生改进后的洁净等级还未达到百万级，那是因为在20世纪80年代，很显然我们还没有意识到血液并不是我们假定的那样是无菌的环境。

但现在我们认识到，皮肤和黏膜上的细菌居民经常会流窜到人体内部，不仅仅只通过伤口，而且还通过人体无处不在的粉刺、红肿的牙龈以及固体食物通过消化道时造成的持续不断的破损。这对于健康组织来说并无大碍，它们能够迅速地调动免疫系统将其清除。相反，像钢铁制品、树脂玻璃、医用纺织品等植入人体的物品能够给细菌提供安乐的领地，在这些地方它们能够徘徊逗留，也许会繁衍出一个家族，甚至建立起精巧的城堡,这就是为人所熟知的菌膜。

事实证明,如果有可能的话,大多数细菌会避免独居和漂移状态,并且能够改变科学家在试管培养中观察到的单一种群的生存方式。在自然状态下,它们很乐意将自己融入不同群落的共同体中,从食物制造、垃圾处理到公共防卫各司其职。菌膜的作用使之能够很自然地抵抗抗生素——一来是由于它们能够将周围环境隔离开来,二来是由于它们使部分成员处于休眠状态,这样就避免了接触可抑制其生长和功能的药物。

长在未刷过的牙齿表面的菌斑即是一种菌膜,这就解释了为什么抗菌漱口水不能代替物理性刷洗将其清除。当体内移植物形成菌膜时,手术清除通常是唯一的选择,结果是每年有成千上万个心内直视手术和人工关节摘除术,后者通常需要对周围的骨骼和肌肉进行创伤性粉碎。[14]而且这些病例仅代表出现明显感染症状(如发热、疼痛、乏力等)的病人。很多移植物最终成为潜伏的菌膜定居的场所。大多数小群落不会引起严重的问题,因为其倾向于处在一种休眠状态,不会引起直接损伤,而且大部分避免了免疫系统对其追踪。一旦免疫系统探测到了它们的踪迹,危险就来了。免疫系统有两种选择,要么容忍其存在,要么将其视为眼中钉,引起慢性炎症甚至是败血症的灾难性后果。

随着仿生改进的等级已达到千万级,医学界已经对日益增加的危险做出反应,尽管这并不总是明智之举。例如,当人们知道了口腔细菌通常会定居在移植物时,许多牙科医生在给那些需要植入骨骼钢钉的病人做常规口腔清洁之前,会使用一定剂量的抗生素。后来的研究证实,这对于减轻移植物感染并无益处,并且常常会引发一些问题(如与抗生素有关的腹泻和肠炎)。[15]而且其他研究表明,事实上抗生素会促进细菌形成菌膜——作为一种化学性攻击的防御反应。[16]

但是假使人体植入物本身能够释放抗生素，会有什么样的效果呢？它们自身表面不就成了细菌的禁地了吗？一些生物技术公司开始竞相追逐这个有争议的目标。[17]另一些人则警示说，逻辑上可行的方法也许是危险的。他们给出了这样一个教训，即手术中为了预防术后感染而将抗生素小珠植入患者体内这一做法。几年前，外科医生认识到他们不得不在几周之内将这些小珠移出体外（或者使用可生物降解的抗生素小珠），否则这些小珠本身会被耐药菌所包裹。[18]现实的警告是，第一例抗生素植入物——Silzone 心脏瓣膜——在被应用于临床病人时，事实上增加了心脏感染的风险。[19]进一步的研究证实，装置表面的抗菌涂层能吸引细菌依附。[20]

更多优秀人士最近尝试通过干预群落成员交换用以协调活动的"群体感应"信号来抑制菌膜的形成。20世纪90年代，普林斯顿大学生物学家巴斯勒（Bonnie Bussler）证实，细菌能够产生信号分子使之在各种群之间交流，而不限于自身种群。[21]巴斯勒称这种2型群体感应系统为"细菌的世界语"。它似乎对于多种细菌的菌膜生长至关重要，因此它给抑制菌膜药物的研究带来了可喜的目标。

如今巴斯勒是与公司合作的许多分子生物学家之一，这些公司致力于将其群体感应系统新理念转化成研制破坏菌膜的药物。然而，她对于使用化学药物冲击人体的想法仍持谨慎态度。[22]毕竟，不是所有的菌膜都有害。以乳酸杆菌在阴道以及大量不同种类的细菌在肠道形成的菌膜为例，在这两种情况中，显然菌膜被破坏是疾病发生的前奏。最近，巴斯勒和她的一位博士后泽维尔（Karina Xavier）发现，一些肠道细菌可能帮助人体抵御某种病原体（如霍乱弧菌），其通过调控某种群体感应分子的水平来"迷惑"敌人。[23]由于这些已知或未知的因素，某些能够破坏人体内所有群体感应系统的药物可能会带来灾难性的后果。

尽管如此,与普通抗生素一样,这种药物可能只针对菌膜紊乱者从而将不必要的不良反应降至最低。例如,骨外科医生报道称,两种葡萄球菌——金黄色葡萄球菌和表皮葡萄球菌——是大多数关节移植物感染的罪魁祸首。[24]这两种细菌使用同一种群体感应分子,从而在各自成员中形成菌膜——科学家发现,他们可以使用一种被称作抑制肽(或RIP)的小分子蛋白质将其阻断。[25]RIP 的发现有望将众多移植物最终产生的菌膜移除。

至于感染置换的髋关节和膝关节的其他细菌,最有雄心的解决方案就是制造一种自我诊断、自我治疗、自我监视的人工关节。这种未来装置是费城德雷克塞尔大学医学院仿生学工程师、微生物学家加思·埃利希(Garth Ehrlich)的思想产物。埃利希将外科医生、微生物学家和生物力学工程学家聚集到一起。埃利希正在规划他称为"智能"移植物的研究,这种灌注了抗生素和菌膜破坏性药物的移植物将会通过小心的定时破裂起作用。调整这种定时装置需要生物感应器能够探测到群体感应信号,这是一种细菌在"规划"公共生活时用于彼此交流的信号。[26]这种精密的仿生设备何时能够从理想变成现实,很大程度上依赖于我们对于诸如"前菌膜"信号认知的进步。

与此同时,一些生物工程师继续探索一种潜在的、更为简单的解决方案:比如名为"特氟龙"的移植物。很可惜,真实的特氟龙对于菌膜来说很容易附着。理论上讲,理想的移植物要么十分光滑,要么具备其他不适条件从而不利于微生物定居繁殖,在研发的众多材料中,最有前景的材料之一就是"壳聚糖",它是从甲壳质中提取的一种化学混合物,甲壳质是甲壳动物外壳的组成成分。蒙大拿州立大学菌膜工程中心的斯图尔特(Philip Stewart)将其团队研制的移植物的壳聚糖外衣比喻为"钉床"。他说,如果细菌靠得太近,将会被"刺破并且胞液外渗","这虽然不会将它们立刻杀死,但可以肯定的是能够防止其建立稳固的根据地"。[27]同样,苏黎世大学和得克萨斯大学的生物材料科学家正在合作研究一种聚二乙醇制成的移植物涂料。科学家曾经认为,这种材料是由于表面足够光滑而不利于细菌附着。苏黎世—得克萨斯研究团队证实,这种材料是用一种刷状纤维的微小荆棘将细菌物理性击退。"对于它们来说,这就如同爬行穿过篱笆一样艰难。"苏黎世大学的哈贝尔(Jeffrey Hubbell)这样说道。[28]

从败血症到慢性炎症

致死性败血症是免疫系统对于体内活体组织或人工器官中顽固存在的细菌做出的最危险反应。但这不是免疫系统对于细菌存在做出错误反应的唯一方式。如果免疫系统的反应是慢性低水平炎症,那么结果就是许多常见的衰弱性疾病中的一种。其中最常见的可能就是动脉粥样硬化。研究发现,动脉血栓是由于机体对潜伏在血管内壁上的细菌的炎症反应所形成的。而未解的谜题是为何有的人能够耐受细菌的存在,而有的人却是无休止的炎症反应。幽门螺杆菌就是如此,这种曾经无处不在、位于胃内的细菌在被感染人群中只导致一小部分人发生溃疡。沙眼衣原体也是如此,它通过性接触传播,在休眠状态下有时会引起炎症性关节炎。

针对这些所谓的隐形感染的方法之一是使用抗生素将其清除,另一种方法就是调整机体方面的异常。抗炎激素即代表第二种途径。但不尽如人意的是,它们能够引起免疫抑制等不良反应。一些人把希望放在第二代更为安全的抗炎药物上,这种正处在试验治疗阶段的药物让败血症的治疗显示出了希望。

"由于重症败血症和败血症休克发展得非常快,许多东西我们还未完全理解，"特雷西说，"我相信我们的初步成功将是有更多的时间对炎症性疾病进行干预。"为了这个目标，医学免疫公司对特雷西的抗-HMGB1抗体在类风湿性关节炎病人上的应用很感兴趣。[29]特雷西也参与了另一项通过迷走神经电刺激来减轻许多炎症性疾病的研究。特雷西称，这甚至可能为人们带来与生物反馈同样的益处。这种理念是有先例的。"人们知道通过增加迷走神经的活性可以降低心率，"他说，"人们很可能也知道通过这种方法可以减轻关节炎的症状、炎症性疾病和其他疾病。"

在更简单的水平上，研究发现，单单增加膳食脂肪——尤其是鱼油和橄榄油——就能够减轻很多慢性炎症性疾病的症状，并且能够阻止动脉粥样硬化的炎症性损伤。[30]2005年，荷兰马斯特里赫特大学的研究者揭示了其原因：膳食脂肪能够促进神经化学物质，即胆囊收缩素的释放，而这种物质又可以刺激迷走神经。[31]无论如何，这些研究似乎为那些遭受炎症性疾病折磨的病人推荐了一种"地中海式"的饮食方式。

一种免疫镇静疗法由于其特殊的分类应受关注。由于细菌在不适当的地方能够引发损害性炎症，同样，在其**本应**存在的地方（即食物、水、日常环境中）如果**缺乏**，也会导致疾病发生。毕竟，这就是"卫生假说"理论的关键，它阐释了被广泛认同的补充益生菌的第二个益处：除了与致病菌展开竞争并对其进行抑制，益生菌似乎还可以缓解一些炎症性疾病。

这其中包含了如克罗恩病和溃疡性结肠炎这样的炎性肠病。尽管其机制尚不完全清楚，但当肠道内壁"渗漏"时，细菌便能够进入到黏膜下组织并引发炎症。当溃疡形成穿孔时，将成为致命性损伤。是什么原因启动了渗出循环尚不清楚。然而，引发的炎症会渗透到身体其他组织（如关节）。释放的抗体在对抗渗出来的肠道细菌时，也交叉作用于关节组织的正常细胞,从而误伤了这些组织。[32]

许多益生菌被证实在一定程度上能够减轻炎性肠病和炎性关节炎的症状。其中研究最为透彻的包括乳酸杆菌GG和VSL#3,后者是由博洛尼亚大学胃肠病学家研究的一种混合性益生菌。VSL#3包括4种乳酸杆菌、3种双歧杆菌和1种口腔益生菌(唾液链球菌)。[33]两者都能够促进免疫系统分泌抗炎细胞因子白介素10,减轻肠道症状并且能够"增强"肠道菌群在其位置上的屏障作用。正如之前提到的,比利时的研究者最近通过将人白介素10基因转入到制作奶酪的乳酸链球菌中,从而使益生菌天然的肠道镇静作用得到加强。2006年,他们将分泌白介素10的益生菌安全地应用到10名克罗恩病人身上,这是转基因细菌首次被应用于人体。尽管为期1周的研究由于时间太短而不足以证明其疗效,但据报道,这10个病人的常见症状(如腹泻、腹胀、关节疼痛)都有所缓解。[34]

未被修饰的益生菌,如乳酸杆菌GG,由于其抗炎作用可能有助于抑制湿疹及其他过敏性疾病的发展。在最近一项临床研究中,研究者给来自有过敏倾向家族的孕妇补充益生菌,而另一个对照组则得到了一种安慰剂。他们的孩子进行了同样处理(将其混入母乳或配方奶中)。在6个月的时候,接受益生菌的婴儿患湿疹的人数是对照组患湿疹人数的一半。接下来的研究证实,这种保护作用将维持4年之久。[35]其他研究也表明,乳酸杆菌GG有助于缓解由于食物过敏而引发湿疹患儿的症状。[36]

在动物实验中,乳酸杆菌GG、VSL#3和其他益生菌在抑制自身免疫性疾病(如糖尿病)方面都有疗效。[37]2006年,瑞典林雪平大学的研究者首次将这项治疗应用于人体试验,该试验纳入了200个新生婴儿,遗传标记物显示他们很可能会患上自身免疫性糖尿病。试验中的补充物包括4种活性生物体:乳酸杆菌GG,与其密切相关的鼠李糖乳酸杆菌LC705,一种双歧杆菌,一种瑞士奶酪菌(费氏丙酸杆菌)。[38]当最后一个孩子到了15岁——2010年6月——研究者将会揭开谜底,究竟哪些孩子接受了益生菌,哪些孩子接受了安慰剂,并且评估益生菌是否有效。

考虑到免疫系统在婴幼儿时期发育迅速,因此给予婴幼儿益生菌,也许会有显著的疗效。但益生菌对更大的孩子和成年人(尤其是那些已经患有炎症性疾病的人)是否有效,情况还不大清楚。"卫生假说"的研究者,如哈佛大学的梅津以及伦敦大学学院的鲁克和斯坦福,率先从益生菌中获得了一种更强的免疫作用。他们选择了具有很强免疫效应潜能的品种,然后将灭活的细胞制成疫苗(如梅津的李斯特菌疫苗以及鲁克和斯坦福的分枝杆菌疫苗)。2006年,其他两个研究团队跳过了这3位开创者的基础工作。结果是他们借助细菌研制出了两组生物工程疫苗,但并不包括这些细菌。

免疫干扰类免疫药物

2006年秋天的一个下午,瑞士免疫学家巴赫曼(Martin Bachmann)驾驶着他的银色奥迪在苏黎世和伯尔尼之间的高速公路上向东行驶着,他的心情非常好。由巴赫曼协助创建的赛托斯生物科技公司刚刚向投资方宣布了他们第三季的报告。报告非常鼓舞人心,这要归功于"免疫药物"的两个先期临床试验的成功。巴赫曼在苏黎世大学攻读博士学位时就开始了这项研究。

"我非常享受这个过程,"他指的是从学术研究转向了以公司为基础的研究,"一开始我只有一个小实验室,里面只有一个技术人员,现在我拥有一个训练有素的大团队,有着良好的基础研究。"至于成功的试点研究,就是一项涉及10个长期花粉症病人的试验,他们接受了巴赫曼的免疫药物治疗,每周1次,持续6周。在6个月的试验期内,这些人没有表现出任何症状。"我们观察到在耐受性方面有了上百倍的提高。"他欣喜地说道。这意味着,当护士让这些志愿者接受"鼻黏膜激发试验"时(必要时重复饱和剂量的花粉),在他们出现流涕症状前能承受比治疗前多上百倍的过敏原刺激。[39]公司最初的理想目标是让耐受性提高10倍。"这有非同寻常的意义,"巴赫曼兴奋地敲打了一下方向盘,"在夏季的雨天,空气中的花粉仅为晴天的1/10,这就足以使大部分人的花粉症症状消失。在耐受性方面产生百倍的效应,实际上就意味着治愈。"

同年还有另一项鼓舞人心的研究,该研究涉及20名尘螨过敏性哮喘患者,均获得了类似的收益,其中有17名患者一直未表现出过敏症状,即便给他们滴注充满尘螨过敏原的眼药水。巴赫曼称,更妙的是,20人中有19人的哮喘症状得到缓解。[40]

巴赫曼的免疫药物的作用机制是怎样的呢?"作为一个博士研究生,我开始考虑为何病毒能够产生如此强烈的抗体反应。"他说起了这件事的发端。他发现了高度可重复性的关键特征,即某种病毒蛋白囊的水晶状结构。[41]免疫系统立刻将这种结构作为外源物质而识别,因为它对于人体来说更为陌生。后来巴赫曼发现,他能够用病毒蛋白制造出类似病毒的微粒。"我立刻意识到这将是设计疫苗的极佳方式,这种疫苗将对任何与其相关的抗原产生很好的抗体反应。"

尽管巴赫曼的类病毒颗粒能够引起免疫系统一个方面的反应——使B淋巴细胞产生抗体——但它不能持久地作用于T淋巴细胞以产生持久的免疫力。这时,巴赫曼将目光转向了细菌领域,以寻求他所需要的免疫反应。他从分枝杆菌上提取了一段DNA,这种细菌一直被认为能够诱导强烈的免疫镇静反应。采用另一种生化方法,巴赫曼将分枝杆菌的DNA整合到他的类病毒颗粒中,这种方法很像真实的病毒包装自己的DNA。[42]

"关键是,"他说,"如何将DNA整合到类病毒颗粒中防止其被降解并且能够在正确的免疫细胞中表达出来。"具体过程是,冒牌的病毒呈递DNA给树突状细胞,而树突状细胞在影响机体T细胞应答方面发挥着关键作用。这种合成的病毒—细菌嵌合体成了塞托斯生物科技公司享有专利的"免疫药物平台"。有趣的是,在尘埃过敏试验中,巴赫曼将病毒—细菌颗粒与触发性过敏原混合在一起,以此引发特定过敏反应。在花粉症过敏反应中,他没有加入过敏原,但获得了相同的收益。"我认为这并不重要,"他说,"可能分枝杆菌本身有强大的抗过敏能力,我们所做的就是模拟了分枝杆菌感染的一个自然过程。"尽管如此,就巴赫曼对于早期结果的喜悦而言,他的治疗必须在更大的临床试验中得到验证。如果他们继续进行下去,最早在2010年他们将会拥有一种畅销的产品。

微调病菌

位于加利福尼亚州伯克利的Dynavax生物技术公司,由免疫学家拉兹(Eyal Raz)创立,在该公司正在研制的免疫调节疫苗中,分枝杆菌DNA同样扮演着重要角色。与巴赫曼不同,拉兹在Dynavax汇集了一个科学团队将他的研究成果转化为医疗产品后,选择继续留在加利福尼亚大学圣迭戈分校从事学术研究。

20世纪90年代中期,拉兹早期的研究明确了为何分枝杆菌的DNA能够引起免疫系统的强烈反应。研究证实与4个核苷酸"信使"(细菌用它们表达出自己的基因)中其中两个(胞嘧啶和鸟嘌呤)的序列及丰度有关。[43]从那时起,拉兹就建立起了自己的胞嘧啶—鸟嘌呤核苷酸

（CpG）序列，它们以分枝杆菌的DNA为基础，并做了细微的调整。这些不同的序列似乎对免疫系统产生了意义非凡的影响。一些序列被证明具有很强的抗过敏作用；另一些序列似乎能够减轻自身免疫反应、炎性肠病，甚至是重症败血症——至少在实验动物身上是如此。[44]

2006年，《新英格兰医学杂志》发表了Dynavax公司首例应用CpG疫苗治疗花粉症的临床试验结果，使得这一治疗在人类应用上有了质的飞跃。[45]共有25名志愿者参与了这项研究，其中14名接受每周1次、为期6周的活性成分（这种成分是由经化学修饰的分枝杆菌DNA与豚草花粉过敏原嵌结成的某种序列）注射。剩下的志愿者接受虚拟注射。治疗使得前者的症状在接下来的**两个**豚草季节中减轻了一半，这种疗效足以使他们不用再去接受抗组胺和解充血药物治疗，而这些药物是之前每个秋季他们所必需的。

未来之路

一直以来，我们的免疫系统就不断抗衡着我们周边的微生物界。很大程度上，这种相互作用被证明是有益的，使微生物适得其所并让免疫系统处于一种警觉状态。随着科学家们对这种动态平衡的理解日益深入，一旦这种平衡状态被打破，我们将会有更多的机会进行干预。由于患重症败血症和慢性炎症疾病的人不断增多，这种需求也日益增强。

结语 拥抱细菌

人类文明伊始,瘟疫这个恶魔就同人类生命与恐惧形影相伴。环境卫生和抗生素使我们拥有可对抗敌人的强有力的武器。但我们却没有恰当地使用它们,既忽视了细菌在维持人体健康方面的作用,也忽视了细菌对抗生素的无限适应能力。尽管闪耀着思想光辉的理念可追溯到巴斯德时代,并且他相信没有细菌人类将无法生存,但人们对于区分"好细菌"和"坏细菌"所做出的努力湮没在了寻找和征服一个又一个病原微生物的巨大喜悦中。

超级细菌的不断出现给人类当头一棒。"从进化的角度来看,细菌一直都占据优势。"诺贝尔奖获得者乔舒亚·莱德伯格说,他和他的前妻埃丝特·莱德伯格一起揭示了现在他称之为细菌基因交流"万维网"的机制。他提出,"细菌繁殖和进化的速度是人类的百万倍。"[1]出于挫败抗生素的需要,只要对其有利,细菌在进行基因交流的时候,不会考虑它们究竟属于哪个种属,并以此来打败我们。

但是为何它们并未打败我们呢?

"它们需要我们,正如我们需要它们一样,"乔舒亚·莱德伯格说,"杀伤其宿主的细菌最终也会灭亡。"不得不承认的是,我们实际上一直在助长坏细菌的不断增加,通过给予它们新途径从而进入新宿主,其速度远快于侵蚀旧宿主的速度。例如,由于现代食物配送十分快捷,一种致死性的细菌(如大肠杆菌O157:H7)能够在一天之内穿越整个大陆,从某个农场来到人们的餐桌上。

也许我们比以往任何时候都更需要的是,微生物群落的活性"防护盾"应固定在其本应存在的地方。颇具讽刺意味的是,一项有关我们最亲密伙伴的新的认识来源于那些大谈肠道与肥胖关系的标题。让我们看到希望的是,人们并没有因为媒体报道说肥胖可以用抗体治愈而忽视这些报道,相反获得了这样一种认识,即肠道细菌在人体中一直扮演着很关键的消化器官的角色,而某些种类的细菌在消耗热量方面比其他细菌更有效。

"如果我们开始思考人体不是单一有机体,这将大大拓宽我们的视野,"乔舒亚·莱德伯格这样说,"人体远非仅包含人类细胞,它是一个超级有机体。"乔舒亚·莱德伯格称这种人类与微生物细胞的共生状态为"微生物组"。同时,他敦促新一代的微生物学家进一步研究它是如何将两种完全不同的生命体结合到一起的。"我从未说过我们一个细菌也不应杀死,"他马上补充道,"毕竟,细菌也未曾宣称说不会杀害任何一个人,即使它正在密封自己的厄运。重要的是我们能够形成一种良好的共生关系。"

此时,感染性疾病的治疗与其说是与看不见的敌人战斗,不如说是让机体恢复平衡——有时候需要修复宿主,比如当免疫系统变得过于亢进或玩忽职守(不能让细菌待在其本应存在的地方)时;另一些时候是要支撑我们的微生物群落的能力,以使它们发挥许多至关重要的作用——消化、抵抗病原体、抵制炎症。我们对于这种人类生物学的全新理念做好准备了吗? 我们应当掌握一个要旨,那就是使我们的健康和生命一直保持在这样一种状态(并且将来同样如此):与细菌共生。

注释

前言　一场变得糟糕的战争

1. 因家属要求,省略姓氏,以保护丹尼尔的隐私。

第一章　与病菌的战争

章首引文: Paul De Kruif, *The Microbe Hunters* (Harcourt, Brace & World, 1926), 354.

1. Girolamo Fracastoro Veronae, *Syphilis sive morbus gallicus* (Stefano dei Nicolini de Sabbio e Fratelli, 1530).

2. Nahum Tate 在 1686年出版了英译本: *Syphilis, or a poetical history of the French disease* (Early English Books, 1641–1700), 1229: 22.

3. 作为一种原生微生物,恶性疟原虫(*Plasmodium falciparum*)与植物和动物的关系比与细菌的关系更加密切。

4. 完整的史诗可以在网上找到: www.ancienttexts.org/library/mesopotamian/gilgamesh/。关于瘟疫魔鬼乌拉,可参见 Tablet XI。

5. *De sympathia et antipathia rerum. De contagione et contagiosis morbis et curatione libri tres* (Venice: Apud heredes Lucaentonii Juntae Florentini, 1546).

6. Thomas Parran, *Shadow on the Land: Syphilis* (New York: Reynal & Hitchcock, 1937), 46–47, 168, 前抗生素时代关于诊断和治疗的专著。也可参见剑桥和坎塔布里亚历史学家的专著: Jon Arrizabalaga, John Henderson, and Roger French, *The Great Pox: The French Disease in Renaissance Europe* (New Haven, Conn.: Yale University Press, 1997), 142–44 (on mercury) and 244–51 (on Fracastoro and his theories of contagion).

7. 有人认为这一做法源于童谣:"玫瑰做成花环[黑死病的红疹];满口袋花香四溢,灰烬,灰烬,我们都将倒下[死亡]。"

8. Samuel Pepys的日记,可参阅 www.pepys.info/1665/1665.html。

9. Robert Hooke, *Micrographia: or, Some physiological descriptions of minute bodies made by magnifying glasses* (London, 1665), 可以通过"古登堡计划"在线搜索全文：www.gutenberg.org/files/15491/15491-h/15491-h.htm

10. Clifford Dobell, *Antony van Leeuwenhoek and His "Little Animals," Collected, Translated and Edited from His Printed Works, Unpublished Manuscripts and Contemporary Records* (New York: Dover, 1932). 一些历史学家认为，列文虎克在1668年访问伦敦时看到了《显微图谱》。就绝大部分而言，我的叙述基于英国微生物学家Clifford Dobell所写的传记，该传记早已被深入研究，可以说这是众多列文虎克传记和译本中最具权威性和科学洞察力的一本。

11. 微藻、原生动物和真菌的"真核"细胞与所有植物和动物的细胞一样，比细菌的"原核"细胞大得多、复杂得多。

12. 20世纪的细菌学家Theodor Rosebury将螺旋体归为"最大的类别"，它们的旋转速度如此之快，以至于列文虎克无法辨别其波浪状的卷曲。"第二种类别"很可能是螺旋菌，它们泪珠状的外形和疯狂的活动，对那些用现代显微镜重复列文虎克经典实验的高中生物学生来说很熟悉。至于"第三种类别"，考虑到列文虎克几乎无法辨认最后的这些细菌，Rosebury将它们归为链球菌、葡萄球菌、微球菌和棒状杆菌几类，这些细菌在人类口腔中都很丰富。Rosebury将F中的细菌鉴定为各种口腔丝状菌，包括放线菌和纤毛菌，而G中的细菌则是螺旋体或B至D中看到的翻滚细菌的变种。参见Dobell, *Leuwenhoek*, 237–44.

13. Dobell, *Leuwenhoek*, 243.

14. Alexander Gordon, *A Treatise on the Epidemic Puerperal Fever of Aberdeen* (London: G. G. and J. Robinson, 1795); excerpted in Peter Dunn, "Perinatal Lessons from the Past: Dr. Alexander Gordon and Contagious Puerperal Fever," *Archives of Diseases of Children and Fetal Neonatal Education* 78 (1998), F232–33.

15. Oliver Wendell Holmes, "Contagiousness of Puerperal Fever," New England Quarterly Journal of Medicine (1843). The full text is available in *Scientific Papers; Physiology, Medicine, Surgery, Geology, with Introductions, Notes and Illustrations* (New York: P. F. Collier & Son, c1910); The Harvard Classicsv. 38; and online at biotech.law. lsu.edu/cphl/history/articles/pf_holmes.htm

16. Francesco Redi 在1667年推翻了昆虫自然发生论，他的经典实验是用纱网把苍蝇从腐烂的肉上赶走。但Redi和他的追随者仍然坚持认为，肠道蠕虫和较小的寄生虫是以这种方式产生的。

17. 在细菌这个词被创造出来后的几十年里，它继续与十多个常规术语互相替代使用，如微生物、纤毛虫、毛霉、弧菌、单胞菌、病毒和真菌，不具有这些术语在当今所具有的特殊性。

18. Benjamin Marten, *A New Theory of Consumptions: More Especially of a Phthisis, or Consumption of the Lungs* (London, 1720), 40–41.

19. The Devil Upon Two Sticks, in *The Dramatic Works of Samuel Foote*, Esq. (New York: Benjamin Blom, 1968) 2:50–51.

20. Friedrich Gustav Jacob Henle, *Über Miasmen und Contagien und von miasmatisch-contagiosen Krankheiten*; English translation in Bulletin of the *History of Medicine* 6 (1936), 911–83.

21. 真核细胞有一个细胞核,由膜结构紧密包裹,含有我们称之为染色体的遗传结构(紧密卷曲的脱氧核糖核酸链,或称DNA),还含有其他一些由膜包裹的细胞器,如线粒体和能进行光合作用的生物中的叶绿体。细菌的原核细胞更简单,缺少细胞核和细胞器,通常仅含有一条染色体,自由悬浮在细胞的细胞质或细胞液中。

22. 当你去拜访穷人时,除了试图教给他们重要的经验教训,同时教给他们两样东西也是一种慈善行为,这两样东西就是勤劳和清洁,他们一般都不太了解。有位虔诚的人曾说:"清洁仅次于虔诚"。John Wesley, Sermon 98, "On Visiting the Sick," May 23, 1786 (Christian Classics Ethereal Library, www.ccel.org).

23. Florence Nightingale is quoted in Suellen Hoy's delightful *Chasing Dirt: The American Pursuit of Cleanliness* (Oxford: Oxford University Press, 1995).

24. Frederick S. Odell, "The Sewerage of Memphis with Discussions," *Transactions of the American Society of Civil Engineers* 9 (February 1881), 24–26.

25. George F. Waring, Jr., *Street Cleaning and the Disposal of a City's Wastes* (New York: Doubleday & McClure, 1897), 13–14.

26. Jacob Riis, *The Battle with the Slum* (1902), chap. 11; full text online at Bartleby.com, www.aol.bartleby.com/175/11.html

27. Waring, *Street Cleaning*, 20–21.

28. 这些美国的预期寿命数字来自2003年9月18日卫生与公共服务部下属的国家健康统计中心出版的 National Vital Statistics Report 52, no. 3, September 18, 2003。英国的死亡率数字来自 www.mortality.org。

29. Louis Pasteur, "Observations relatives à la note precedente de M. Duclaux," *Comptes rendus de l'Academie des Sciences* 100 (1885), 68. 其中,巴斯德评论了他的学生 Émile Duclaux 的实验,该实验比较了在无菌土壤与接种了有益固氮细菌的土壤中生长的植物。有一份经过深入研究的、信息丰富的英文分析,见加拿大科学史学家 Jan Sapp 的 *Evolution by Association* (Oxford: Oxford University Press, 1994), chaps. 6 and 7.

30. Elie Metchnikoff, *The Nature of Man* (New York: G. P. Putnam's Sons, 1903), 252–57, and *The Prolongation of Life* (New York: G. P. Putnam's Sons, 1908), 61–83. 具有讽刺意味的是,后人将 Metchnikoff 称为"益生菌之父"(益生菌学是对有益细菌的研究和利用),因为在对抗"大量肠道菌群导致的慢性中毒"的过程中,他最喜欢的方法之一是喝几升有乳酸菌生长的酸牛奶。他认为,它们的酸"不利于腐败菌的生长"。

31. Thomas D. Luckey, *Germfree Life and Gnotobiology* (New York: CRC Press, 1963).

32. Macfarlane Burnet, "Preface to the Third Edition," *Natural History of Infectious Disease* (Cambridge: Cambridge University Press, 1962).

第二章　人身上的细菌

章首引文: Antoni van Leeuwenhoek, Letter to the Royal Society of London, 1683, reprinted in Clifford Dobell, *Antony van Leeuwenhoek and His "Little Animals"; Being Some Account of the Father of Protozoology and Bacteriology and His Multifarious Discoveries in These Disciplines* (Mineola, N.Y.: Dover, 1960).

1. Theodor Rosebury, *Microorganisms Indigenous to Man* (New York: McGraw-Hill, 1962).

2. Theodor Rosebury, *Life on Man* (New York: Viking Press, 1969), 8.

3. Ibid., xv.

4. 奈瑟菌和衣原体具有导致失明的隐患,所以医生会将抗生素滴入新生儿眼睛。未经治疗的眼部感染可在数周内导致失明。

5. Yu-Li Song et al., "Identification of and Hydrogen Peroxide Production by Fecal and Vaginal Lactobacilli Isolated from Japanese Women and Newborn Infants," *Journal of Clinical Microbiology* 37 (1999), 3062–64.

6. M. Bayo et al., "Vaginal Microbiota in Healthy Pregnant Women and Prenatal Screening of Group B Streptococci (BGS)," *International Microbiology* 5 (2002), 87–90.

7. 这些在人类口腔中定植的信息来自 Rosebury, *Microbes Indigenous*, 327–31, 并在 Michael Wilson, N. 那里得到证实和阐述。Michael Wilson, *Microbial Inhabitants of Humans: Their Ecology and Role in Health and Disease* (New York: Cambridge University Press, 2004), 318–60.

8. 婴儿脑膜炎的感染率约为千分之一,由于早期发现和重症监护治疗的改进,其死亡率已从1980年代的75%以上降至目前的3%以下。

9. R. J. Berkowitz et al., "Maternal Salivary Levels of Streptococcus mutansand Primary Oral Infection of Infants," *Archives of Oral Biology* 26 (1981), 147–49.

10. Mary J. Marples, *The Ecology of the Human Skin* (Springfield, Ill.: Charles C. Thomas, 1965); see also Mary Marples, "Life on the Human Skin," *Scientific American* 220 (January 1969), 108–15.

11. 关于腋窝"提取物"的化学组成和信息素样效应的许多权威研究来自 George Preti 的实验室,该实验室位于莫奈尔化学感官中心,是费城的一处独立科研机构。关于这项工作的美好回顾,请参见 Charles Wysocki and George Preti, "Facts, Fallacies, Fears, and Frustrations with Human Pheromones," *Anatomical Record* 281A (2004), 1201–11.

12. Marples, "Life on Human Skin."

13. Wystan Hugh Auden, "A New Year Greeting," read at the Poetry International Festival, 1969, published in *Scientific American* 220 (December 1969), 130.

14. Thomas Luckey, "Discussion: Intestinal Flora," NASA Conference on Nutrition in Space and Related Waste Problems, University of South Florida, April 27–30, 1964, NASA document number SP–70; Thomas Luckey, interviews by author, July 2006; and T. D. Luckey, "Potential Microbic Shock in Manned Aerospace Systems," *Aerospace Medicine* 37 (1966), 1223–28.

15. Luckey, "Studies on Germfree Animals," *Journal of the Chiba Medical Society* 35 (1959), 1–24, as reported in "Potential Microbic Shock."

16. Lorraine Gall and Phyllis Riely, "Effect of Diet and Atmosphere on Intestinal and Skin Flora," in *A Report of the Physiological, Psychological, and Bacteriological Aspects of 20 Days in Full Pressure Suits, 20 Days at 27,000 Feet on 100 Percent Oxygen and 34 Days of Confinement*, NASA Technical Report NAEC–ACELL–535, published April 1, 1966.

17. V. M. Shilov et al., "Changes in the Microflora of Man During Long–term Confinement," *Life Sciences and Space Research* 9 (1971), 43–49.

18. *Skylab Medical Experiments Altitude Test (SMEAT)* (1973), NASA Technical Report TM X–58115, Johnson Space Center, Houston, Tex., and NASA contract 9–12601; Charles Berry, "Proposal for Ground–Based Manned Chamber Study for the Skylab Program," March 24, 1970, as quoted in *A History of Living and Working in Space: A History of Skylab*, NASA Historical Report SP–4208, chap. 8.

19. Moore一直在改进由加州大学戴维斯分校的瘤胃方面先锋生物学家Robert Hungate开发的厌氧培养技术。从本质上讲,Hungate方法涉及在密封管内表面特别制备的琼脂薄膜中培养厌氧细菌,该密封管中的所有氧气都已用二氧化碳冲洗干净。

20. Peg Holdeman Moore, interviews by the author, August–September 2006.

21. Robert Smibert, interview by John Hess, Virginia Tech Oral History Project, June 19, 2002.

22. Moore, interview by the author; Peg Holdeman, "Human Fecal Flora: Variation in Bacterial Composition with Individuals and a Possible Effect of Emotional Stress," *Applied and Environmental Microbiology* 31 (1976), 359–75.

23. L. V. Holdeman and W.E.C. Moore, "A New Genus, Coprococcus, Twelve New Species, and Amended Descriptions of Four Previously Described Species of Bacteria from Human Feces," *International Journal of Systematic Bacteriology* 24 (1974), 260–77.

24. 感谢加州助产士和作家Ronnie Falcao(www.gentlebirth.org)对分娩过程中这

方面的描述。

25. Thierry Wirth et al., "Distinguishing Human Ethnic Groups by Means of Sequences from H. pylori: Lessons from Ladakh," *Proceedings of the National Academy of Sciences* 101 (2004), 4746-51; Shan-Rui Han et al., "Helicobacter pylori: Clonal Population Structure and Restricted Transmission Within Families Revealed by Molecular Typing," *Journal of Clinical Microbiology* 38 (2000), 3646-51.

26. Denys Jennings, "Perforated Peptic Ulcer: Changes in Age-Incidence and Sex-Distribution in the Last 150 Years," *Lancet* 235 (1940), 395-98.

27. W. O. Huston, "The American Disease," *Columbus Medical Journal* 16 (1896), 1-7.

28. B. Marshall and R. Warren, "Unidentified Curved Bacilli in the Stomach of Patients with Gastritis and Peptic Ulceration," *Lancet* 8390 (1984), 1311-15.

29. S. A. Dowsett et al., "Helicobacter pyloriInfection in Indigenous Families of Central America: Serostatus and Oral and Fingernail Carriage," *Journal of Clinical Microbiology* 37 (1999), 2456-60.

30. Martin Blaser, "In a World of Black and White, Helicobacter pyloriIs Gray," *Annals of Internal Medicine* 130 (1999), 695-97.

31. 覆盖在派尔集合淋巴结上的所谓M细胞的上表面布满了口袋,每个口袋都能轻松容纳几个细菌。一旦细菌进入一个口袋,它就会关闭并迁移,将其送到细胞对面或内表面的一个更大的隐窝里,在那里它将遇到一大群等待的免疫细胞。至于M细胞这个名字中的"M",我还没有确定地追溯到它的含义。也许它指的是"肠系膜的",是对所有肠道成分的广泛提及? 如果有进一步的信息,我将不胜感激(livingwithmicrobes@jessicasachs.com)。

32. Thomas MacDonald and Giovanni Monteleone, "Immunity, Inflammation, and Allergy in the Gut," *Science* 307 (March 2005), 1920-25; Ralph Steinman et al., "Tolerogenic Dendritic Cells," *Annual Reviews in Immunology* 21 (2003), 685-711; Daniel Hawiger et al., "Dendritic Cells Induce Peripheral T Cell Unresponsiveness Under Steady State Conditions In Vivo," *Journal of Experimental Medicine* 194 (September 2001), 769-79; Ralph Steinman et al., "Dendritic Cell Function In Vivo During the Steady State: A Role in Peripheral Tolerance," *Annals of the New York Academy of Sciences* 987 (2003), 15-25.

33. Andrew Macpherson and Therese Uhr, "Induction of Protective IgA by Intestinal Dendritic Cells Carrying Commensal Bacteria," *Science* 303 (March 2004), 1662-65.

34. Helena Tlaskalova-Hogenova et al., "Commensal Bacteria (Normal Microflora), Mucosal Immunity and Chronic Inflammatory and Autoimmune Diseases," *Immunology Letters* 93 (2004), 97-108.

35. Henri Tissier, "Repartition des microbes dans l'intestin du nourisson," *Annals*

of the Pasteur Institute 19 (1905), 109–23, as cited in G. W. Tannock, "The Acquisition of the Normal Microflora of the Gastrointestinal Tract," in S. A. W. Gibson, ed., *Human Health: The Contribution of Microorganisms* (New York: Springer–Verlag, 1994), 1–16.

36. American Academy of Pediatrics, "Human Milk," *Red Book* (January 2003), 117–23.

37. WHO Collaborative Study Team, "Effect of Breastfeeding on Infant and Child Mortality Due to Infectious Diseases in Less–Developed Countries: A Pooled Analysis," *Lancet* 355 (2000), 451–55.

38. Aimen Chen and Walter Rogan, "Breastfeeding and the Risk of Postneonatal Death in the United States," *Pediatrics* 113 (2004), 435–39.

39. 我们对这些过程的理解在很大程度上来自于对正常的(有细菌定植的)和无菌的实验动物的比较,后者是人工交付的,并在消毒的环境中煞费苦心地饲养。

40. Wilson, *Microbial Inhabitants of Humans*, 264–81; Abigail Salyers and Dixie Whitt, *Microbiology* (Bethesda, Md.: Fitzgerald Science Press, 2001), 225–28.

41. "Recent Trends in Mortality Rates for Four Major Cancers, by Sex and Race/Ethnicity, United States, 1990–1998," *Morbidity and Mortality Weekly Report* 51 (2002), 49–53. 奇怪的是,在缺乏现代水卫生设施的地区,结肠癌的发病率仍然很低。

42. Abigail Salyers and Mark Pajeau, "Competitiveness of Different Polysaccharide Utilization Mutants of Bacteroides thetaiotaomicronin the Intestinal Tracts of Germfree Mice," *Applied and Environmental Microbiology* 55 (1989), 2572–78.

43. Lynn Bry et al., "A Model of Host–Microbial Interactions in an Open Mammalian Ecosystem," *Science* 273 (1996), 1380–83; and Lora Hooper et al., "A Molecular Sensor That Allows a Gut Commensal to Control Its Nutrient Foundation in a Competitive Ecosystem," *Proceedings of the National Academy of Sciences* 96 (1999), 9833–38.

44. 活跃的或表达的基因的DNA序列被转录成称为信使RNA的互补分子,这反过来又成为细胞组装酶和其他蛋白质的模板,这些酶和蛋白质执行所有细胞的功能。

45. Lora Hooper et al., "Molecular Analysis of Commensal Host–Microbial Relationships in the Intestine," *Science* 291 (2001), 881–84.

46. Thaddeus Stappenbeck et al., "Developmental Regulation of Intestinal Angiogenesis by Indigenous Microbes via Paneth Cells," *Proceedings of the National Academy of Sciences* 99 (2003), 15451–55.

47. Jian Xu et al., "A Genomic View of the Human–Bacteroides thetaiotaomicron Symbiosis," *Science* 299 (2003), 2074–76.

48. Fredrik Bäckhed et al., "The Gut Microbiota as an Environmental Factor That Regulates Fat Storage," *Proceedings of the National Academy of Sciences* 101 (2004),

15718-23.

49. Justin Sonnenburg et al., "Getting a Grip on Things: How Do Communities of Bacterial Symbionts Become Established in Our Intestine?" *Nature Immunology* 5 (2004), 569-73.

50. Ruth Ley et al., "Human Gut Microbes Associated with Obesity," *Nature* 444 (2006), 1022-23; Peter Turnbaugh et al., "An Obesity-Associated Gut Microbiome with Increased Capacity for Energy Harvest," *Nature* 444 (2006), 1027-31.

51. Buck Samuel and Jeffrey Gordon, "A Humanized Gnotobiotic Mouse Model of Host-Archaeal-Bacterial Mutualism," *Proceedings of the National Academy of Sciences* 103 (2006), 10011-16.

52. Carl Woese and G. E. Fox, "Phylogenetic Structure of the Prokaryotic Domain: The Primary Kingdoms," *Proceedings of the National Academy of Sciences* 74 (1977), 5088-90.

53. Norman Pace, "The Analysis of Natural Microbial Populations by Ribosomal RNA Sequences," *Advances in Microbial Ecology* 9 (1986), 1-55.

54. Li Weng et al., "Application of Sequence-Based Methods in Human Microbial Ecology," *Genome Research* 16 (2006), 316-22.

55. P. Hugenholts, B. M. Goebel, and N. R. Pace, "Impact of Culture-Independent Studies on the Emerging Phylogenetic View of Bacterial Diversity," *Journal of Bacteriology* 180 (1998), 4765-74.

56. Pace, "Analysis of Natural Microbial Populations."

57. Ken Wilson et al., "Phylogeny of the Whipple's Disease-Associated Bacterium," *Lancet* 338 (1991), 474-75; David Relman et al., "Identification of the Uncultured Bacillus of Whipple's Disease," *New England Journal of Medicine* 327 (1992), 293-301.

58. Ian Kroes, Paul Lepp, and David Relman, "Bacterial Diversity Within the Human Subgingival Crevice," *Proceedings of the National Academy of Sciences* 96 (1999), 14547-52.

59. Bruce Paster et al., "Bacterial Diversity in Human Subgingival Plaque," *Journal of Bacteriology* 183 (2001), 3770-83; C. E. Kazor et al., "Diversity of Bacterial Populations on the Tongue Dorsa of Patients with Halitosis and Healthy Patients," *Journal of Clinical Microbiology* 41 (2003), 558-63; Bruce Paster et al., "The Breadth of Bacterial Diversity in the Human Periodontal Pocket and Other Oral Sites," *Periodontology* 200042 (2006), 80-87.

60. Steven Gill et al., "Metagenomic Analysis of the Human Distal Gut Microbiome," *Science* 312 (2006), 1355-59.

61. David Relman, interviews by the author, February-March 2005, July-August

2006.

62. Alan Hudson, interviews by the author, January–March 2005.

63. H. C. Gerard et al., "Chromosomal DNA from a Variety of Bacterial Species Is Present in Synovial Tissue from Patients with Various Forms of Arthritis," *Arthritis and Rheumatology* 44 (2001), 1689–97.

64. B. J. Balin et al., "Identification and Localization of Chlamydia pneumoniaein the Alzheimer's Brain," *Medical Microbiology and Immunology* 187 (1998), 23–42.

65. John Grayston, "Does Chlamydia pneumoniaeCause Atherosclerosis?" *Archives of Surgery* 134 (1999), 930–34; E. V. Kozarov et al., "Human Atherosclerotic Plaque Contains Viable Invasive Actinobacillus actinomycetemcomitansand Porphyromonas gingivalis," *Atherosclerosis, Thrombosis and Vascular Biology* 25 (2005), 17–18.

66. Christopher Cannon et al., "Antibiotic Treatment of Chlamydia pneumoniaeAfter Acute Coronary Syndrome," *New England Journal of Medicine* 352 (2005), 1646–54.

67. ActivBiotics. Company profile at www.activbiotics.com/companyProfile/index.html

68. J. R. O'Dell et al., "Treatment of Early Rheumatoid Arthritis with Minocycline or Placebo: Results of a Randomized, Double–Blind, Placebo–Controlled Trial," *Arthritis and Rheumatism* 40 (1997), 842–48.

69. Susan Swedo et al., "Pediatric Autoimmune Neuropsychiatric Disorders Associated with Streptococcal Infections: Clinical Description of the First 50 Cases," *American Journal of Psychiatry* 155 (1998), 264–71.

第三章 太干净了?

章首引文: Charles Dudley Warner, *My Summer in a Garden* (1870; reprinted by Modern Library, 2002), 4.

1. Joseph Kirsner, "Historical Origins of Current IBD Concepts," *World Journal of Gastroenterology* 7 (2001), 175–84; Richard Logan, "Inflammatory Bowel Disease Incidence: Up, Down or Unchanged?" *Gut* 42 (1998), 309–11.

2. 我第一次听到"公民病"这个词是来自一位邻居,他是第一代尼日利亚裔美国人,他说他也听过俄罗斯移民使用这个词。

3. Hasan Arshad, Suresh Babu, and Stephen Holdate, "History of Allergy," in Martin Dunitz, ed., *Anti–IgE Therapy for Asthma and Allergy* (London: Taylor & Francis, 2001).

4. M. B. Emanuel, "Hay Fever, a Post–industrial Revolution Epidemic: A History of Its Growth During the 19th Century," *Clinical Allergy* 18 (1988), 295–304.

5. William Heberden, *Commentarii de moroborum historia et curatione* (London: 1802), chap. 11.

6. John Bostock, "On the Catarrhus aestivusor Summer Catarrh," *Medico-Chirurgical Transactions* 14 (1828), 437–46.

7. Charles Blackley, *Experimental Researches on the Causes and Nature of Cattarrhus aestivus (Hay-Fever or Hay-Asthma)* (London: Balliere, Tindeall and Cox, 1873).

8. Emanuel, "Hay Fever."

9. Alfred Neugut et al., "Anaphylaxis in the United States," *Archives of Internal Medicine* 161 (2001), 15–21; Hugh Sampson, "Food Allergy. Part 1: Immunopathogenesis and Clinical Disorders," *Journal of Allergy and Clinical Immunology* 103 (1999), 717–28.

10. Spyros Marketos and Constantine Ballas, "Bronchial Asthma in the Medical Literature of Greek Antiquity," *Journal of Asthma* 19 (1982), 263–69.

11. Oystein Ore, *Cardano the Gambling Scholar* (Princeton: Princeton University Press, 1953).

12. Asthma and Allergy Foundation of America, *Chronic Conditions: A Challenge for the 21st Century* (National Academy on an Aging Society, 2000).

13. B. Taylor et al., "Changes in the Reported Prevalence of Childhood Eczema Since the 1939–45 War," *Lancet* 2 (1984), 1255–57.

14. D. P. Strachan and R. A. Elton, "Relationship Between Respiratory Morbidity in Children and the Home Environment," *Family Practice* 3 (1986), 137–42.

15. David Strachan, "Hay Fever, Hygiene, and Household Size," *British Medical Journal* 299 (1989), 1259–60.

16. C. Svanes et al., "Childhood Environment and Adult Atopy: Results from the European Community Respiratory Health Survey," *Journal of Allergy and Clinical Immunology* 103 (1999), 415–20.

17. David Strachan, "Family Size, Infection and Atopy," *Thorax* 55 (2000), S2–S10.

18. S. L. Prescott et al., "Development of Allergen-Specific T-cell Memory in Atopic and Normal Children," *Lancet* 353 (1999), 196–200; F. D. Martinez, "Maturation of Immune Responses at the Beginning of Asthma," *Journal of Allergy and Clinical Immunology* 103 (1999), 355–61.

19. "Plagued by Cures," *Economist*, November 22, 1997, 95.

20. Thomas Ball et al., "Siblings, Day-Care Attendance and the Risk of Asthma and Wheezing During Childhood," *New England Journal of Medicine* 343 (2000), 538–43.

21. David Strachan et al., "Family Structure, Neonatal Infection and Hay Fever in Adolescence," *Archives of Diseases in Childhood* 74 (1996), 422–26.

22. K. Wickens et al., "Antibiotic Use in Early Childhood and the Development of

Asthma," *Clinical and Experimental Allergy* 6 (1999), 766–71; J. H. Droste et al., "Does the Use of Antibiotics in Early Childhood Increase the Risk of Asthma and Allergic Disease?" *Clinical and Experimental Allergy* 11 (2000), 1547–53; T. M. McKeever et al., "Early Exposure to Infections and Antibiotics and the Incidence of Allergic Disease," *Journal of Allergy and Clinical Immunology* 109 (2002), 43–50; Anne–Louise Ponsonby et al., "Relationship Between Early Life Respiratory Illness, Family Size over Time, and the Development of Asthma and Hay Fever: A Seven–Year Follow–up Study," *Thorax* 54 (1999), 664–69; Christine Stabell Ben et al., "Cohort Study of Sibling Effect, Infectious Diseases, and Risk of Atopic Dermatitis During the First 18 Months of Life," *British Medical Journal* 328 (2004), 1223–26.

23. David Poskanzer et al., "Polio and Multiple Sclerosis," *Lancet* (1963), 917–21; David Poskanzer et al., "Polio and Multiple Sclerosis," *Acta Neurological Scandinavica* 42–S19 (1966), 85–90.

24. C. C. Patterson et al., "Is Childhood–Onset Type 1 Diabetes a Wealth–Related Disease?" *Diabetologia* 44 (2001), supp 3: B9–16.

25. Patricia McKinney et al., "Early Social Mixing and Childhood Type 1 Diabetes Mellitus," *Diabetic Medicine* 17 (2000), 236–42.

26. A. L. Marshall et al., "Type 1 Diabetes Mellitus in Childhood: A Matched Case Control Study in Lancashire and Cumbria, U.K.," *Diabetic Medicine* 21 (2004), 1035–40.

27. Jean–Francois Bach, "The Effect of Infections on Susceptibility to Autoimmune and Allergic Diseases," *New England Journal of Medicine* 347 (2002), 911–20; EURO-DIAB ACE Study Group, "Variation and Trends in Incidence of Childhood Diabetes in Europe," *Lancet* 355 (2000), 873–76; F. Farrokhyar et al., "A Critical Review of Epidemiological Studies in Inflammatory Bowel Disease," *Scandinavian Journal of Gastroenterology* 36 (2001), 2–15.

28. American Academy of Allergy, Asthma and Immunology, *The Allergy Report: Science Based Findings on the Diagnosis and Treatment of Allergic Disorders*, 1996–2001; D. L. Jacobson et al., "Epidemiology and Estimated Population Burden of Selected Autoimmune Diseases in the United States," *Clinical Immunology and Immunopathology* 84 (1997), 223–43.

29. Results of a membership survey of the Lupus Foundation of America, www.lupus.org

30. Erika von Mutius et al. "Increasing Prevalence of Hay Fever and Atopy Among Children in Leipzig, East Germany," *Lancet* 351 (1998), 862–66.

31. Charlotte Braun–Fahrlander et al., "Prevalence of Hay Fever and Allergic Sensitization in Farmers' Children and Their Peers Living in the Same Rural Community,"

Clinical and Experimental Allergy 29 (1999), 28–34.

32. Josef Ridler et al., "Exposure to Farming in Early Life and Development of Asthma and Allergy: A Cross–Sectional Survey," *Lancet* 358 (2001), 1129–33; S. T. Remes et al., "Livestock over Field Crops: Which Factors Explain the Lower Prevalence of Atopy Amongst Farmers' Children,"*Clinical and Experimental Allergy* 33 (2003), 427–34.

33. Charlotte Braun–Fahrlander, Erika von Mutius, and the Allergy and Endotoxin Study Team, "Environmental Exposure to Endotoxin and Its Relation to Asthma in School–Age Children," *New England Journal of Medicine* 347 (2002), 869–77.

34. "Dogs over Cats: Childhood Environment and Adult Atopy: Results from the European Community Respiratory Health Survey," *Journal of Allergy and Clinical Immunology* 103 (1999), 415–20; Marco Waser et al., "Exposure to Pets, and the Association with Hay Fever, Asthma, and Atopic Sensitization in Rural Children," *Allergy* 60 (2005), 177–84; Erika von Mutius et al., "Exposure to Endotoxin or Other Bacterial Components Might Protect Against the Development of Atopy," *Clinical and Experimental Allergy* 30 (2000), 1230–34.

35. Paolo Matricardi et al., "Exposure to Foodborne and Orofecal Microbes Versus Airborne Viruses in Relation to Atopy and Allergic Asthma: Epidemiological Study," *British Medical Journal* 320 (2000), 412–17. In an intriguing aside, in 2003 the American immunologist Dale Umetsu showed that hepatitis A, the only virus that has ever been associated with reduced allergy and asthma, may literally kill off the type–2 T cells that tend todrive these disorders. Dale Umetsu et al., "Hepatitis A Virus Link to Atopic Disease," *Nature* 425 (2003), 576.

36. Dale Umetsu et al., "Functional Heterogeneity Among Human Inducer T Cell Clones," *Journal of Immunology* 140 (1988), 4211–16.

37. Peter Yeung et al., "Heat–Killed Listeria monocytogenesas an Adjuvant Converts Established Murine Th2–Dominated Immune Responses into Th1–Dominated Responses," *Journal of Immunology* 151 (1998), 4146–52.

38. Gesine Hansen et al., "Allergen–Specific Th1 Cells Fail to Counterbalance Th2 Cell–Induced Airway Hyperreactivity but Cause Severe Airway Inflammation," *Journal of Clinical Investigation* 103 (1999), 175–83.

39. Philippe Stock et al., "Induction of T Helper Type 1–like Regulatory Cells That Express Foxp2 and Protect Against Airway Hyper–reactivity," *Nature Immunology* 5 (2004), 1149–56.

40. Shohei Hori et al., "Control of Regulatory T Cell Development by the Transcription Factor Foxp3," *Science* 299 (2003), 1057–61.

41. R. S. Wildin et al., "Clinical and Molecular Features of the Immunodysregulation, Polyendocrinopathy, Enteropathy, X Linked (IPEX) Syndrome," *Journal of Medi-*

cal Genetics 39（2002），537–45.

42. Stock et al., "Induction of T HelperType 1–like Regulatory Cells."

43. Toll样受体的名字不是参考收费站而来的，而是来自它们与果蝇中一种蛋白质的相似性，这种蛋白质一旦出现缺陷，就会使果蝇看起来很奇怪。德语中的"怪异"一词是toll，发现这种蛋白质的德国科学家Christiane Nusslein–Volhard就是这样称呼它的。

44. 这种重要的活动主要发生在一种特化的免疫组织群中，称为淋巴结。在感染期间，这些淋巴结会因疯狂的活动而肿胀。

45. R. Maldonado-Lopez et al., "CD8 Subclasses of Dendritic Cells Direct the Development of Distinct T Helper Cells In Vivo," *Journal of Experimental Medicine* 189（1999），587–92.

46. Akiko Iwasaki and Ruslan Medzhitov, "Toll–like Receptor Control of the Adaptive Immune Responses," *Nature Immunology* 5（2004），987–95.

47. Daniel Hawiger et al., "Dendritic Cells Induce Peripheral T-cell Unresponsiveness Under Steady State Conditions In Vivo," *Journal of Experimental Medicine* 194（2001），769–79.

48. Ralph Steinman et al., "Tolerogenic Dendritic Cells," *Annual Review of Immunology* 21（2003），685–711.

49. Ralph Steinman et al., "Dendritic Cells Function In Vivo During the Steady State: A Role in Peripheral Tolerance," *Annals of the New York Academy of Sciences* 987（2003），15–27.

50. Stock et al., "Induction of T HelperType 1–like Regulatory Cells."

51. Holden Maecker et al., "Vaccination with Allergin–IL–18 Fusion DNA Protects Against, and Reverses Established, Airway Hyperreactivity in a Murine Asthma Model," *Journal of Immunology* 166（2001），959–65.

52. Braun-Fahrlander et al., "Environmental Exposure to Endotoxin."

53. Waltraud Eder et al., "Toll–like Receptor 2 as a Major Gene for Asthma in Children of European Farmers," *Journal of Allergy and Clinical Immunology* 113（2004），482–88.

54. John M. Grange, "Effective Vaccination Against Tuberculosis—A New Ray of Hope," *Clinical and Experimental Immunology* 120（2000），232–34.

55. Christian Lienhardt and Alimuddin Zumla, "BCG: The Story Continues," *Lancet* 366（2005），1414–16.

56. G. M. Bahr et al., "Two Potential Improvements to BCG and Their Effect on Skin Test Reactivity in the Lebanon," *Tubercle* 67（1986），205–16; John Stanford, "Improving on BCG," *Acta Pathologica, Microbiologica et Immunologica* 99（1991），103–13.

57. G. D. Prema et al., "A Preliminary Report on the Immunotherapy of Psoriasis,"

Indian Medical Gazette 124（1990），381–82.

58. G. B. Marks et al., "The Effect of Neonatal BCG Vaccination on Atopy and Asthma at Age 7 to 14 Years: An Historical Cohort Study in a Community with a Very Low Prevalence of Tuberculosis Infection and a High Prevalence of Atopic Disease," *Journal of Allergy and Clinical Immunology* 111（2003），541–49; C. B. Sanjeevi et al., "BCG Vaccination and GAD65 and IA-2 Autoantibodies in Autoimmune Diabetes in Southern India," *Annals of the New York Academy of Sciences* 958（2002），293–96; Ramesh Bhonde and Pradeep Prab, "Can We Say Bye to BCG?" *Current Science* 77（1999），1283.

59. A. B. Alexandroff et al., "BCG Immunotherapy of Bladder Cancer: 20 Years On," *Lancet* 9165（1999），1689–94.

60. 一份1999年医学文献的综述表明，科利疫苗取得的生存率与肿瘤学家用现代方法治疗相同类型肿瘤的生存率相当。Stephen Hoption Cann et al., "Dr. William Coley and Tumour Regression, a Place in History or in the Future," *Postgraduate Medicine* 79（2003），672–80.

61. Mary Ann Richardson et al., "Coley Toxins Immunotherapy, a Retrospective Review," *Alternative Therapies in Health and Medicine* 5（1999），42–47.

62. Allergy and asthma: L. Camporota et al., "Effects of Intradermal Injection of SRL 172 on Allergen–Induced Airway Responses and IL–5 Generation by PBMC in Asthma," *Respiratory and Critical Care Medicine* 161（2000）; Peter Arkwright et al., "Intradermal Administration of a Killed *Mycobacterium vaccae* Suspension (SRL 172) Is Associated with Improvement in Atopic Dermatitis in Children with Moderate–to–Severe Disease," *Journal of Allergy and Clinical Immunology* 107（2001），531–34; L. Camporota et al., "The Effects of Mycobacterium vaccaeon Allergen–Induced Airway Responses in Atopic Asthma," *European Respiratory Journal* 21（2003），287–93. Cancer: L. Assersohn et al., "A Randomised Pilot Study of SRL 172 (Mycobacterium vaccae) in Patients with Small Cell Lung Cancer Treated with Chemotherapy," *Clinical Oncology* 14（2002），23–27; R. Mendes et al., "Clinical and Immunological Assessment of Mycobacterium vaccae(SRL 172) with Chemotherapy in Patients with Malignant Mesethelioma," *British Journal of Cancer* 86（2002），336–41; S. Nicholson et al., "A Randomized Phase II Trials of SRL 172 (Mycobacterium vaccae) +/–Low–Dose Interleukin–2 in the Treatment of Metastatic Malignant Melanoma," *Melanoma Research* 13（2003），389–93; A. Maraveyas et al., "Possible Improved Survival of Patients with Stage IV AJCC Melanoma Receiving SRL 172 Immunotherapy: Correlation with Induction of Increased Levels of Intracellular Interleukin–2 in Peripheral Blood Lymphocytes," *Annals of Oncology* 10（1999），817–24; John Stanford et al., "A Phase II Single Arm Trials of Mycobacterium vaccae(SRL172) Monotherapy in Renal Cell Carcinoma Compared with Historical Con-

trols," *European Cancer Journal* 2006 (prepublication manuscript).

63. The Dirt Vaccine (airing BBC 2002), program in The Edge Series: Health and Medicine, Eco Services Film; Garry Hamilton, "Let Them Eat Dirt," *New Scientist*, July 18, 1998; Susan McCarthy, "Talking Dirty and Bring on the Germs," salon.com, April 2000.

64. Mary O'Brien et al., "SRL172 (Killed Mycobacterium vaccae) in Addition to Standard Chemotherapy Improves Quality of Life Without Affecting Survival, in Patients with Advanced Non-small-cell Lung Cancer: Phase III Results," *Annals of Oncology* 15 (2004), 906-14.

65. John Stanford et al., "Successful Immunotherapy with Mycobacterium vaccaein the Treatment of Adenocarcinoma of the Lung," unpublished.

66. On April 11, 2001, SR Pharma shares dropped 76.9 percent, the biggest drop on the FTSE 100 Index that day.

67. National Sweet Itch Centre, "Studies on the Prevention and Treatment of Sweet-Itch," www.sweet-itch.co.uk/trials.html

68. John Stanford and Graham McIntyre, unpublished results, Centre for Infectious Diseases and International Health, University College London, 2006.

69. Claudia Zuany-Amorin et al., "Suppression of Airway Eosinophilia by Killed Mycobacterium vaccae-Induced Allergen-Specific Regulatory T-cells," *Nature Medicine* 8 (2002), 625-29; Victoria Adams et al., "Mycobacterium vaccaeInduces a Population of Pulmonary Cd11c Antigen Presenting Cells That Secrete Regulatory Cytokines," *European Journal of Immunology* 34 (2004), 631-38.

70. Graham Rook, unpublished results, February 2006.

71. Fawziah Marra et al., "Does Antibiotic Exposure During Infancy Lead to Development of Asthma? A Systematic Review and Meta-analysis (of Seven Studies)," *Chest* 129 (2006), 610-18.

72. Mairi Noverr et al., "Development of Allergic Airway Disease in Mice Following Antibiotic Therapy and Fungal Microbiota Increase: Role of Host Genetics, Antigen, and Interleukin-13," *Infection and Immunity* 73 (2005), 30-38; Mairi Noverr and Gary Huffnagle, "Does the Microbiota Regulate Immune Responses Outside the Gut?" *Trends in Microbiology* 12 (2004), 562-68; Mairi Noverr and Gary Huffnagle, "Role of Antibiotics and Fungal Microbiota in Driving Pulmonary Allergic Responses," *Infection and Immunity* 72 (2004), 4996-5003.

73. B. Laubereau et al., "Caesarean Section and Gastrointestinal Symptoms, Atopic Dermatitis, and Sensitisation During the First Year of Life," *Archives of Diseases of Children* 89 (2004), 993-97.

74. A. C. Ouwehand et al., "Differences in BifidobacteriumFlora Composition in Al-

lergic and Healthy Infants," *Journal of Allergy and Clinical Immunology* 108（2001），144-45.

75. B. Björksten et al., "The Intestinal Microflora in Allergic Estonian and Swedish Infants," *Clinical and Experimental Allergy* 29（1999），342-46; E. Sepp et al., "Intestinal Microflora of Estonian and Swedish Infants," *Acta Paediatrica* 86（1997），956-61.

76. Anita van den Biggelaar et al., "Long-Term Treatment of Intestinal Helminths Increases Mite Skin-Test Reactivity in Gabonese Schoolchildren," *Journal of Infectious Diseases* 189（2004），892-900.

77. R. W. Summers et al., "Trichuris suisTherapy in Crohn's Disease," *Gut* 54（2005），87-90.

78. Charlotte Schubert, "The Worm Has Turned," *Nature Medicine* 10（2004），1204-71.

79. Christopher Lowry, "Functional Subsets of Serotonergic Neurones," *Journal of Neuroendocrinology* 14（2002），911-23; Christopher Lowry et al., "Modulation of Anxiety Circuits by Serotonergic Systems," *Stress* 8（2005），233-46.

80. Rose-Marie Bluthe et al., "Central Injection of IL-10 Antagonizes the Behavioral Effects of Lipopolysaccharide in Rats," *Psychoneuroendocrinology* 24（1999），301-11.

81. Marianne Wamboldt et al., "Familial Association Between Allergic Disorders and Depression in Adult Finnish Twins," *American Journal of Medical Genetics* 96（2000），146-53.

82. M. Maes et al., "In Vitro Immunoregulatory Effects of Lithium in Healthy Volunteers," *Psychopharmacology* 143（1999），401; Marta Kubera et al., "Anti-inflammatory Effects of Antidepressants Through Suppression of the Interferon-[gamma] Interleukin-10 Production Ratio," *Journal of Clinical Psychopharmacology* 21（2001），199-206; Brian Leonard, "The Immune System, Depression and the Action of Antidepressants," *Progress in Neuro-Psychopharmacology and Biological Psychiatry* 25（2001），767-80; Sinead O'Brien et al., "Cytokines: Abnormalities in Major Depression and Implications for Pharmacological Treatment," *Human Psychopharmacology: Clinical and Experimental* 19（2004），397-403; Nathalie Castanon et al., "Chronic Administration of Tianeptine Balances Lipopolysaccharide-Induced Expression of Cytokines in the Spleen and Hypothalamus of Rats," *Psychoneuroendocrinology* 29（2004），778-90.

第四章　细菌耐药性

章首引言：Tom Nugent, "Resistance Fighter," *Pennsylvania Gazette*, September-October 2000.

1. "New Germ Strain Takes Heavy Toll," *New York Times*, March 22, 1958, 19.

2. 研究表明，我们中有20%到30%的人是"持续性携带者"，有一种特定的金黄色葡萄球菌菌株持续出现在我们的鼻孔里。另有50%至60%的人随着时间的推移，会定期感染和失去一系列不同的菌株。还有10%到20%的人幸运地保持无葡萄球菌状态。研究进一步表明，这种变化源于我们鼻腔分泌物中免疫化学物质的内在差异。参见 J. Kluytmans et al., "Nasal Carriage of Staphylococcus aureus: Epidemiology, Underlying Mechanisms, and Associated Risks," *Clinical Microbiology Reviews* 10 (1997), 505–20.

3. 1957年和1958年，美国婴儿死亡率自1936年以来首次上升，从1956年的108 000人（每1000名活产婴儿中26.0人）上升到1957年的112 000人（每1000名活产婴儿中26.3人）和1958年的114 000人（每1000名活产婴儿中27.1人）。在1961年，他们又缓慢回落到1956年的水平以下（每千名活产25.3人）。U.S. Census Bureau, *Live Births, Deaths, Infant Deaths, and Maternal Deaths: 1900 to 2001*, Statistical Abstract No. HS-13.（没有关于微生物特定病因的统计数据。）

4. M. Barber, "Methicillin-Resistant Staphylococci," *Journal of Clinical Pathology* 1 (1963), 308–11.

5. Heinz Eichenwald, interviews by author, January 2005 and August 2006.

6. 除了少数奇怪的例外情况，所有细菌都有两种主要类型的细胞壁之一，用19世纪丹麦微生物学家 Hans Christian Gram 开发的一种显微镜染色技术来识别。从本质上讲，革兰氏阳性菌被一层厚厚的网状分子肽聚糖所包裹。革兰氏阴性菌的肽聚糖细胞壁要薄得多，但它被另外一层由脂多糖和磷脂组成的外膜包裹着。

7. Joshua Lederberg and Esther Lederberg, "Replica Plating and Indirect Selection of Bacterial Mutants," *Journal of Bacteriology* 83 (1952), 399–406.

8. Edward Tatum, "Gene Recombination in Escherichia coli," Cold Spring Harbor Symposia, June 1946; Edward Tatum and Joshua Lederberg, "Gene Recombination in the Bacterium Escherichia coli," *Journal of Bacteriology* 53 (1947), 673–84.

9. Joshua Lederberg, Luigi Cavalli, and Esther Lederberg, "Sexual Compatibility in Escherichia coli," *Genetics* 37 (1952), 720–30.

10. Lederberg 对细菌中一组非染色体基因所使用的术语"质粒"与已经创造的术语胞质基因相类似，后者指的是在所有高等动物和植物的细胞核外或细胞质中发现的非染色体基因。参见 Joshua Lederberg, "Cell Genetics and Hereditary Symbiosis," *Physiological Review* 32 (1952), 403–26.

11. Esther Lederberg and Joshua Lederberg, "Genetic Studies of Lysongenicity in Escherichia coli," *Genetics* 38 (1953), 51–64.

12. λ噬菌体后来成为基因工程的主力军，通过从一种生物中提取基因并将其拼接到另一种生物中，用于创造转基因生命。

13. Norton Zinder and Joshua Lederberg, "Infective Heredity in Bacteria," *Journal of Bacteriology* 64 (1952), 679–99.

14. F. Griffith, "The Significance of Pneumococcal Types," *Journal of Hygiene* 27

（1928），113-59.

15. Oswald Avery et al., "Studies on the Chemical Nature of the Substance Inducing Transformation of Pneumococcal Types," *Journal of Experimental Medicine* 83（1944），89-96.

16. 1958 年，Joshua Lederberg 和 George Beadle、Edward Tatum 共同获得诺贝尔奖，以表彰他们在细菌中发现了基因重组，或"细菌性别"。Lederberg 夫妇于 1968 年离婚。Joshua 于 1978 年成为纽约市洛克菲勒大学的校长，Esther 仍然是斯坦福大学的教授，她在那里维持着世界上最丰富的细菌质粒的收集，直到 1999 年心脏病发作，导致她变得衰弱。不幸的是，历史上的记载在很大程度上掩盖了 Esther 在这历史性发现中的重要作用。Lederberg 同意我为本书进行个人采访。

17. T. Watanabe and T. Fukasawa, "Episome-Mediated Transfer of Drug Resistance in Enterobacteriacea," *Journal of Bacteriology* 81（1961），669-78.

18. K. Ochiai et al., "Studies on Inheritance of Drug Resistance Between ShigellaStrains and Escherichia coliStrains," *Nihon Iji Shimpo* 1861（1959），34-46（in Japanese），and K. Ochiai et al., "Studies on the Mechanism of Development of Multiple Drug Resistant ShigellaStrains," *Nihon Iji Shimpo* 1866（1960），45-50（in Japanese），as reported in Watanabe and Fukasawa, "Episome-Mediated Transfer."

19. 2001 年，研究人员在一个所谓的"致病岛"中间发现了一组耐药基因，这是一个大型转座子，传递着各种毒力特征，如大幅提高的毒素产量。参见 S. N. Luck et al., "Ferric Dicitrate Transport System of Shigella Flexneri 2a YSH6000Is Encoded in a Novel Pathogenicity Island Carrying Multiple Antibiotic Resistance Genes," *Infection and Immunology* 69（2001），6012-21.

20. L. M. Mundy et al., "Relationship Between Enterococcal Virulence and Antimicrobial Resistance," *Clinical Microbiology Reviews*（October 2000），513-22.

21. Robert Weinstein, "Nosocomial Infection Update," *Emerging Infectious Diseases* 4（1998），416-20.

22. ASM News, June 2004（American Society for Microbiology）.

23. R. Leclercq et al., "Plasmid-Mediated Resistance to Vancomycin and Teicoplanin in Enterococcus faecium," *New England Journal of Medicine* 319（1988），157-61.

24. "Nosocomial Enterococci Resistant to Vancomycin—United States, 1989-1993," *Morbidity and Mortality Weekly Report* 42（1993），597-99.

25. "Staphylococcus aureus Resistant to Vancomycin—United States 2002," *Morbidity and Mortality Weekly Report*, July 5, 2002.

26. "Brief Report: Vancomycin-Resistant Staphylococcus aureus—New York 2004," *Morbidity and Mortality Weekly Report*, April 23, 2004.

27. 信使 RNA 分子每次都会写出组装蛋白质的指令，而噁唑烷酮类药物通过阻断信使 RNA 分子的附着，从而阻止细菌核糖体启动蛋白质的合成。

28. Neil Woodford et al., "Detection of Oxazolidinone-Resistant Enterococcus fae-calisand Enterococcus faecium Strains by Real-Time PCR and PCR-Restriction Fragment Length Polymorphism Analysis," *Journal of Clinical Microbiology* 40 (2002), 4298-300.

29. R. Devasia et al., "The First Reported Hospital Outbreak of Linezolid-Resistant Enterococcus: An Infection Control Problem Has Emerged," Infectious Disease Society of America Meeting 2005, abstract 1079.

30. Curtis Donskey et al., "Effect of Parenteral Antibiotic Administration on Persistence of Vancomycin-Resistant Enterococcus faeciumin the Mouse Gastrointestinal Tract," *Clinical Infectious Disease* 180 (1999), 384-90.

31. Curtis Donskey et al., "Effect of Antibiotic Therapy on the Density of Vancomycin-Resistant Enterococci in the Stool of Colonized Patients," *New England Journal of Medicine* 343 (2000), 1925-32.

32. Michelle Hecker et al., "Unnecessary Use of Antimicrobials in Hospitalized Patients: Current Patterns of Misuse with an Emphasis on the Antianaerobic Spectrum of Activity," *Archives of Internal Medicine* 163 (2003), 972-78.

33. "Severe Clostridium difficile-Associated Disease in Populations Previously at Low Risk—Four States, 2005," *Morbidity and Mortality Weekly*, December 2, 2005.

34. R. Viscidi et al., "Isolation Rates and Toxigenic Potential of Clostridium difficileIsolates from Various Patient Populations," *Gastroenterology* 81 (1981), 5-9; L. V. McFarland et al., "Nosocomial Acquisition of Clostridium difficileInfection," *New England Journal of Medicine* 320 (1989), 204-10.

35. Paul Byrne, "Toenail Surgery Nearly Killed Me, Jamie-Lee, 15, One of Youngest Victims," Mirror [U.K.], August 30, 2005; "Hospital Blamed for Mum's Horrible Death," Windsor [U.K.] Express, March 31, 2006.

36. Vivian Loo et al., "A Predominantly Clonal Multi-Institutional Outbreak of Clostridium difficile-Associated Diarrhea with High Morbidity and Mortality," *New England Journal of Medicine* 353 (2005), 2442-49.

37. L. Clifford McDonald et al., "An Epidemic, Toxin Gene-Variant Strain of Clostridium difficile," *New England Journal of Medicine* 353 (2005), 2433-41.

38. Carlene Muto et al., "A Large Outbreak of Clostridium difficile-Associated Disease with an Unexpected Proportion of Deaths and Colectomies at a Teaching Hospital Following Increased Fluoroquinolone Use," *Infection Control Hospital Epidemiology* 3 (2005), 273-80.

39. Luis Fabregas, "Superbug Infecting Area Patients," Pittsburgh Tribune-Review, October 29, 2005.

40. "Severe Clostridium difficile Associated Disease in Populations Previously at

Low Risk—Four States, 2005," *Morbidity and Mortality Weekly Report*, December 2, 2005.

41. Yves Gillet et al., "Association Between Staphylococcus aureus Strains Carrying Gene for Panton–Valentine Leukocidin and Highly Lethal Necrotising Pneumonia in Young Immunocompetent Patients," *Lancet* 359 (2002), 753–59.

42. Isaac Starr, third–year medical student, University of Pennsylvania, 1918, as quoted in "Influenza in 1918: Recollections of the Epidemic in Philadelphia," *Annals of Internal Medicine* 145 (2006), 138–40.

43. Betsy Herold et al., "Community–Acquired Methicillin–Resistant Staphylococcus aureus in Children with No Identified Predisposing Risk," *Journal of the American Medical Association* 279 (1998), 593–98.

44. "Four Pediatric Deaths from Community–Acquired Methicillin–Resistant Staphylococcus aureus—Minnesota and North Dakota, 1997–1999," *Morbidity and Mortality Weekly Report*, August 20, 1999, 707–10.

45. Carlos Sattler et al., "Prospective Comparison of Risk Factors and Demographic and Clinical Characteristics of Community–Acquired, Methicillin–Resistant versus Methicillin–Susceptible Staphylococcus aureus Infection in Children," *Pediatric Infectious Disease Journal* 21 (2002), 910–16.

46. Sophia Kazakova et al., "A Clone of Methicillin–Resistant Staphylococcus aureus Among Professional Football Players," *New England Journal of Medicine* 352 (2005), 468–75.

47. D. A. Robinson et al., "Re–emergence of Early Pandemic Staphylococcus aureus as a Community–Acquired Methicillin–Resistant Clone," *Lancet* 365 (2005), 1256–58.

48. Sheldon Kaplan et al., "Three–year Surveillance of Community–Acquired Staphylococcus aureus Infections in Children," *Clinical Infectious Diseases* 40 (2005), 1785–91; M. D. King et al., "Emergence of Community–Acquired Methicillin–Resistant Staphylococcus aureus USA 300 Clone as the Predominant Cause of Skin and Soft–Tissue Infections," *Annals of Internal Medicine* 144 (2006), 309–17; Gregory Moran et al., "Methicillin–Resistant S. aureus Infections Among Patients in the Emergency Department," *New England Journal of Medicine* 355 (2006), 666–74.

49. Tsutomu Watanabe et al., "Episome–Mediated Transfer of Drug Resistance in Enterobacteriaceae X," *Journal of Bacteriology* 92 (1966), 477–486.

50. Ellen C. Moorhouse, "Transferable Drug Resistance in Enterobacteria Isolated from Urban Infants," *British Medical Journal* 2 (1969), 405.

51. K. B. Linton et al., "Antibiotic Resistance and Transmissible R–factors in the Intestinal Coliform Flora of Healthy Adults and Children in an Urban and Rural Community," *Journal of Hygiene* 70 (1972), 99–104.

52. D. V. Sompolinsky et al., "Microbiological Changes in the Human Fecal Flora Following the Administration of Tetracyclines and Chloramphenicol," *American Journal of Proctology* 18（1967），471–78.

53. Stuart Levy et al., "High Frequency of Antimicrobial Resistance in Human Fecal Flora," *Antimicrobial Agents and Chemotherapy* 32（1988），1801–6.

54. Stuart Levy, interview by author, June 2006.

55. N. B. Shoemaker, H. Hayes, and A. A. Salyers, "Evidence for Extensive Resistance Gene Transfer Among Bacteroides spp. and Among Bacteroides and Other Genera in the Human Colon," *Applied and Environmental Microbiology* 67（February 2001），561–68.

56. *Thetaiotaomicron* 是许多细菌学家认为最糟糕的物种名称之一，它是三个希腊字母（theta、iota 和 omicron）的组合，罗马尼亚细菌学家 A.Distaso 在 1912 年从他的显微镜中观察时发现，从这个他新发现的细菌物种中长出了长短不一的杆状物，他觉得很好奇。A. Distaso, *Zentralblatt fur Bakteriologie, Parasitenkunde, Infektionskrankheiten, und Hygiene.* Abteilung I. 62（1912）433–68. Salyers 补充说："已经湮没在历史中的是，这个命名的灵感是否来自一次对附近的酒吧的光顾"。出于某种理由，大多数从事该物种研究的微生物学家在他们的正式著作中把它称为 *B. theta*。

57. Laura McMurry et al., "Triclosan Targets Lipid Synthesis," *Nature* 394（1998），531–32; S. P. Cohen, H. Hachler, and S. B. Levy, "Genetic and Functional Analysis of the Multiple Antibiotic Resistant（mar）Locus in Escherichia coli," *Journal of Bacteriology* 175（1993），1484–92; M. C. Moken, L. M. McMurry, and S. B. Levy, "Selection of Multiple Antibiotic Resistant（mar）Mutants of Escherichia coliby Using the Disinfectant Pine Oil," *Antimicrobial Agents and Chemotherapy* 41（1997），2770–72; L. M. McMurry, M. Oethinger, and S. B. Levy, "Overexpression of marA, soxS, or acrAB Produces Resistance to Triclosan in Esherichia coli," *FEMS Microbiology Letters* 166（1998），305–9.

58. Rolf Halden et al., "Co-occurrence of Triclocarban and Triclosan in U.S. Water Resources," *Environmental Science and Technology* 39（2005），1420–26; Jochen Heidler et al., "Partitioning, Persistence and Accumulation in Digested Sludge of the Topical Antiseptic Triclocarban During Wastewater Treatment," *Environmental Science and Technology* 40（2006），3634–39.

59. Holli Lancaster et al., "Prevalence and Identification of Tetracycline-Resistant Oral Bacteria in Children Not Receiving Antibiotic Therapy," *FEMS Microbiology Letters* 228（2003），99–104.

60. 温哥华不列颠哥伦比亚大学的微生物学家 Julian Davies 认为，抗生素至少部分是作为信号进化的。他的实验室在这个问题上的开创性论文是 Ee-Been Goh 等人的论文。Ee-Been Goh et al., "Transcriptional Modulation of Bacterial Gene Ex-

pression by Subinhibitory Concentrations of Antibiotics," *Proceedings of the National Academy of Sciences* 99 (2002), 17025–30.

61. C. G. Marshall et al., "Glycopeptide Antibiotic Resistance Genes in Glycopeptide-Producing Organisms," *Antimicrobial Agents and Chemotherapy* 42 (1998), 2215–20.

62. Synercid 的化学名称是喹奴普丁-达福普汀, Tygacil 的化学名称是替加环素, Cubicin 的化学名称是达托霉素。

63. Ketek 的化学名称是泰利霉素, Zyvox 的化学名称是利奈唑胺。

64. Vanessa D'Costa et al., "Sampling the Antibiotic Resistome," *Science* 311 (2006), 374–77.

65. "Superbugs Abound in Soil," www.nature.com/news/2006/060116/full/060116–10.html

66. William Laurence, "Wonder Drug Aureomycin Found to Spur Growth 50 Percent," *New York Times*, April 10, 1950, 1.

67. Notes on Science, *New York Times*, May 20, 1950, E9.

68. Animal Health Institute, "Antibiotic Use in Animals Risesin 2004," press release, June 27, 2005.

69. "Hogging It! Estimates of Antimicrobial Abuse in Livestock," Union of Concerned Scientists, January 2001, executive summary, xiii, www. ucsusa. org/food_and_environment/antibiotics_and_food/hogging-it-estimates-of-antimicrobial-abuse-inlive-stock.html

70. Animal Health Institute, "Antibiotic Use in Animals Risesin 2004," press release, June 27, 2005.

71. Animal Health Institute, Active Antibacterial Ingredients Sold by AHI Members, 2002–2004 AHI Survey, June 27, 2005.

72. Amy Chapin et al., "Airborne Multidrug-Resistant Bacteria Isolated from a Concentrated Swine Feeding Operation," *Environmental Health Perspectives* 113 (2005), 137; M. P. Schlusener and K. Bester,"Persistence of Antibiotics Such As Macrolides, Tiamulin and Salinomycin in Soil," *Environmental Pollution* February 2, 2006 [Epub ahead of print]; J. M. Cha et al., "Rapid Analysis of Trace Levels of Antibiotic Polyether Ionophores in Surface Water by Solid-Phase Extraction," *Journal of Chromatography* 1065 (2005), 187–98.

73. Morten Helms et al., "Excess Mortality Associated with Antimicrobial Drug-Resistant Salmonella typhimurium," *Emerging Infectious Diseases* 8 (2002), 490–95; J. K. Varma et al., "Antimicrobial Resistance in Salmonella Is Associated with Increased Hospitalizations," presented at National Antibiotic Resistance Monitoring System 1996–2000, International Conference on Emerging Infectious Diseases, 2002.

74. H. A. Elder et al., "Human Studies to Measure the Effect of Antibiotic Residues," *Veterinary and Human Toxicology* 35 (1996), suppl. 1, 31–36.

75. Jeffrey LeJeune and Nicholas Christie, "Microbiological Quality of Ground Beef from Conventionally Reared Cattle and 'Raised Without Antibiotics' Label Claims," *Journal of Food Protection*, 67 (2004), 1433–37.

76. M. Meyer et al., "Occurrence of Antibiotics in Surface and Ground Water near Confined Animal Feeding Operations and Waste Water Treatment Plants Using Radioimmunoassay and Liquid Chromatography/Electrospray Mass Spectrometry," U.S. Geological Survey, Raleigh, N.C.

77. Amee Manges et al., "Widespread Distribution of Urinary Tract Infections Caused by a Multidrug-Resistant Escerichia coliClonal Group," *New England Journal of Medicine* 345 (2001), 1007–13; "An Epidemic of Urinary Tract Infections?" editorial, *New England Journal of Medicine* 345 (2001), 1055–57.

78. M. M. Swann, *Report of the Joint Committee on the Use of Antibiotics in Animal Husbandry and Veterinary Medicine* (London: Her Majesty's Stationery Office, 1969).

79. Henrick Wegener, "Ending the Use of Antimicrobial Growth Promoters Is Making a Difference: In Denmark Antibiotic Resistance Levels Fell While Food Productivity Remains Strong," *American Society of Microbiology News* 69 (2003), 443–48.

80. Ingo Klare et al., "Occurrence and Spread of Antibiotic Resistances in Enterococcus faecium," *International Journal of Food Microbiology* 88 (2003), 269–90.

81. F. Angulo et al., "Isolation of Quinupristin/Dalfopristin-Resistant Enterococcus faeciumfrom Human Stool Specimens and Retail Chicken Products in the United States," presentation at the First International Conference on Enterococci, Banff, Canada, February 2000.

82. Amy Kieke et al., "Use of Streptogramin Growth Promoters in Poultry and Isolation of Streptogramin-Resistant Enterococcus faeciumfrom Humans," *Journal of Infectious Diseases* 194 (2006), 1200–1208.

第五章　作战要智取而不是蛮拼

1. *Aging of Veterans of the Union Army: Military, Penson and Medical Records, 1820–1940*(ICPSR 6837); A. J. Bollet "Rheumatic Diseases Among Civil War Troops," *Arthritis and Rheumatism* 34 (1991), 1197–1203; Gina Kolata, "So Big and Healthy Nowadays, Grandpa Wouldn't Know You," *New York Times*, July 30, 2006, A1.

2. Robert Fogel and Dora Costa, "A Theory of Technophysio Evolution, with Some Implications for Forecasting Population, Health Care Costs, and Pension Costs," *Demography* 34 (1997), 49–66; Dora Costa, "Understanding the 20th-Century Decline in Chronic Conditions Among Older Men," *Demography* 37 (2000), 53–72; Dora Costa,

"Why Were Older Men in the Past in Such Poor Health," available online at web.mit.edu/costa/www/papers.html

3. Jianhui Zhu et al., "Prospective Study of Pathogen Burden and Risk of Myocardial Infarction or Death," *Circulation* 103 (2001), 45–51; Jean–Louis Georges et al., "Impact of Pathogen Burden in Patients with Coronary Artery Disease in Relation to Systemic Inflammation and Variation in Genes Encoding Cytokines," *American Journal of Cardiology* 92 (2003), 515–21.

4. Caleb Finch and Eileen Crimmins, "Inflammatory Exposure and Historical Changes in Human Life–Spans," *Science* 305 (2004), 1736–39; Eileen Crimmins and Caleb Finch, "Infection, Inflammation, Height and Longevity," *Proceedings of the National Academy of Sciences* 103 (2006), 498–503.

5. R. Montenegro and C. Stephens, "Indigenous Health in Latin America and the Caribbean," *Lancet* 367 (2006), 1859–69.

6. Rudi Westendorp et al., "Optimizing Human Fertility and Survival," *Nature Medicine* 7 (2001), 873; G. Doblhammer and J. Oeppen, "Reproduction and Longevity: The Effect of Frailty and Health Selection," *Proceedings of the Royal Society of London* 270 (2003), 1541–47; D. Lio et al., "Inflammation, Genetics, and Longevity," *Journal of Medical Genetics* 40 (2003), 296–99.

7. Rudi Westendorp, "Are We Becoming Less Disposable?" *EMBO Reports* 5 (2004), 2–6.

8. Y. W. Miller et al., "Sequential Antibiotic Therapy for Acne Promotes the Carriage of Resistant Staphylococci on the Skin of Contacts," *Journal of Antimicrobial Chemotherapy* 38 (1996), 829–37; David Margolis et al., "Antibiotic Treament of Acne May Be Associated with Upper Respiratory Tract Infections," *Archives of Dermatology* 141 (2005), 1132–36; Ross Levy et al., "Effect of Antibiotics on the Oropharyngeal Flora in Patients with Acne," *Archives of Dermatology* 139 (2003), 467–71.

9. K. G. Naber, "Treatment Options for Acute Uncomplicated Cystitis in Adults," *Journal of Antimicrobial Chemotherapy* 46 (2000), S23–S277.

10. Susan Swedo et al., "Pediatric Autoimmune Neuropsychiatric Disorders Associated with Streptococcal Infections: Clinical Description of the First 50 Cases," *American Journal of Psychiatry* 155 (1998), 264–71; F. Breedveld et al., "Minocycline Treatment for Rheumatoid Arthritis: An Open Dose Study," *Journal of Rheumatology* 17 (1990), 43–46.

11. Marie–Therese Labro, "Antibiotics as Anti–inflammatory Agents," *Current Opinions in Investigational Drugs* 3 (2002), 61–68; P. N. Black, "Anti–inflammatory Effects of Macrolide Antibiotics," *European Respiratory Journal* 10 (1997), 971–72.

12. J. Thomas Grayston, "Does Chlamydia pneumoniaeCause Atherosclerosis?" *Ar-*

chives of Surgery 134 (1999), 930–34; J. D. Beck et al., "Dental Infections and Athero-sclerosis," *American Heart Journal* 138 (1999), S528–33.

13. Francisco Gimenez-Sanchez et al., "Treating Cardiovascular Disease with Anti-microbial Agents: A Survey of Knowledge, Attitudes, and Practices Among Physicians in the United States," *Clinical Infectious Diseases* 33 (2001), 171–76.

14. Christopher Cannon et al., "Antibiotic Treatment of Chlamydia pneumoniaeAf-ter Acute Coronary Syndrome," *New England Journal of Medicine* 352 (2005), 1646–54; Thomas Grayston et al., "Azithromycin for the Secondary Prevention of Coronary Events," *New England Journal of Medicine* 352 (2005), 1637–45.

15. Jeffrey Anderson, "Infection, Antibiotics and Atherothrombosis—End of the Road or New Beginnings," *New England Journal of Medicine* 352 (April 21, 2005), 1706–9, available online at www.activbiotics.com.

16. *WHO Annual Report on Infectious Disease: Overcoming Antmicrobial Resistance* (Geneva: World Health Organization, 2000); available online at www.who.int/infectious-disease-report/2000/.

17. Amy Pruden et al., "Antibiotic Resistance Genes as Emerging Contaminants: Studies in Northern Colorado," *Environmental Science and Technology*, Web release Au-gust 15, 2006.

18. Elissa Ladd, "The Use of Antibiotics for Viral Upper Respiratory Tract Infec-tions: An Analysis of Nurse Practitioner and Physician Prescribing Practices in Ambula-tory Care, 1997–2001," *Journal of the American Academy of Nurse Practitioners* 17 (2005), 416–24; Arch Mainous III et al., "Trends in Antimicrobial Prescribing for Bron-chitis and Upper Respiratory Infections Among Adults and Children," *American Journal of Public Health* 93 (2003), 1910–14.

19. H. Bauchner et al., "Parents, Physicians, and Antibiotic Use," *Pediatrics* 103 (1999), 395–98; R. L. Watson et al., "Antimicrobial Use for Pediatric Upper Respirato-ry Infections: Reported Practice, Actual Practice, and Parent Beliefs," *Pediatrics* 104 (1999), 1251–57; R. L. Watson et al., "Inappropriateness and Variability of Antibiotic Prescription Among French Office-Based Physicians," *Journal of Clinical Epidemiology* 51 (1998), 61–68; E.E.L. Wang et al., "Antibiotic Prescribing for Canadian Preschool Children: Evidence of Overprescribing for Viral Respiratory Infections," *Clinical Infec-tious Diseases* 29 (1999), 155–60; L. F. McCaig and J. M. Hughes, "Trends in Antimi-crobial Drug Prescribing Among Office Based Physicians in the United States," *Journal of the American Medical Association* 273 (1995), 214–19.

20. Rachida el Moussaoui et al., "Effectiveness of Discontinuing Antibiotic Treat-ment After Three Days Versus Eight Days in Mild to Moderate-Severe Community Ac-quired Pneumonia: Randomised, Double-Blind Study," *British Medical Journal* 332

（2006），1355-62.

21. Christopher Stille et al., "Increased Use of Second-Generation Macrolide Antibiotics for Children in Nine Health Plans in the United States," *Pediatrics* 114 (2004), 1206-11; Mainous et al., "Trends in Antimicrobial Prescribing."

22. William Check, "Real-Time PCR for the Rest of Us," College of American Pathologists/CAP Today, June 2006.

23. Didier Guillemot et al., "Reduction of Antibiotic Use in the Community Reduces the Rate of Colonization with Penicillin G-nonsusceptible Streptococcus pneumoniae," *Clinical Infectious Diseases* 41 (2005), 930-38.

24. W. Michael Dunne et al., "Clinical Microbiology in the Year 2025," *Journal of Clinical Microbiology* 40 (2002), 3889-93.

25. W. J. Wilson et al., "Sequence-Specific Identification of 18 Pathogenic Microorganisms Using Microarray Technology," *Molecular and Cellular Probes* 16 (2002), 119-27.

26. Tom Slezak, correspondence to author, November 2006

27. Daniel Sinsimer et al., "Use of Multiplex Molecular Beacon Platform for Rapid Detection of Methicillin and Vancomycin Resistance in Staphylococcus aureus," *Journal of Clinical Microbiology* 43 (2005), 4585-91.

28. J. T. McLure et al., "Performance ofan Investigational Commercial Real-Time PCR Assay for Direct Detection of Staphylococcus aureusand MRSA on ClinicalSamples," poster 357, 44th annual meeting of the Infectious Disease Society of America, Toronto, October 10, 2006.

29. Ibid.

30. Lori Henderson, GeneOhm associate director of marketing, correspondence to author, November 2006.

31. Jaana Harmoinen et al., "Orally Administered Targeted Recombinant Beta-lactamase Prevents Ampicillin-Induced Selective Pressure on the Gut Microbiota: A Novel Approach to Reducing Antimicrobial Resistance," *Antimicrobial Agents and Chemotherapy* 48 (2004), 75-79; "Ipsat Therapies Announces Positive Phase II Results for Lead Product Against Antibiotic Resistance and Hospital Acquired Infection," data presented at the 15th European Congress of Clinical Microbiology and Infectious Diseases, Copenhagen, April 5, 2005.

32. Klaus Stoeckel et al., "Stability of Cephalosporin Prodrug Esters in Human Intestinal Juice: Implications for Oral Bioavailability," *Antimicrobial Agents and Chemotherapy* 42 (1998), 2602-6.

33. W. Graninger, "Pivmecillinam—Therapy of Choice for Lower Urinary Tract Infection," *International Journal of Antimicrobial Agents* 22 (2003), suppl. 2: 73-78;

George Zhanel et al., "A Canadian National Surveillance Study of Urinary Tract Isolates from Outpatients: Comparison of the Activities of Trimethoprim–Sulfamethoxazole, Ampicillin, Mecillinam, Nitrofurantoin, and Ciprofloxacin," *Antimicrobial Agents and Chemotherapy* 44 (2000), 1089–92.

34. A. Sullivan et al., "Effect of Perorally Administered Pivmecillinam on the Normal Oropharyngeal, Intestinal and Skin Microflora," *Journal of Chemotherapy* 13 (2001), 299–308; A. Heimdahl et al., "Effect of Bacampicillin on Human Mouth, Throat and Colon Microflora," *Infection* 7 (1979), S446–51.

35. Carolos Amabile–Cuevas and Jack Heinemann, "Shooting the Messenger of Antibiotic Resistance: Plasmid Elimination as a Potential Counter–Evolutionary Tactic," *Drug Discovery Today* 9 (2004), 465–67.

36. Johna DeNap and Paul Hergenrother, "Bacterial Death Comes Full Circle: Targeting Plasmid Replication in Drug–Resistant Bacteria," *Organic Biomolecular Chemistry* 3 (2005), 959–66.

37. Johna DeNap et al., "Combating Drug–Resistant Bacteria: Small Molecule Mimics of Plasmid Incompatibility as Antiplasmid Compounds," *Journal of the American Chemical Society* 126 (2004), 15402–4.

38. Virve Enne et al., "Evidence of Antibiotic Resistance Gene Silencing in Escherichia coli," *Antimicrobial Agents and Chemotherapy* 50 (2006), 3003–10.

39. 理论上来讲,莎弗番茄本应让种植者在完全成熟时(而不是绿色时)采摘,从而让杂货店的货架上摆满更美味的番茄,而不用担心它们在运往市场的途中腐烂。可实际上,口味的适度提升并不足以让消费者克服对转基因农产品的恐惧。

40. D. G. White et al., "Inhibition of the Multiple Antibiotic Resistance (mar) Operon in Escherichia coliby Antisense DNA Analogues," *Antimicrobial Agents and Chemotherapy* 41 (1997), 2699–704.

41. C. Torres Viera et al., "Restoration of Vancomycin Susceptibility in Enterococcus faecalisby Antiresistance Determinant Gene Transfer," *Antimicrobial Agents and Chemotherapy* 45 (2001), 973–75.

42. Rene Sarno et al., "Inhibition of Aminoglycoside 6'–Nacetyltransferase Type Ib–Mediated Amikacin Resistance by Antisense Oligodeoxynucleotides," *Antimicrobial Agents and Chemotherapy* 47 (2003), 3296–304.

43. WHO International Review Panel, "Impacts of Antimicrobial Growth Promoter Termination in Denmark: The WHO International Review Panel's Evaluation of the Termination of the Use of Antimicrobial Growth Promoters in Denmark," www.who.int/salmsurv/links/gssamrgrowthreportstory/en/.

44. McDonald's Global Policy on Antibiotic Use in Food Animals, June 2003, available online at www.mcdonalds.com/corp/values/socialrespons/market/antibiotics/glob-

al_policy. RowPar. 0001. ContentPar. 0001. ColumnPar. 0003. File. tmp/antibiotics_policy. pdf.

45. Richard Martin, "How Ravenous Soviet Viruses Will Save the World," *Wired*, October 2003.

46. Peter Radetsky, "The Good Virus," *Discover* 17 (November 1996); Thomas Hausler, *Viruses vs. Superbugs* (New York: Macmillan Science, 2006).

47. Alexander "Sandro" Sulakvelidze, interviews by author, November 2006.

48. Richard Stone, "Stalin's Forgotten Cure," *Science* 298 (2002), 728–31.

49. Amy Ellis Nutt, "Germs That Fight Germs: How Killer Bacteria Have Defeated Our Last Antibiotic," Newark *Star-Ledger*, December 9, 2003.

50. Kevin Smeallie, correspondence to author, November 2006.

51. Anne Bruttin and Harald Brüssow, "Human Volunteers Receiving Escherichia coliPhage T4 Orally: A Safety Test of Phage Therapy," *Antimicrobial Agents and Chemotherapy* 49 (2005), 2874–78.

52. Thomas Broudy and Vincent Fischetti, "In Vivo Lysogenic Conversion of Tox—Streptococcus pyogenesto Tox+ with Lysogenic Streptococci or Free Phage," *Infection and Immunity* 71 (2003), 3782–86; Thomas Broudy et al., "Induction of Lysogenic Bacteriophage and Phage–Associated Toxin from Group A Streptococci During Coculture with Human Pharyngeal Cells," *Infection and Immunity* 69 (2001), 1440–43.

53. Steven Projan, "Phage–Inspired Antibiotics," *Nature Biotechnology* 22 (2004), 167–68.

54. "Phage Therapy Center Mexico, S.A. de C.V.," online at www.phagetherapycenter.com/.

55. Jing Liu et al., "Antimicrobial Drug Discovery Through Bacteriophage Genomics," *Nature Biotechnology* 22 (2004), 185–91.

56. Qi Cheng et al., "Removal of Group B Streptococci Colonize the Vagina and Oropharynx of Mice with a Bacteriophage Lytic Eenzyme," *Antimicrobial Agents and Chemotherapy* 49 (2005), 111–17; J. M. Loeffler et al., "Rapid Killing of Streptococcus pneumoniae with a Bacteriophage Cell Wall Hydrolase," *Science* 294 (2001), 2170–72; R. Schuch et al., "A Bacteriolytic Agent That Detects and Kills Bacillus anthracis," *Nature* 418 (2002), 884–89; D. Nelson et al., "Prevention and Elimination of Upper Respiratory Colonization of Mice by Group A Streptococci by Using a Bacteriophage Lytic Enzyme," *Proceedings of the National Academy of Sciences* 98 (2001), 4107–12.

57. Vincent Fischetti, interviews by author, October–November 2006.

58. Britta Leverentz et al., "Biocontrol of Listeria monocytogeneson Fresh–Cut Produce by Treatment with Lytic Bacteriophages and a Bacteriocin," *Applied and Environmental Microbiology* 69 (2003), 4519–26; Britta Leverentz et al., "Examination of Bacte-

riophage as a Biocontrol Method for Salmonella on Fresh-Cut Fruit: A Model Study," *Journal of Food Protection* 64 (2001), 1116-21.

59. Harald Brüssow, "Phage Therapy: The Escherichia coliExperience," *Microbiology* 151 (2005), 2133-40; T. R. Calloway et al., "What Are We Doing About *Escherichia coli* O157:H7 in Cattle," *Journal of Animal Science* 82 (2004), E93-E99.

60. H. Steiner et al., "Sequence and Specificity of Two Antibacterial Proteins Involved in Insect Immunity," *Nature* 292 (1981), 246-48.

61. T. Ganz et al., "Defensins, Natural Peptide Antibiotic of Human Neutrophils," *Journal of Clinical Investigation* 76 (1985), 1427-35.

62. Michael Zasloff, "Magainins, a Class of Antimicrobial Peptides from Xenopus Skin: Isolation, Characterization of Two Active Forms, and Partial cDNA Sequence of a Precursor," *Proceedings of the National Academy of Sciences* 84 (1987), 5449-53.

63. "Magainin, Shield Against Disease," Editorial, *New York Times,*August 9, 1987, E24; see also Lawrence Altman, "Staying Ahead of Microbes: New Progress," *New York Times*, August 4, 1987, C3.

64. Michael Zasloff, "Antimicrobial Peptides of Multicellular Organisms," *Nature* 415 (2002), 389-95.

65. Y. Ge et al., "In Vitro Antibacterial Properties of Pexiganan, an Analog of Magainin," *Antimicrobial Agents and Chemotherapy* 43 (1999), 782-88.

66. M. J. Goldman et al., "Human Beta-defensin-1 Is a Salt-Sensitive Antibiotic in Lung That Is Inactivated in Cystic Fibrosis," *Cell* 88 (1997), 553-60.

67. L. Jacob and M. Zasloff, "Potential Therapeutic Applications of Magainins and Other Antimicrobial Agents of Animal Origin," *Ciba Foundation Symposia* 186 (1994), 197-23; Y. Ge et al., "In Vitro Susceptibility to Pexiganan of Bacteria Isolated from Infected Diabetic Foot Ulcers," *Diagnostic Microbiology and Infectious Disease* 35 (1999), 45-53.

68. Department of Health and Human Services, Food and Drug Administration, Center for Drug Evaluation and Research, Anti-infective Drugs Advisory Committee, 66th meeting, March 4, 1999, transcript.

69. Rexford Ahima et al., "Appetite Suppression and Weight Reduction by a Centrally Active Aminosterol," *Diabetes* 51 (2002), 2099-104.

70. Graham Bell and Pierre-Henri Gouyon, "Arming the Enemy: The Evolution of Resistance to Self-Proteins," *Microbiology* 149 (2003), 1367-75.

71. Jack Lucentini, "Antibiotic Arms Race Heats Up," *Scientist*, September 8, 2003, 29.

72. Gabriel Perron, Michael Zasloff, and Graham Bell, "Experimental Evolution of Resistance to an Antimicrobial Peptide," *Proceedings of the Royal Society: B (biology)*

273（2006），251—56.

73. Charlotte Schubert, "Microbes Overcome Natural Antibiotic," news@nature. com, November 2, 2005, available online at www.nature.com/news/2005/051031-5.html.

74. Rubhana Raqib et al., "Improved Outcome in Shigellosis Associated with Butyr- ate Induction of an Endogenous Peptide Antibiotic," *Proceedings of the National Acade- my of Sciences* 103（2006），9178-83.

75. Philip Liu et al., "Toll-like Receptor Triggering of a Vitamin D-Mediated Hu- man Antimicrobial Response," *Science* 311（2006），1170-773.

76. Emma Harris, "Extreme TB Strain Threatens HIV Victims Worldwide," *Nature* 443（2006），131.

第六章 疫苗：取代抗生素的新武器

章首引言：Theodor Roseburg, *Microorganisms Indigenous to Man*（New York: Mc- Graw-Hill, 1962）352-53.

1. Victor Nizet, interviews by the author, November 2006.

2. Jesse Wright et al., "The Agr Radiation: An Early Event in the Evolution of Staphylococci," *Journal of Bacteriology* 187（2005），5585-94.

3. Jesse Wright, Rhuzong Jim, and Richard Novick, "Transient Interference with Staphylococcal Quorum Sensing Blocks Abscess Formation," *Proceedings of the National Academy of Sciences* 102（2005），1691-96.

4. K. A. Davis, "Ventilator Associated Pneumonia: A Review," *Journal of Intensive Care Medicine* 21（2006），211-26.

5. Richard Novick, interviews by the author, November 2006.

6. Phillip Coburn et al., "Enterococcus faecalis Senses Target Cells and in Re- sponse Expresses Cytolysin," *Science* 306（2004），2270-72.

7. Michael Gilmore, interview by the author, November 2006.

8. George Liu et al., "Sword and Shield: Linked Group B Streptococcal B-hemoly- sin/cytolysin and Carotenoid Pigment Function to Subvert Host Phagocyte Defense," *Pro- ceedings of the National Academy of Sciences* 101（2004），14491-96.

9. Vivekanand Datta et al., "Mutational Analysis of the Group A Streptococcal Oper- on Encoding Streptolysin S and Its Virulence Role in Invasive Infection," *Molecular Mi- crobiology* 56（2005），681-95; John Buchanan et al., "Dnase Expression Allows the Pathogen Group A Streptococcus to Escape Killing in Neutrophil Extracellular Traps," *Current Biology* 16（2006），396-400.

10. homas Louie et al., "Tolevamer, a Novel Nonantibiotic Polymer, Compared with Vancomycin in the Treatment of Mild to Moderately Severe Clostridium difficile-Associ- ated Diarrhea," *Clinical Infectious Diseases* 43（2006），411-20.

11. David Davidson, senior medical director, Genzyme Corp., communication to the author, November 2006.

12. 毒力靶向疫苗的批评者提出了数学模型,认为它们实际上可能会导致毒力上升,因为它们不会用宿主的死亡来"惩罚"毒力菌株。但是,白喉等毒力靶向疫苗的现实世界经验表明,情况恰恰相反。

13. "Drug-Resistant Streptococcus pneumoniae Disease," disease listing, National Center for Infectious Diseases/Division of Bacterial and Mycotic Diseases, October 6, 2005.

14. Moe Kyaw et al., "Effect of Introduction of the Pneumococcal Conjugate Vaccine on Drug-Resistant Streptococcus pneumoniae," *New England Journal of Medicine* 354 (2006), 1455-1524.

15. Henry Shinefield et al., "Use of *Staphylococcus aureus* Conjugate Vaccine in Patients Receiving Hemodialysis," *New England Journal of Medicine* 346 (2002), 491-96.

16. Yukiko Stranger-Jones et al., "Vaccine Assembly from Surface Proteins of *Staphylococcus aureus*," *Proceedings of the National Academy of Sciences* 103 (2006), 16942-47.

17. Yukiko Stranger-Jones, interviews by the author, November-December 2006.

18. D. G. Brockstedt et al., "Killed but Metabolically Active Microbes: A New Vaccine Paradigm for Eliciting Effector T-cell Responses and Protective Immunity," *Nature Medicine* 11 (2005), 853-60.

19. N. Porat et al., "Emergence of Penicillin-Nonsusceptible Streptococcus pneumoniae Clones Expressing Serotypes Not Present in the Antipneumococcal Conjugate Vaccine," *Journal of Infectious Diseases* 190 (2004), 2154-61.

20. Grace Lee et al., "Pertussis in Adolescents and Adults: Should We Vaccinate?" *Pediatrics* 115 (2005), 1675-84.

21. *Haemophilus Influenzae Type b (Hib) Vaccine: What You Need to Know* (Atlanta: Centers for Disease Control, 2006).

22. Heikki Peltola, "Worldwide *Haemophilus influenzae* Type b Disease at the Beginning of the 21st Century," *Clinical Microbiology Reviews* 13 (2000), 302-17.

23. Elie Metchnikoff, *The Prolongation of Life* (New York: G. P. Putnam's Sons, 1908).

24. Sherwood Gorbach, "The Discovery of *Lactobacillus GG*," *Nutrition Today* 31 (1996), 2S-4S.

25. H. L. DuPont, "Prevention of Diarrhea by the Probiotic *Lactobacillus GG*," *Journal of Pediatrics* 134 (1999), 1-2; T. Arvola et al., "Prophylactic *Lactobacillus GG* Reduces Antibiotic-Associated Diarrhea in Children with Respiratory Infections: A Randomized Study," *Pediatrics* 104 (1999), e64; E. Hilton et al., "*Efficacy of Lactobacillus*

GG as a Diarrheal Preventive in Travelers," *Journal of Travel Medicine* 4 (1997), 41–43; J. A. Billier et al., "Treatment of Recurrent *Clostridium difficile* Colitis with *Lactobacillus GG*," *Pediatric Gastroenterology and Nutrition* 21 (1995), 224–26.

26. Andrew Bruce et al., "Recurrent Urethritis in Women," *Canadian Medical Association Journal* 108 (1973), 973–76; Andrew Bruce et al., "The Significance of Perineal Pathogens in Women," *Journal of Urology* 112 (1974), 808–10.

27. J. D. Sobel, "Is There a Protective Role for Vaginal Flora?" *Current Infectious Disease Reports* 1 (1999), 379–83; Marie Pirotta et al., "Effect of Lactobacillus in Preventing Post–antibiotic Vulvovaginal Candidiasis: A Randomised Controlled Trial," *British Medical Journal* 329 (2004), 548–51; T. Kontiokari et al., "Random ized Trial of Cranberry–Lingonberry Juice and Lactobacillus GGDrink for the Prevention of Urinary Tract Infections in Women," *British Medical Journal* 322 (2001), 1571–75.

28. Gregor Reid, "In Vitro Testing of *Lactobacillus acidophilus* NCFM as a Possible Probiotic for the Urogenital Tract," *International Dairy Journal* 10 (2000), 415–19.

29. R. C. Chan, A. W. Bruce, and G. Reid, "Adherence of Cervical, Vaginal and Distal Urethral Normal Microbial Flora to Human Uroepithelial Cells and the Inhibition of Adherence of Gram–negative Uropathogens by Competitive Exclusion," *Journal of Urology* 131 (1984), 596–601; Gregor Reid and Andrew Bruce, "Selection of *Lactobacillus* Strains for Urogenital Probiotic Applications," *Journal of Infectious Diseases* 183 (2001), S77–S80; Gillian Gardiner et al., "Persistence of *Lactobacillus fermentum* RC–14 and *Lactobacillus rhamnosus* GR–1 but not *L. rhamnosus GG* in the Human Vagina as Demonstrated by Randomly Amplified Polymorphic DNA," *Clinical and Diagnostic Laboratory Immunology* 9 (2002), 92–96.

30. Gregor Reid et al., "Probiotic Lactobacillus Dose Required to Restore and Maintain a Normal Vaginal Flora," *FEMS Immunology and Medical Microbiology* 32 (2001), 37–41; Gardiner et al., "Persistence of *Lactobacillus fermentum* RC–14."

31. Kingsley Anukam et al., "Clinical Study Comparing Probiotic *Lactobacillus* GR–1 and RC–14 with Metronidazole Vaginal Gel to Treat Symptomatic Bacterial Vaginosis," *Microbes and Infection* 8 (2006), 2772–76.

32. Jarrow Formulas, "Unique Probiotic Concept for Women Now Launched in USA," press release, April 4, 2006.

33. Ngo Thi Hoa et al., "Characterization of *Bacillus* Species Used for Oral Bacteriotherapy and Bacterioprophylaxis of Gastrointestinal Disorders," *Applied and Environmental Microbiology* 66 (2000), 5241–47; Gregor Reid, "Safe and Efficacious Probiotics: What Are They?" *Trends in Microbiology* 14 (2006), 348–52.

34. Kristian Roos et al., "Perianal Streptococcal Dermatitis. The Possible Protective Role of Alpha–streptococci Against Spread and Recurrence of Group A Streptococcal

Throat Infection," *Scandinavian Journal of Primary Health Care* 17 (1999), 46–48.

35. Kristian Roos et al., "Recolonization with Selected Alpha–streptococci for Prophylaxis of Recurrent Streptococcal Pharyngotonsillitis—A Randomized Placebo–Controlled Multicentre Study," *Scandinavian Journal of Infectious Disease* 28 (1996), 459–62.

36. G. Falck et al., "Tolerance and Efficacy of Interfering Alpha–Streptococci in Recurrence of Streptococcal Pharyngotonsillitis," *Acta Oto–Laryngologica* 119 (1999), 944–48.

37. Kristian Roos et al., "Effect of Recolonisation with Interfering Alpha Streptococci on Recurrences of Acute and Secretory Otitis Media in Children: Randomised Placebo Controlled Trial," *British Medical Journal* 322 (2001), 1–4.

38. Janet Raloff, "'Bug' Spray Cuts Risk of Ear Infection," *Science News*, February 3, 2001; Lee Bowman, "Study Suggests Alternative to Antibiotics for Ear Infections," *Scripps Howard News Service*, January 2001; Mary Ann Moon, "Microbial Nasal Spray Wards Off Recurrent Otitis," *Family Practice News*, May 1, 2001; "A Nasal Spray to Prevent Otitis Media," *Hearing Journal*, April 1, 2001.

39. Glenn Takata et al., "Evidence Assessment of Management of Acute Otitis Media: I. The Role of Antibiotics in Treatment of Uncomplicated Acute Otitis Media," *Pediatrics* 108 (2001), 239–47.

40. Kelly Karpa, interviews by author. Karpa is a professor of pharmacology, Pennsylvania State University College of Medicine. Bacteria for Breakfast(Trafford Publishing 2006) is the story of Karpa's 2001 ordeal getting treatment for her six–year–old son, critically ill from recurrent C. difficilecolitis.

41. L. V. McFarland, "Meta–analysis of Probiotics for the Prevention of Antibiotic–Associated Diarrhea and the Treatment of *Clostridium difficile* Disease," *American Journal of Gastroenterology* 101 (2006), 812–22; Mario Guslandi, "Are Probiotics Effective for Treating *Clostridium difficile* Disease and Antibiotic–Associated Diarrhea," *Nature Clinical Practice* 3 (2006), 606–7.

42. "ViroPharma Licenses Rights to Develop Novel Therapeutic for Treatment of Clostridium difficile," company press release, February 27, 2006.

43. 参见第四章中的"育婴室里的杀手"。

44. R. W. Steele, "Recurrent Staphylococcal Infection in Families," *Archives of Dermatology* 116 (1980), 189–90.

45. Richard Hull, interviews by and email correspondence to the author, January 2005–November 2006.

46. Peter Andersson et al., "Persistence of *Escherichia coli* Bacteriuria Is Not Deterined by Bacterial Adherence," *Infection and Immunity* 59 (1991), 2915–21; Richard

Hull et al., "Virulence Properties of *Escherichia coli* 83972, a Prototype Strain Associated with Asymptomatic Bacteriuria," *Infection and Immunity* 67 (1999), 429–32.

47. Richard Hull et al., "Urinary Tract Infection Prophylaxis Using *Escherichia coli* 83972 in Spinal Cord Injured Patients," *Journal of Urology* 163 (2000), 872–77; Rabih Darouiche et al., "Pilot Trial of Bacterial Interference for Preventing Urinary Tract Infection," *Urology* 58 (2001), 339–44.

48. B. W. Trautner et al., "Escherichia coli83972 Inhibits Catheter Adherence by a Broad Spectrum of Uropathogens," *Urology* 61 (2005), 1059–62; Rabih Darouiche et al., "Bacterial Interference for Prevention of Urinary Tract Infection: A Prospective, Randomized Placebo–Controlled, Double–Blind Pilot Trial," *Clinical Infectious Diseases* 41 (2005), 1531–34. A larger, longer trial is running through 2008.

49. Hull et al., "Virulence Properties of *Escherichia coli* 83972"; Richard Hull et al., "Role of Type 1 Fimbria–and P Fimbria–Specific Adherence in Colonization of the Neurogenic Human Bladder by Escherichia coli," *Infection and Immunity* 70 (2002), 6481–84.

50. Jeffrey Hillman, "Lactate Dehydrogenase Mutants of *Streptococcus mutans*: Isolation and Preliminary Characterization," *Infection and Immunity* 21 (1978), 206–12.

51. R. J. Berkowitz and P. Jones, "Mouth–to–Mouth Transmission of the Bacterium *Streptococcus mutans* Between Mother and Child," *Archives of Oral Biology* 30 (1985), 377–79.

52. Jeffrey Hillman et al., "Isolation of a *Streptococcus mutans* Strain Producing a Novel Bacteriocin," *Infection and Immunity* 44 (1984), 141–44.

53. Jeffrey Hillman et al., "Colonization of the Human Oral Cavity by a Strain of Streptococcus mutans Mutant Producing Increased Bacteriocin," *Journal of Dental Research* 66 (1987), 1092–94.

54. Jeffrey Hillman et al., "Construction and Characterization of an Effector Strain of Streptococcus mutans for Replacement Therapy of Dental Caries," *Infection and Immunity* 68 (2000), 543–49.

55. Maikel Peppelenbosch, interview by the author, February 1, 2007.

56. Lothar Steidler et al., "Treatment of Murine Colitis by Lactococcus lactis Secreting Interleukin–10," *Science* 5483 (2000), 1352–55.

57. Henri Braat et al., "A Phase I Trial with Transgenic Bacteria Expressing Interleukin–10 in Crohn's Disease," *Clinical Gastroenterology and Hepatology* 4 (2006), 754–59.

58. Janice Liu et al., "Activity of HIV Entry and Fusion Inhibitors Expressed by the Human Vaginal Colonizing Probiotic *Lactobacillus reuteri* PC–14," *Cellular Microbiology* 9 (2007), 120–30.

59. Peter Lee, interview by and email correspondence to the author, January 2005–December 2006.

60. N. Sewankambo et al., "HIV–1 Infection Associated with Abnormal Vaginal Flora Morphology and Bacterial Vaginosis," *Lancet* 350 (1997), 546–50; H. L. Martin et al., "Vaginal Lactobacilli, Microbial Flora, and the Risk of Human Immunodeficiency Virus Type 1 and Sexually Transmitted Disease Acquisition," *Journal of Infectious Diseases* 180 (1999), 1863–68.

61. Theresa L.–Y. Chang, "Inhibition of HIV Infectivity by a Natural Human Isolate of Lactobacillus jensenii Engineered to Express Functional Two–Domain CD4," *Proceedings of the National Academy of Sciences* 100 (2003), 11672–77.

62. M. K. Boyd et al., "Discovery of Cyanovirin–N, a Novel Human Immunodeficiency Virus–Inactivating Protein That Binds Viral Surface Envelop Glycoprotein gh120: Potential Applications to Microbicide Development," *Antimicrobial Agents and Chemotherapy* 41 (1997), 1521–30; C.C.P. Tsai et al., "Cyanovirin–N Inhibits AIDS Virus Infections in Vaginal Transmission Models," *AIDS Research and Human Retroviruses* 20 (2004), 11–18.

63. Xiaowen Liu et al., "Engineered Vaginal *Lactobacillus* Strain for Mucosal Delivery of the Human Immunodeficiency Virus Inhibitor Cyanovirin–N," *Antimicrobial Agents and Chemotherapy* 50 (2006), 3250–59.

64. D. Medaglini et al., "Mucosal and Systemic Immune Responses to a Recombinant Protein Expressed on the Surface of the Oral Commensal Bacterium *Streptococcus gordonii* After Oral Colonization," *Proceedings of the National Academy of Sciences* 92 (1995), 6868–72.

65. Ashu Sharma et al., "Oral Immunization with Recombinant *Streptococcus gordonii* Expressing *Porphyromonas gingivalis* FimA Domains," *Infection and Immunity* 69 (2001), 2928–34.

66. Corinne Grangette et al., "Protection Against Tetanus Toxin After Intragastric Administration of Two Recombinant Lactic Acid Bacteria: Impact of Strain Viability and In Vitro Persistence," *Vaccine* 20 (2002), 3304–9; B. Corthesy et al., "Oral Immunization of Mice with Lactic Acid Bacteria Producing *Helicobacter pylori* Urease B Subunit Partially Protects Against Challenge with Helicobacter felis," *Journal of Infectious Diseases* 192 (2005), 1441–49.

67. L. Scheppler et al., "Intranasal Immunisation Using Recombinant Lactobacillus johnsoniias a New Strategy to Prevent Allergic Disease," *Vaccine* 9 (2005), 1126–34.

68. Scheppler et al., "Intranasal Immunisation Using Recombinant Lactobacillus johnsonii"; B. Stadler et al., "Lactic Acid Bacteria as Agents for Preventing Allergy," U. S. Patent Application 200402655290.

69. Eva Medina and Carlos Alberto Guzman, "Use of Live Bacterial Vaccine Vectors for Antigen Delivery: Potential and Limitations," *Vaccine* 19 (2001), 1573–80.

70. Joe Cummins, e-mail correspondence with the author, November 2006.

71. Ronald Jackson et al., "Expression of Mouse Interleukin-4 by Recombinant Ectromelia Virus Suppresses Cytolytic Lymphocyte Responses and Overcomes Genetic Resistance in Mousepox," *Journal of Virology* 75 (2001), 1205–10; Rachel Nowak, "Disaster in the Making," *New Scientist*, January 3, 2001, 4–5.

72. Freedom of Information Summary NADA 141–101 (FDA approval of Preempt, with summary of indications for use and effectiveness), www.fda.gov/cvm/FOI/886.htm.

73. J. Raloff, "Spray Guards Chicks from Infections," *Science News*, March 28, 1998, 196.

74. Todd Callaway, interviews by the author, September–December 2006.

75. Kenneth Genovese et al., "Protection of Suckling Neonatal Pigs Against Infection with an Enterotoxigenic *Escherichia coli* Expressing 987P Fimbriae by the Administration of a Bacterial Competitive Exclusion Culture," *Microbial Ecology in Health and Disease* 13 (2001), 223–28; Roger Harvey et al., "Use of Competitive Exclusion to Control Enterotoxigenic Strains of *Escherichia coli* Weaned Pigs," *Journal of Animal Science* 83 (2005), E44–E47.

76. R. E. Holland, "Infectious Causes of Diarrhea in Young Farm Animals," *Clinical Microbiology Reviews* 3 (1990), 345–75; S. Tzipori, "The Relative Importance of Enteric Pathogens Affecting Neonates of Domestic Animals," *Advances in Veterinary Science and Comparative Medicine* 29 (1985), 103–206.

77. Francis Forst, interview by the author, November 28, 2006.

78. David Thaler, interviews by and email correspondence to the author, December 2004–December 2006, and David Thaler, "The Microbial Neolithic Revolution," (unpublished).

79. David Thaler, "The Evolution of Genetic Intelligence," *Science* 264 (1994), 224–25; David Thaler, "Hereditary Stability and Variation in Evolution and Development," *Evolution and Development* 1 (1999), 113–22.

第七章　修复患者

章首引言：Lewis Thomas, *Lives of a Cell: Notes of a Biology Watcher* (New York: Penguin, 1978), 78.

1. Kevin Tracey, interviews by the author, November 2006. For more about Janice's story and Tracey's pioneering efforts to understand septic shock and severe sepsis, I highly recommend his evocative and deeply informative book *Fatal Sequence: The Killer*

Within (Washington, D.C.: Dana Press, 2005).

2. Derek Angus et al., "Epidemiology of Severe Sepsis in the United States: Analysis of Incidence, Outcome, and Associated Costs of Care," *Critical Care Medicine* 29 (2001), 1303–10.

3. Brian Beutler et al., "Passive Immunization Against Cachectin/Tumor Necrosis Factor Protects Mice from Lethal Effect of Endotoxin," *Science* 229 (1985), 869–71.

4. Kevin Tracey et al., "Shock and Tissue Injury Induced by Recombinant Human Cachectin," *Science* 234 (1986), 470–74.

5. Kevin Tracey et al., "Anti-cachectin/TNF Monoclonal Antibodies Prevent Septic Shock During Lethal Bacteraemia," *Nature* 330 (1987), 662–64.

6. Huan Wang et al., "HMG-1 as a Late Mediator of Endotoxin Lethality in Mice," *Science* 285 (1999), 248–51; Huan Yang et al., "Reversing Established Sepsis with Antagonists of Endogenous High-Mobility Group Box 1," *Proceedings of the National Academy of Sciences* 101 (2004), 296–301.

7. L. V. Borovikova et al., "Vagus Nerve Stimulation Attenuates the Systemic Inflammatory Response to Endotoxin," *Nature* 405 (2000), 458–62.

8. Hong Wang et al., "Nicotinic Acetylcholine Receptor alpha7 Subunit Is an Essential Regulator of Inflammation," *Nature* 421 (2003), 384–88; Kevin Tracey, "The Inflammatory Reflex," *Nature* 420 (2002), 853–59.

9. Thomas Bernik et al., "Pharmacological Stimulation of the Cholinergic Anti-inflammatory Pathway," *Journal of Experimental Medicine* 195 (2002), 781–88; H. Wang et al., "Cholinergic Agonists Inhibit HMGB1 Release and Improve Survival in Experimental Sepsis," *Nature Medicine* 10 (2004), 1216–21.

10. Greta Van den Berghe et al., "Intensive Insulin Therapy in Critically Ill Patients," *New England Journal of Medicine* 345 (2001), 1359–67.

11. Greg Martin et al., "The Epidemiology of Sepsis in the United States from 1979 Through 2000," *New England Journal of Medicine* 348 (2003), 1546–54.

12. Derek Angus, "Sepsis on the Rise in the United States," presentation to the 32nd annual Critical Care Congress, San Antonio, Texas, 2003; Derek Angus et al., "Epidemiology of Severe Sepsis in the United States: Analysis of Incidence, Outcome, and Associated Costs of Care," *Critical Care Medicine* 29 (2001), 1303–10.

13. Garth Ehrlich et al., "Device-Related Infections of Prosthetic Devices in the United States, Table 1 in Engineering Approaches for the Detection and Control of Orthopaedic Biofilm Infections," *Clinical Orthopaedics and Related Research* 2005 (437), 59–66. Note: The referenced table omits ocular lens implants, of which 1 to 2 million are implanted each year in the United States, with an infection rate of 7 to 10 percent. Source: A. Hornblass et al., "Current Techniques of Enucleation: A Survey of 5,439 Intraorbital

Implants and a Review of the Literature," *Ophthalmic Plastic and Reconstructive Surgery* 11 (1995), 77–86.

14. Garth Ehrlich et al., "Intelligent Implants to Battle Biofilms," *ASM News* 70 (2004), 127–33.

15. Joel Epstein et al., "A Survey of Antibiotic Use in Dentistry," *Journal of the American Dental Association* 131 (2000), 1600–1609; G. W. Meyer and A. L. Artis, "Antibiotic Prophylaxis for Orthopedic Prostheses and GI Procedures: A Report of a Survey," *American Journal of Gastroenterology* 92 (1997), 989–91; P. B. Lockhart et al., "Decision-Making on the Use of Antimicrobial Prophylaxis for Dental Procedures: A Survey of Infectious Disease Consultants and a Review," *Clinical Infectious Diseases* 34 (2002), 1621–26.

16. Lucas Hoffman et al., "Aminoglycoside Antibiotics Induce Bacterial Biofilm Formation," *Nature* 436 (2005), 1171–75.

17. C. von Eiff et al., "Modern Strategies in the Prevention of Implant–Associated Infections," *International Journal of Artificial Organs* 28 (2005), 1146–56.

18. D. Neut et al., "Residual Gentamicin–Release from Antibiotic–Loaded Polymethylmethacrylate Beads After Five Years of Implantation," *Biomaterials* 24 (2003), 1829–31.

19. R. G. Seipelt et al., "The St. Jude 'Silzone' Valve: Midterm Results in Treatment of Active Endocarditis," *Annals of Thoracic Surgery* 72 (2001), 758–62, esp. 762–63.

20. G. Cook et al., "Direct Confocal Microscopy Studies of the Bacterial Colonization In Vitro of a Silver–Coated Heart Valve Sewing Cuff," *International Journal of Antimicrobial Agents* 13 (2000), 169–73.

21. Michael Surette et al., "Quorum Sensing in *Escherichia coli*, *Salmonella typhimurium*, and *Vibrio harveyi*: A New Family of Genes Responsible for Autoinducer Production," *Proceedings of the National Academies of Science* 96 (1999), 1639–44; Stephan Schauder et al., "The luxS Family of Bacterial Autoinducers: Biosynthesis of a Novel Quorum–Sensing Signal Molecule," *Molecular Microbiology* 41 (2001), 463–76.

22. Bonnie Bassler, interviews by the author, November–December 2005.

23. Karina Xavier and Bonnie Bassler, "Interference with AI–2–Mediated Bacterial Cell–Cell Communication," *Nature* 437 (2005), 750–53.

24. E. Barth et al., "In Vitro and In Vivo Comparative Colonization of Staphylococcus aureusand Staphylococcus epidermidison Orthopaedic Implant Materials," *Biomaterials* 10 (1989), 325–28.

25. Andrea Giacometti et al., "RNA III Inhibiting Peptide Inhibits In Vivo Biofilm Formation by Drug–Resistant Staphylococcus aureus," *Antimicrobial Agents and Chemo-*

therapy 47（2003），1979-83.

26. Garth Ehrlich et al., "Engineering Approaches for the Detection and Control of Orthopaedic Biofilm Infections," *Clinical Orthopaedics and Related Research* 437（2005），59-66.

27. Philip Stewart and Ross Carlson, "Anti-biofilm Properties of Chitosan-Coated Surfaces," 232nd national meeting of the American Chemical Society, poster presentation COLL 021, September 10, 2006.

28. Anneta Razatos et al., "Force Measurements Between Bacteria and Polyethylene Glycol Coated Surfaces," *Langmuir* 16（2000），9155-58; David Adam, "Bacteria Get the Brush Off," www.nature.com/nsu/001221/0012216.html

29. MedImmune, 2005 Annual Report, Gaithersburg, MD.

30. A. P. Simopoulos, "Omega-3 Fatty Acids in Inflammation and Autoimmune Diseases," *Journal of the American College of Nutrition* 21（2002），495-505; F. Holguin et al., "Cardiac Autonomic Changes Associated with Fish Oil vs Soy Oil Supplmentation in the Elderly," *Chest* 127（2005），1102-07; A. A. Berbert et al., "Supplementation of Fish Oil and Olive Oil in Patients with Rheumatoid Arthritis," *Nutrition* 21（2005），131-36.

31. Misha Luyer et al., "Nutritional Stimulation of Cholecystokinin Receptors Inhibits Inflammation via the Vagus Nerve," *Journal of Experimental Medicine* 202（2005），1023-29.

32. T. Chen et al., "Mononuclear Cell Response to Enterobacteria and Gram-positive Cell Walls of Normal Intestinal Microbiota in Early Rheumatoid Arthritis and Other Inflammatory Arthritides," *Clinical and Experimental Rheumatology* 20（2002），193-200; Erika Isolauri, "Probiotics in Human Disease," *American Journal of Clinical Nutrition* 73（2001），1142S-1146S; Kent Erickson and Neil Hubbard, "Probiotic Immunomodulation in Health and Disease," *Journal of Nutrition* 130（2000），403S-409S.

33. K. Hatakka et al., "Effects of Probiotic Therapy on the Activity and Activation of Mild Rheumatoid Arthritis—A Pilot Study," *Scandinavian Journal of Rheumatology* 32（2003），211-15; Ehud Baharav et al., "*Lactobacillus GG* Bacteria Ameliorate Arthritis in Lewis Rats," *Journal of Nutrition* 134（2004），1964-69; T. M. Chapman et al., "VSL#3 Probiotic Mixture: A Review of Its Use in Chronic Inflammatory Bowel Diseases," *Drugs* 66（2006），1371-87; O. Karimi et al., "Probiotics（VSL#3）in Arthralgia in Patients with Ulcerative Colitis and Crohn's Disease: A Pilot Study," *Drugs Today* 41（2005），453-59; Philippe Marteau et al., "Protection from Gastrointestinal Diseases with the Use of Probiotics," *American Journal of Clinical Nutrition* 73（2001），430S-436S.

34. Henri Braat et al., "A Phase 1 Trial with Transgenic Bacteria Expressing Interleukin-10 in Crohn's Disease," *Clinical Gastroenterology and Hepatology* 4（2006），

754-59.

35. M. Kalliomaki et al., "Probiotics in Primary Prevention of Atopic Disease: A Randomised Placebo-Controlled Trial," *Lancet* 357 (2001), 1076-79; M. Kalliomaki et al., "Probiotics and Prevention of Atopic Disease: 4-year Follow-up of a Randomised Placebo-Controlled Trial," *Lancet* 361 (2003), 1869-71.

36. M. Viljanen, "Probiotics in the Treatment of Atopic Eczema/Dermatitis Syndrome in Infants: A Double-Blind Placebo-Controlled Trial," *Allergy* 60 (2005), 494-500.

37. F. Calcinaro et al., "Oral Probiotic Administration Induces Interleukin-10 Production and Prevents Spontaneous Autoimmune Diabetes in the Non-obese Diabetic Mouse," *Diabetologia* 48 (2005), 1565-75; Mihoko Tabuchi et al., "Antidiabetic Effect of *Lactobacillus GG* in Streptozotocin-Induced Diabetic Rats," *Bioscience, Biotechnology and Biochemistry* 67 (2003), 1421-24; T. Matsuzaki et al., "Prevention of Onset in an Insulin-Dependent Diabetes Mellitus Model, NOD Mice, by Oral Feeding of Lactobacillus casei," *Acta Pathologica, Microbiologica et Immunologica Scandinavica* 105 (1997), 643-49; T. Matsuzaki, "Antidiabetic Effects of an Oral Administration of *Lactobacillus casei* in a Non-insulin-dependent Diabetes Mellitus Model Using KK-Ay Mice," *Endocrinology Journal* 44 (1997), 357-65.

38. M. Ljungberg et al., "Probiotics for the Prevention of Beta Cell Autoimmunity in Children at Genetic Risk of Type 1 Diabetes—The PRODIA Study," *Annals of the New York Academy of Sciences* 1079 (2006), 360-64.

39. Martin Bachmann, interview by author, October 16, 2006; "Cytos Biotechnology Updates on Development of Allergy Vaccine," company press release, June 12, 2006; Cytos Biotechnology, 2006 Third Quarter Report, September 30, 2006.

40. Cytos Biotechnology, "Vaccine Candidate CYT005-AllQbG 10 for Allergic Diseases Shows Significant Efficacy in Phase 11a Study," press release, December 14, 2005; Cytos Biotechnology, "Vaccine to Treat Allergic Diseases Shows Significant Long-term Efficacy in House Dust Mite Allergy Patients," press release, April 25, 2006; Cytos Biotechnology, 2006 Third Quarter Report, September 30, 2006.

41. Martin Bachmann et al., "The Influence of Antigen Organization on B Cell Responsiveness," *Science* 262 (1993), 1448-51.

42. Tazio Storni et al., "Nonmethylated CG Motifs Packaged into Virus-like Particles Induce Protective Cytotoxic T Cell Responses in the Absence of Systemic Side Effects," *Journal of Immunology* 172 (2004), 1777-85.

43. Y. Sato et al., "Immunostimulatory DNA Sequences Necessary for Effective Intradermal Gene Immunization," *Science* 273 (1996), 352-54; M. Roman et al., "Immunostimulatory DNA Sequences Function as T Helper-1-Promoting Adjuvants," *Nature*

Medicine 3（1997），849–54.

44. David Broide et al., "Immunostimulatory DNA Sequences Inhibit IL–5, Eosinophilic Inflammation and Airway Hyperresponsiveness in Mice," *Journal of Immunology* 161（1998），7054–62; David Broide et al., "Systemic Administration of Immunostimulatory DNA Sequences Mediates Reversible Inhibition of TH2 Responses in a Mouse Model of Asthma," *Journal of Clinical Immunology* 21（2001），175–82; Arash Ronaghy et al., "Immunostimulatory DNA Sequences Influence the Course of Adjuvant Arthritis," *Journal of Immunology* 168（2002），51–56; Daniel Rachmilewitz et al., "Immunostimulatory DNA Ameliorates Experimental and Spontaneous Murine Colitis," *Gastroenterology* 122（2002），1428–41; Omar Duramad et al., "Inhibitors of TLR–9 Act on Multiple Cell Subsets in Mouse and Man In Vitroand Prevent Death In Vivofrom Systemic Inflammation," *Journal of Immunology* 174（2004），5193–5200; Franck Barrat et al., "Nucleic Acids of Mammalian Origin Can Act as Endogenous Ligands for Toll–like Receptors and May Promote Systemic Lupus Erythematosus," *Journal of Experimental Microbiology* 202（2005），1131–39.

45. Peter Creticos et al., "Immunotherapy with a Ragweed–toll–like Receptor 9 Agonist Vaccine for Allergic Rhinitis," *New England Journal of Medicine* 355（2006），1445–55.

结语　拥抱细菌

1. Joshua Lederberg, interview by and email correspondence to the author, December 4, 2004.

进一步阅读

对于那些想要进一步深入了解细菌世界和在细菌世界中人类面对的挑战,我强烈推荐以下书籍和报告。

Buckley, Merry. *The Genomics of Disease-Causing Organisms: Mapping a Strategy for Discovery and Defense*. 2004 年 7 月美国微生物学会的讨论会报告可以在网上找到: www. asm. org/Academy/index. asp? bid= 29532。

Hart, Tony. *Microterrors*. Richmond Hill, Ont.: Firefly Books, 2004. 这是一本关于致病细菌、病毒、真菌和原生生动的野外指南,配有彩色显微照片。

Levy, Stuart. *The Antibiotic Paradox*, 2nd ed. New York: Perseus, 2002. 这本经典著作的更新版本唤起了世界对抗生素耐药性的认识。

Margulis, Lynn. *Symbiotic Planet*. New York: Basic Books, 1998.

Margulis, Lynn, and Dorion Sagan. *Acquiring Genomes: A Theory of the Origins of Species*. New York: Basic Books, 2002. 这两本书涵盖了马古利斯关于内共生的开创性理论,以及她关于物种起源的有争议的观点。

Salyers, Abigail, and Dixie Whitt. *Microbiology: Diversity, Disease, and the Environment*. Bethesda, Md.: Fitzgerald Science Press, 2001. 一本未接受科学训练的普通读者也能读懂的大学教科书。

Salyers, Abigail, and Dixie Whitt. *Revenge of the Microbes*. Washington, D.C.: ASM Press, 2005. 更多的是关于特定抗生素如何起作用,以及它们为什么越来越起不了作用。

Walker, Richard, and Merry Buckley. *Probiotic Microbes: The Scientific Basis*. 2006 年 6 月美国微生物学会的讨论会报告可以在网上找到 www. asm. org/Academy/index. asp?bid=43351。

Wilson, Michael. *Microbial Inhabitants of Humans*. New York: Cambridge University Press, 2006. 这是一本关于地球上人类住在哪里、做什么的权威教科书。

致谢

每一本书都是合作的结果，特别是你手上的这本书。我首先需要感谢许多科学家、图书馆馆员和同事对我的问题、所需的信息以及本书草案所提供的帮助。这本书的完成同样离不开一些慷慨的拨款和研究资助。

来自斯隆基金会的董事会拨款使我能够深入并严格核实我的研究，且引入一支令人印象深刻的科学顾问团队。团队中首要的是伊利诺伊大学微生物学教授、美国微生物学会前主席萨利尔斯，他是一位多产且极富魅力的作者和科学传播人。除了萨利尔斯自始至终的建议，本书中的一些章节也受惠于哈佛大学免疫学家梅津、哥伦比亚大学微生物学家米切尔以及哥伦比亚医学院病理学家洛伊的审核。特别感谢赏识本项目潜力的斯隆基金会项目主任韦伯(Doron Weber)。

同样感谢调研新闻基金会2005年图书奖的巨大推动，以及艾丽西亚·帕特森基金会(APF)2005年的研究资助，才能使本书借助《APF报道者》(APF Reporter)顺利起步。调研新闻基金会执行主任海德(John Hyde)和APF执行主任恩格尔(Margaret Engel)不仅给予我其所在组织的经济支持，他们个人还给了我很多鼓励。

文学方面，我受益于很多导师和编辑。我在参加哥伦比亚大学新闻学院著名的弗里德曼（Sam Freedman）写作研讨班的那5个月中，萌生了写作本书的念头。我的代理人内策利（Regula Noetzli）确保我的计划书到达正确的人手中，比如希尔和王出版社能干的编辑维什诺夫斯基（Joe Wisnovsky），他的智慧使我在过去两年中能够保持理智。我的硕士论文导师、哥伦比亚大学的霍洛韦（Marguerite Holloway）远远超出她教授的义务，帮助我形成了本书的一些核心章节。《养育》（Parenting）杂志的资深编辑罗兹（Maura Rhodes）以帮助我完成这个艰巨的项目来开始她自由编辑的事业。我永远感激我的两个好嫂子萨克斯（Sharin Sachs）和辛德（Cathy Snyder），她们仔细的审阅和反馈使本书得以不断完善。

没有哥伦比亚大学生物学图书馆的西尔韦拉（Neil Silvera）在研究中的帮助，这本书也将无法完成。谢谢，西尔韦拉！

特别感谢马萨诸塞大学（阿默斯特校区）进化细胞学家马古利斯，书中过于简短的提及掩盖了她对于我们理解原核细胞与真核细胞的重要性。我将永远珍惜我与马古利斯在本书的研究中度过的时光。

最后但同样重要的是感谢我的丈夫加里（Gary）和女儿伊娃（Eva），感谢他们用爱、耐心和不屈不挠的精神支持我笔耕不辍。

译后记

　　追溯历史,直至17世纪末,荷兰列文虎克才第一个在显微镜下发现,地球上原来还生活着一大群肉眼看不见的微小生物——细菌。它们几乎无处不在,在人和动物的身上,在一切阴暗、潮湿的角落里,每一滴生水、每一粒灰尘、每一块泥土,都布满了它们的踪迹。即使在高温、低温、高盐、高酸、高碱、高压等特殊环境中,也都有它们的影子。很长时期,人类处于"生在菌中不知菌"的状态。

　　自从19世纪下半叶,法国的巴斯德和德国的科赫深入探究了细菌与疾病的关系之后,细菌这个名字就常常和疾病连在一起了。因为许多使人们心惊胆战的传染病,都是细菌在作祟。比如,由各种杆菌引起的疾病有肺结核、伤寒、痢疾、百日咳、鼠疫、破伤风、白喉、炭疽病等;由各种球菌引起的疾病有肺炎、脑膜炎、猩红热、淋病、疖、痈等;由各种螺旋菌引起的疾病有回归热、鼠咬热、梅毒,还有钩端螺旋体病等。确实,当人类对细菌还一无所知的时候,不少细菌常常兴风作浪,更有少数致病菌猖獗一时,夺走无数生命。所以,细菌总是声名狼藉,人们对它们抱持一种说不出的厌恶和恐惧感,视它们为看不见的"敌人"。其实,这有点冤枉了它们。在人类已知的几千种细菌中，真正造成危害的只是其中的一小撮，大多数细菌在自然界的作用是利大于害，可以说是人类看不见的"朋友"。

就拿人的肠道来说，那是一个复杂的微生态环境，存在着大量有利于消化的有益菌群，它们的种类、数量和定位，是有一定规律性的。这些细菌含有能分解食物残渣的酶，不但能够分解食物成分，还可以合成人体不可缺少的维生素、氨基酸等营养物质。它们在肠道内与人体"和平共处"，形成了一道天然和谐的生态平衡环境，保护人体健康。人体一旦由于疾病、饮食等原因造成了肠道菌群失调，则可能导致腹泻、便秘、消化不良等疾病。根据这一现象，人们利用细菌开发了不少微生态制剂。这些微生态制剂，其实就是通过外界向人体补充益生菌，调节消化系统功能紊乱。

20世纪20年代末，自英国的弗莱明发现青霉素以来，抗生素等药物使一些曾肆虐人间的传染性致病菌遭到有力打击和有效控制，一些科学家曾满怀信心地预言，人类彻底消灭传染病已为时不远。然而，当人们陶醉于对疾病斗争的重大胜利时，微观世界里的致病菌也悄悄地改变着它们与人类斗争的方式。

由于抗生素的广泛使用，许多已知的致病菌都出现了不同水平的耐药性。从某种程度上讲，耐药性是人们在消灭某些入侵的致病菌时，通过地毯式轰炸身体内包括正常的常驻菌群或有益菌群而出现的。有时人们甚至用抗生素浇洗家畜，不仅是为了治疗它们的感染，而且是为了刺激它们的生长，使它们能被更快地带到市场上，从而降低成本。这些家畜中的一些高度耐药性细菌又通过餐盘进入人体。在这个过程中，人体已经受过上百种抗生素的洗礼。事实表明，公共卫生和抗生素药物使人类寿命得到历史性增长，但也无意扰乱了人类与栖息在人体内的细菌之间古老而亲密的平衡关系。于是，抗生素耐药性成了当代最严重的医疗问题之一。

我们现在正站在一个十字路口上。面对耐药性细菌的日益增长，我们是一味追求新的抗生素，还是更多地倡导"与细菌和平共处"的理念？美国科普作家萨克斯在《双面细菌》一书中，通过具体的案例、丰富的事实，生动地叙述了人类与细菌斗争中所犯下的严重错误，对数量远超人体细胞的寄生菌与人之间的共生关系提出了独到见解。

萨克斯在书中描写道，自人类文明伊始，细菌与人类的生命与疾病便形影相伴。公共卫生和抗生素药物成为对抗致病菌的强力武器，但人们却没有恰当地使用它们，既忽视了细菌在维持人体健康方面的积极作用，也忽视了细菌对抗生素的适应能力。

在萨克斯看来，人类对细菌王国一味用抗生素不断发起直接的攻击是一种莽撞的行为。这一行为会使这些小生物因为人们施用的生化武器而发生迅速变异，最终成为难以对付的"超级细菌"。

今天的科学家们在人类与细菌的斗争中，应该去寻找更好的对付细菌的方法。比如，慎重地选择适当的抗生素作为"狙击子弹"，从而避免流行的"地毯式"扫射，在消灭致病菌的同时也损伤了保护人体的有益菌群；积极开辟药物发展的新途径，旨在降低致病菌对人体危害的同时避免引发耐药性的产生；研究为什么两个人的身体同时携带着同样的致病菌，但只有其中一个人发病；可以对比两个人的基因组，利用生物工程技术研发一种疗法，使细菌与人类和睦相处；密切关注生物化学的发展进程，尤其是关于人体常驻菌群和人体细胞之间关系的信息，以期能进一步理解为什么人体充满适当的细菌群落对健康至关重要。人们甚至开始驯化一些细菌，就像人类祖先曾将狼由捕食羊群的凶猛野兽驯化为听话的守卫。这种新潮的方法已经初见成效，比如，在一种用于鼻喷雾的罐子里充满可以防止儿童慢性耳部感染的有益菌；将一种口腔细菌通过生物工程改造，从最初导致口腔破损变成起防治作用。一些科学家甚至在设想一种清洁新产品，每种洗涤剂、去污粉或者空气喷雾都含有自身特有的起保护和促进健康作用的菌群。

萨克斯提醒人们，只有深刻认清人类同细菌的长期共生关系，才能找到持久有效的方法来治愈传染性疾病，同时对付某种不平衡所导致的现代流行过敏症、自身免疫系统紊乱和其他炎症性疾病。

本书的中文翻译工作由刘学礼主持。本书的前言、第一章、结语、关键词解释等由刘学礼译，第二章由周博言译，第三章由张楠译，第四章由张曼曼译，第五章由王迪译，第六章由龚婷译，第七章由李密辉译。由刘学礼对全书做了通校。

本译著自2014年出版以来，受到读者的欢迎。在译著再版之际，我衷心感谢上海科技教育出版社傅勇编辑为本书的初版和王怡昀编辑为本书的再版所付出的辛勤劳动。

刘学礼

2022年春于复旦大学光华楼

图书在版编目（CIP）数据

双面细菌:在微生物的世界中求生/(美)杰西卡·斯奈德·萨克斯著;刘学礼等译.—上海:上海科技教育出版社,2022.10

书名原文:Good Germs, Bad Germs: Health and Survival in a Bacterial World

ISBN 978-7-5428-7831-1

Ⅰ.①双⋯　Ⅱ.①杰⋯　②刘⋯　Ⅲ.①抗生素–抗药性–研究　Ⅳ.①R978.1　②R969.4

中国版本图书馆CIP数据核字(2022)第147398号

责任编辑　傅　勇　王怡昀
封面设计　杨　静

SHUANGMIAN XIJUN
双面细菌:在微生物的世界中求生
杰西卡·斯奈德·萨克斯　著
刘学礼　等译

出版发行　上海科技教育出版社有限公司
　　　　　　（上海市闵行区号景路159弄A座8楼　邮政编码201101）
网　　址　www.sste.com　www.ewen.co
经　　销　各地新华书店
印　　刷　常熟市文化印刷有限公司
开　　本　720×1000　1/16
印　　张　19.25
版　　次　2022年10月第1版
印　　次　2022年10月第1次印刷
书　　号　ISBN 978-7-5428-7831-1/N·1161
图　　字　09-2022-0649
定　　价　68.00元